T0216194

Vallendarer Schriften der Pflegewissenschaft

Band 14

Reihe herausgegeben von

Hermann Brandenburg, Vallendar, Deutschland

Sabine Ursula Nover, Vallendar, Deutschland

Fragen der Pflege sind immer auch Fragen danach, wie eine Gesellschaft mit Leben, Krankheit, Alter und Tod umgeht, wie aktuelle gesellschaftliche und politische Debatten zeigen. Pflegewissenschaft hat zum einen zur Aufgabe, die aus ihrer Perspektive bedeutsamen Themen in diese Diskurse einzubringen und auf der anderen Seite deren wissenschaftliche Bearbeitung durch Theorie- und Methodenentwicklung voranzutreiben. Die von ihr generierten wissenschaftlichen Ergebnisse sollen somit auch die (fach-)politischen und gesellschaftlichen Diskussionen befördern.

Die Pflegewissenschaft in Vallendar greift diese Herausforderungen auf und weist neben der Grundlagenforschung auch einen bedeutenden Anwendungsbezug aus; in allen Themenfeldern geht es daher immer auch um Fragen von Implementierung innovativer Konzepte, Dissemination neuer Erkenntnisse und nicht zuletzt auch kritischer Folgeabschätzung von Innovationen.

Diese Entwicklung wird durch die Reihe „Vallendarer Schriften der Pflegewissenschaft" der Pflegewissenschaftlichen Fakultät der Philosophisch-Theologischen Hochschule Vallendar (PTHV) abgebildet.

Kontakt:
Univ.-Prof. Dr. Hermann Brandenburg, hbrandenburg@pthv.de
Jun.-Prof. Dr. Sabine Ursula Nover, snover@pthv.de

Jörg Kurmann

Demenz als Störfaktor?

Die Auswirkungen des
professionellen Habitus auf die
interprofessionelle Versorgung von
Demenzkranken im Krankenhaus

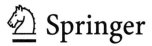

Jörg Kurmann
Würselen, Deutschland

ISSN 2699-5689   ISSN 2946-0727 (electronic)
Vallendarer Schriften der Pflegewissenschaft
ISBN 978-3-658-42190-8   ISBN 978-3-658-42191-5 (eBook)
https://doi.org/10.1007/978-3-658-42191-5

Die Deutsche Nationalbibliothek verzeichnet diese Publikation in der Deutschen Nationalbiblio-grafie; detaillierte bibliografische Daten sind im Internet über http://dnb.d-nb.de abrufbar.

Planung/Lektorat: Renate Scheddin
Springer ist ein Imprint der eingetragenen Gesellschaft Springer Fachmedien Wiesbaden GmbH und ist ein Teil von Springer Nature.
Die Anschrift der Gesellschaft ist: Abraham-Lincoln-Str. 46, 65189 Wiesbaden, Germany

Für
Pepe und Jella

Vorwort mit einleitenden Orientierungen

Die vorliegende Abhandlung stellt die Dissertation an der Vinzenz Pallotti University in Vallendar dar, die Jörg Kurmann in der Fakultät für Pflegewissenschaftlich eingereicht hat. Sie ist von mir in meiner Rolle als dortiger Honorarprofessor für Sozialökonomie der Pflege betreut und sodann von meinem Kollegen Herrmann Brandenburg, Univ.-Prof. für Gerontologische Pflege in Vallendar, und von mir begutachtet worden.

$$* \quad * \quad *$$

Die Studie behandelt die – hierbei auf semiotischer Grundlage hermeneutisch die Sinnstrukturen eines Funktionsgebildes dechiffrieren – das Erkenntnisinteresse deutlich machende Frage der Ursachen der Beobachtung, dass der demenzkranke Mensch im Akutkrankenhaus als „Störfaktor" definiert wird. Warum ist dies so? Wie kommt diese - normativ-rechtlich hoch problematische – kulturelle Codierung in dem Versorgungsalltag als Praxis sozialer Konstruktion zustande?

Die Antwortsuche führt den Autor zu der Explikation des Programmcodes des – prototypisch gefassten – akutmedizinischen Krankenhauses und des akutmedizinischen Habitus im kommunikativen Kontext des multi-professionellen Gefüges eines Akutkrankenhauses.

Dabei wird die Machtallokation zwischen den Geschlechtern ebenso berücksichtigt wie die Machtallokation zwischen Medizin und Pflege. Aus der Forschungsliteratur heraus wird der kritische Blick nunmehr geschärft, indem zwei für das Problem geradezu archetypische Metaphern generiert werden. Der Programmcode der akutmedizinischen Institution und die hegemoniale Dominanz des akutärztlichen Habitus stellen die tiefengrammatisch generativen Mechanismen der sozialen Konstruktion des demenzkranken Menschen als „Störfaktor" dar. Dieser tiefengrammatische generative Code der Konstruktion sozialer Wirklichkeit kann mit zwei Metaphern eines maskulinen Heroenmythos konkretisiert werden: (1) Der „Drachentöter" kämpft im OP mit dem Tod, und (2) der „Maschinenbauer" stellt reparativ im OP eine kaputte Maschine wieder als funktionsfähig her. Aus dem Raster dieser handlungslogischen Selbstdefinition eines akutmedizinischen Geschehens im OP-zentrierten Krankenhaus fällt das Phänomen der Demenz als Störfaktor stigmatisiert heraus.

Überraschend innovativ ist sodann die zur Ausführung kommende Idee, eine im methodischen Design (Experten-Befragung im zwei-stufigen Delphi-Verfahren) erläuterte – aber fiktive – qualitative Studie zur Suche nach Mustern habitueller Ausgrenzung des demenzkranken Menschen als Störfaktor zu imaginieren, um dergestalt die Differenzen im interprofessionellen Gefüge zu simulieren. Daraus resultiert – immer im fiktionalen Modus der Studienimagination – im Rahmen einer Auswertung auf der Grundlage der Grounded Theory die Kristallisierung von Kategorien, die jeweils in einer professionenspezifisch akzentuierten Zuordnung ein Deutungsmuster auf das Phänomen des demenzkranken Menschen im Funktionszusammenhang einer akutmedizinischen Einrichtung konstituieren.

An dieser Stelle kann herausgearbeitet werden, wo der Wesenskern der Forschungsleistung der vorliegenden Dissertation liegt. Sie stellt ab auf die Aufdeckung latenter Sinnstrukturen generativer Art mit Blick auf die Manifestationsebene der beobachtbaren Ausdrucksgestalt von sozialen Praktiken von Akteuren in einem institutionellen Kontext-Setting. Sie stellt somit eine rekonstruktive[1] Analyse dar, der es um Hypothesen-Generierung geht. Es handelt sich dergestalt um eine abduktive Arbeit an einem Idealtypus (Reinheit des akutmedizinischen Programmcodes und der passungsoptimalen medizinischen Habitusformen), um in der Folge die weitere Theoriebildung voranzutragen.

Insofern passt der Einbau der poetischen Strategie einer imaginierten Deutungsmuster-Generierung durch ein qualitatives Design gut in diese Theoriebildungsarbeit hinein. Denn dieses imaginierende Spiel fiktionaler Art schärft die Idealtypus–Bildung mit Blick auf die sozialen Praktiken von Handlungsmustern, Denkformen, Sprechakten und den metaphorischen Symbolwelten.

Die gängigen Antwortmuster der auf das vorliegende Thema bezogenen Forschung sind weitgehend nur ressourcentheoretisch orientiert (Personalmangel, Zeitmangel etc.). Eine solche Forschung ist übergehend nicht offen für die kulturgrammatische und psychodynamische Tiefenanalyse, um den „Fall" gerade

---

[1] Schulz-Nieswandt, Frank/Bruns, Anne/Köstler, Ursula/Mann, Kristina (2022): Was ist »struk-jektive Hermeneutik«? Objektive Hermeneutik, Dokumentarische Methode der praxeologischen Wissenssoziologie und post-strukturale Kritische Theorie. Baden-Baden: Nomos.

in der widersprüchlichen Differenz manifester Landschaften der Problemdiagnose als offizielle Ausdrucksgestalt einerseits und den generativen latenten Sinnstrukturen in einer im Programmcode wie im Habitus der Logik der Akutmedizin inkorporierten Tiefe andererseits zu problematisieren. Vielleicht wäre dies selbst psychoanalytisch zu interpretieren: Dies würde ja die stolze Identität des Systems, auf die das – mythopoetisch betrachtet – soteriologisch anmutende Akutmedizinsystem hin codiert ist, erodieren.

$$* \quad * \quad *$$

Man könnte mit Blick auf die epistemische Struktur der Argumentation auch charakterisierend so formulieren[2]: Natürlich ist 1) die angemessene bedarfsdeckungswirtschaftlich definierte Sicherstellung von Ressourcen eine notwendige Voraussetzung (nV) für eine gute Qualität der Versorgung (gQdV) des demenzkranken Menschen im Akutkrankenhaus. Hinreichende Bedingung (hB) ist aber 2) die Erkenntnis: „Auf die Haltung" (*hexis* → Habitus) kommt es an!"

$$g\,QdV = f(nV + hB).$$

Es ist also der »objektive Geist« der Institution als programmcodierte Logik des Funktionsgeschehens, inkorporiert von der dominanten Profession in einem interprofessionellen Rollengefüge, der auch dann, wenn in hydraulischer Logik mehr Geld in das System im Sinne einer Theorie trivialer Maschinen gepumpt werden würde, die gQdV nicht signifikant erhöhen würde: So könnte eine der Folgehypothesen der generierten Hypothesen der Idealtypusbildung lauten.

$$* \quad * \quad *$$

Die Arbeit zu betreuen war eine Freude. Ich hoffe, die Hypothesenbildung wird in der Rezeption zu Kontroversen führen. Denn es sind – in der Erfahrungswelt verankerte – idealtypisierende Zuspitzungen. Aber dergestalt mögen die Hypothesen zur »Problematisierung« in einem Foucault'schen Sinne[3] führen.

Wissend um die Effekte, die vorliegende Arbeit auch auf das Wachstum als weiteres Werden – um etwas an Rainer Maria Rilke anzuknüpfen – des Autors

---

[2] Vgl. dazu auch in Schulz-Nieswandt, Frank (2023): Integrierte Versorgung als humanrechte Mutation der Medizinkultur. Das Elend einer Selbstblockierung eines kranken Sektors. Berlin u. a.: LIT.

[3] Schulz-Nieswandt, Frank (2023): Transnationale Zuwanderung der Sorgearbeit. Eine Problematisierung. Stuttgart: Kohlhammer.

als Persönlichkeit hatte, liegt genau der Ertrag den man sich in der Arbeit in der Hochschule[4] wünscht: Die soziale Wirklichkeit im Interesse der Menschen zu verbessern, aber auch die damit beschäftigen Menschen in der Wissenschaft in ihrer Entwicklung zu fördern.

im Juni 2023   Univ.-Prof. Dr. Frank Schulz-Nieswandt
                                                                            Universität zu Köln
                                                                          Aachen, Deutschland

---

[4] Schulz-Nieswandt, Frank (2022): Die Deutsche Universität. Eine tragische Groteske. Würzburg: Königshausen & Neumann.

Inhaltsverzeichnis

Abkürzungsverzeichnis

ANP	Advanced Nursing Practice
AWMF	Arbeitsgemeinschaft der Wissenschaftlichen Medizinischen Fachgesellschaften e. V.
AVD	Arzt vom Dienst
BÄO	Bundesärzteordnung
BFSFJ	Bundesministerium für Familie, Senioren, Frauen und Jugend
BIP	Bruttoinlandsprodukt
BOKD	Berufsorganisation der Krankenpflegerinnen Deutschland
Bspw.	Beispielsweise
BV	Berufsverband
bzw.	beziehungsweise
DAVID	Diagnostik, Akuttherapie, Validation auf einer Internistischen Station für Menschen mit Demenz
DiAG	Diözesane Arbeitsgemeinschaft der katholischen Krankenhäuser in der Erzdiözese Köln
dip	Deutsches Institut für angewandte Pflegeforschung e. V.
Dr.	Doktor
DRG	Diagnosis Related Groups
EBM	Evidence based medicine
et al.	Et alia
etc.	et cetera
e. V.	eingetragener Verein
f	folgende
ff	folgenden
G-BA	Gemeinsamer Bundesausschuss
G-DRG	German – Diagnosis Related Groups

ggf.	gegebenenfalls
GHoSt	General Hospital Study
GISAD	Geriatrisch-Internistische Station für Akuterkrankte Demenzpatienten
GKV	Gesetzliche Krankenversicherung
HeilprG	Gesetz über die berufsmäßige Ausübung der Heilkunde ohne Bestallung
ICD	International Classification of Diseases
IQTIG	Institut für Qualitätssicherung und Transparenz im Gesundheits-wesen
KHG	Krankenhausfinanzierungsgesetz
KHNG	Krankenhaus-Neuordnungsgesetz
KHSG	Krankenhausstrukturgesetz
LZG	Landeszentrale für Gesundheitsförderung in Rheinland-Pfalz e. V.
MAGS	Ministerium für Arbeit, Gesundheit und Soziales des Landes Nordrhein-Westfalen
MDK	Medizinischer Dienst der Krankenversicherung
MMST	Mini-Mental-Status-Test
n. Chr.	nach Christus
Nr.	Nummer
NRW	Nordrhein-Westfalen
OP	Operationssaal
PflBRefG	Pflegeberufereformgesetz
PpSG	Pflegepersonal-Stärkungsgesetz
PKMS	Pflegekomplexmaßnahmen-Score
S.	Seite
SGB V	Sozialgesetzbuch Fünf
sog.	sogenannte
SVR	Sachverständigenrat zur Begutachtung der Entwicklung im Gesund-heitswesen
u.	und
u. a.	unter anderem
USA	United States of Amerika
v.	vor
Vgl.	Vergleiche
VK	Vollkräfte
WHO	World Health Organisation
z. B.	zum Beispiel

Abbildungsverzeichnis

Einleitung

1

1.1 Hinführung zum Thema

Der Demenzkranke gilt im Akutkrankenhaus als Störfaktor. Aber warum ist das so?

Objektiv betrachtet, ist die Demenz eine chronische Erkrankung von mehreren, die im Krankenhaus behandelt werden. Zwar bewegt sich ihre Prävalenz im oberen Bereich, jedoch ist sie nicht die chronische Erkrankung mit den höchsten Fallzahlen in der deutschen Bevölkerung.[1] Und dennoch nimmt die unheilbare Krankheit einen besonderen Status im Krankheitspanorama ein. Im gesellschaftlichen Diskurs wird die Demenz als Bedrohung gebrandmarkt und damit negativ konnotiert. Die „Dementen" gelten in der Leistungsgesellschaft als entbehrlich und als Ressourcenfresser.[2] Doch was geschieht dadurch mit der Würde der menschlichen Person?[3] Gilt es doch, vor allem in der Pflege und Therapie, als höchstes Gut, die Würde der Menschen zu erhalten und zu achten.[4] Und dennoch zeigen die Haltung der Protagonisten im Krankenhaus und die Metaphern, die von ihnen im täglichen Sprachgebrauch genutzt werden, vor allem beim Krankheitsbild Demenz etwas anders. Während bei allen anderen Erkrankungen bis zuletzt und koste es, was es wolle, um das Leben gekämpft wird, dreht sich die Diskussion bei der Krankheit Demenz mehr um das Thema Sterbebegleitung und um die Frage, wie lange das Leben noch lebenswert ist und inwiefern sich eine

---

[1] Vgl.: Breitkreuz et al. (2021)

[2] Vgl.: Klie (2021), S. 14 f

[3] Vgl.: Schulz-Nieswandt (2021), S. 58 ff

[4] Vgl.: Adam-Paffrath (2016), 41 ff

J. Kurmann, *Demenz als Störfaktor?*, Vallendarer Schriften der Pflegewissenschaft 14, https://doi.org/10.1007/978-3-658-42191-5_1

weitere Behandlung noch lohnt.[5] Was sind das für offensichtlich negative und somit ausgrenzende Altersbilder, die das Handeln prägen?[6] Verliert der Mensch seine Würde, indem er an einer Demenz erkrankt?[7] Ist der durch seine Erkrankung weniger Wert? Die Krankheit Demenz wird mit einem tragischen Verlust an Selbständigkeit und Identität der Betroffenen, einer erheblichen Belastung für die Angehörigen und als Risiko für die Stabilität der sozialen Sicherung beschrieben.[8] Da das Risiko, an einer Demenz zu erkranken, mit dem Lebensalter steigt, wird der Diskurs häufig um den demographischen Wandel und den damit verbundenen Zuwachs an alten Menschen erweitert.[9] Der demographische Wandel versteht sich dabei aber nicht als gesellschaftliche Chance, so wie die Metapher „Wandel"[10] vermuten lassen könnte, sondern wird ebenfalls als Bedrohung wahrgenommen. So wird von einem „Alterungs-Tsunami" gesprochen, der die Gesellschaft zu überspülen droht.[11] Es ist in vielerlei Hinsicht eine demographische Krise. Mit dieser Metaphorik bildet sich ein Diskurs[12], der das „Altern" zur Bürde werden lässt und die Demenz als unerwünschte Nebenerscheinung des gesellschaftlichen Fortschritts beschreibt. Es gilt, lange jung zu bleiben, und damit selbständig, unabhängig und fit in Körper und Geist.[13] – genau das Gegenteil davon, was eine Demenz ausmacht und was die Folgen des Alters sind. Diese gesellschaftliche Wertevorstellung zeigt sich auch in der Versorgung von Kranken und führt zur Ausgrenzung des Alters und bestimmter Krankheitsbilder.[14] Es scheint, als dürfe man keine Schwäche mehr zeigen und in Würde altern. Die gesellschaftliche Begeisterung für das Effiziente und der Logos der Leistungsgesellschaft passen nicht mit den Bedürfnissen und der Leistungsfähigkeit von Menschen mit einer Demenz zusammen und lässt sie daher zum Kostenfaktor

---

[5] Vgl.: Klie (2021), S. 14 ff

[6] Vgl.: Schulz-Nieswandt (2019), Schulz-Nieswandt (2020)

[7] Vgl.: Schulz-Nieswandt (2017), S. 66 f

[8] Vgl.: Schnabel (2018), S. 1

[9] Vgl.: Wolke et al. (2015), S. 11; Schnabel (2018), S. 1

[10] Anmerkung: Die Metapher „Wandel" wird oft verwendet, um Veränderungen positiv zu beschreiben. Sie ist dabei ein Synonym für Umwandlung, Erneuerung, Wechsel oder Umschwung. So verwandelt sich bspw. die Raupe in einen Schmetterling oder etwas steht im Wandel der Zeit.

[11] Vgl.: Mayer (2014)

[12] Vgl.: Schnabel (2018)

[13] Vgl.: Sterchi (2017)

[14] Vgl.: Vogd/Saake (2008), S. 21

werden.[15] Die Befreiung der Menschheit von der Demenz ist das Programm.[16] Die Demenz gilt dabei sogar als die größte Herausforderung der kommenden Jahrzehnte, und das nicht nur aus ökonomischer Sicht, sondern vor allem aus moralisch gesellschaftlicher Sicht.

Um es mit einer Kriegsmetapher[17] auszudrücken: „Der Feind ist ausgemacht und jetzt greifen wir an!" Doch der „ärztliche Heros" im Akutkrankenhaus greift nicht an. Er verleugnet und verbannt die Krankheit Demenz sogar aus dem Krankenhaus. Auch die Organisation Akutkrankenhaus nimmt sich dieser Patientenklientel nicht an und sorgt mit seinen tradierten und prozessoptimierten Strukturen für ein demenzfeindliches Umfeld. Warum ist das so? Welche Gründe kann es dafür geben, dass sich die Ärzte einer Krankheit nicht annehmen wollen? Es ist doch ihr gesellschaftlicher Auftrag, sich um die Krankheiten der Bevölkerung zu kümmern. Seit der Umstellung der Krankenhausfinanzierung im Jahr 2003 wird der Grund dafür in der Ökonomisierung[18] der Krankenhäuser gesucht, die zu vielfältigen Veränderungen in der Kultur[19] der Einrichtung und der ärztlichen Behandlungspraxis geführt hat.[20] Dahinter verborgen ist eine Diskussion um Ressourcen und Zeit. Beide Aspekte wurden mit der Einführung der marktwirtschaftlichen Logik im Akutkrankenhaus rationiert und verhindern vermeintlich die Möglichkeiten zur Demenzorientierung. Doch wie sich in den letzten Jahrzehnten zeigt, steigen die Ausgaben im Gesundheitssystem. Es gibt also Geld im System, aber dies führt nicht zu einer Verbesserung in der Versorgung von Demenzkranken im Krankenhaus.[21] Hinzu entsteht die Möglichkeit durch Prozessoptimierung die Ressourcen im System umzuverteilen, was auch Spielräume für Menschen mit einer Demenz schaffen könnte. Es werden unendlich viele finanzielle Mittel etwa für Krebstherapien aufgebracht, aber viel weniger in Versorgungsstrukturen für Menschen mit einer Demenz. Die Ökonomisierung und die damit verbundenen Einsparungstendenzen im Gesundheitswesen können also nicht der Hauptgrund für die fehlende Orientierung sein.

Das Problem liegt tiefer und muss etwas mit dem Selbstverständnis der Ärzte, ihrem Habitus, und mit der Kultur des Krankenhauses zu tun haben. Dies beweist

---

[15] Vgl.: Klie (2021), S. 15

[16] Siehe: Schnabel (2018), S. 1

[17] Psychodynamisch und kulturgrammatisch vgl. Schulz-Nieswandt (2021a), Schulz-Nieswandt (2021a)

[18] Differenziert erörtert Schulz-Nieswandt (2016)

[19] Vgl.: Schulz-Nieswandt (2020b, S. 358 ff.)

[20] Vgl.: Mohan (2019), S. 15

[21] Vgl.: Gesundheitsberichterstattung des Bundes (2020)

auch die Tatsache, dass die professionell Pflegenden[22], die größte Berufsgruppe im Krankenhaus, deren Habitus auf Helfen und Sorge ausgelegt ist, es auch nicht schaffen, die Organisation Krankenhaus so zu verändern, dass Menschen mit einer Demenz besser versorgt werden können. Doch erste Projekte in Akutkrankenhäusern zeigen, dass eine Verbesserung der Versorgung von Menschen mit einer Demenz möglich ist, und zwar vor allem immer dann, wenn Strukturen verändert, interprofessionelle Kommunikation intensiviert und den Pflegekräften mehr Verantwortung übertragen wird. Diese Strukturen stellen den Menschen in den Mittelpunkt und ermöglichen eine würdevolle Pflege.[23] Die Frage, warum die Organisation Krankenhaus sich dieser Patientenklientel nicht annimmt und welche Hemmnisfaktoren es gibt bzw. wie sich die Kultur[24] eines Krankenhauses verändern müsste, um die Versorgung von Demenzkranken im Akutkrankenhaus zu verbessern, war der Grund für die Auswahl dieses Themas.[25] Doch ab wann wäre der Wandel innovativ?[26] Was genau macht die Krankheit Demenz im Akutkrankenhaus zum Störfaktor? Und welche Maßnahmen braucht es, um die ersten Transformationsprozesse im Gesundheitswesen weiter voranzutreiben?

Um diese Fragen zu klären, wird in dieser wissenschaftlichen Abhandlung besonders auf die Kultur des Akutkrankenhauses und der Bezug zu seiner Leitprofession eingegangen.

Denn das Krankenhaus bildet heutzutage das Zentrum der Krankenbehandlung. Diese besondere und bedeutende Stellung im Gesundheitswesen hat es vor allem durch die Nähe zur Profession der Mediziner bekommen, die im Rahmen gesellschaftlicher Aushandlungsprozesse den Auftrag der Gesundheitsfürsorge erhalten haben. Dabei haben sich Mediziner und Krankenhaus so eng miteinander verbunden, dass beide nach der gleichen Handlungslogik agieren. Diese prominente Bedeutung wird auch in N. Luhmanns Systemtheorie bestätigt, indem er das Krankenbehandlungssystem als eines der großen gesellschaftlichen Funktionssysteme bezeichnet. Er beschreibt dabei die operative Geschlossenheit des Funktionssystems, die durch den systemeigenen binären Code hergestellt wird. Luhmann arbeitet dabei mit den Codewerten krank und gesund. Die enge Verbundenheit des Systems mit der Profession der Mediziner wird damit bestätigt, dass

---

[22] Anmerkung: Wenn im Folgenden von Pflegenden oder Pflege gesprochen wird, schließt das immer alle Ausbildungsberufe der Pflege mit ein (Gesundheits- und Krankenpflege, Gesundheits- und Kinderkrankenpflege und Altenpflege).

[23] Vgl.: Adam-Paffrath (2016), S. 41 f.

[24] Vgl.: Schulz-Nieswandt (2015)

[25] Vgl.: Klie (2021)

[26] Vgl.: Schulz-Nieswandt (2021b), S. 13 ff.

der binäre Code durch das Medium Diagnose spezifiziert und operationalisiert wird und gleichzeitig dem Mediziner einen Vorbehalt im System gibt. Durch diesen Arztvorbehalt konnten die Mediziner ihre Stellung in der Gesellschaft sichern und das Funktionssystem mit seinen Entscheidungsprozessen von anderen Systemen entkoppeln. Diese Entkoppelung und Autonomie ist schon so dominant, dass auch der Versuch der Politik, das Funktionssystem der Krankenbehandlung mit dem Wirtschaftssystem zu verbinden und damit mehr marktwirtschaftlichen Logiken in das System einzubinden, nicht funktioniert haben. Denn selbst wenn es einige Rationierungstendenzen im Krankenbehandlungssystem gibt, so hat sich der Codewert aus dem Wirtschaftssystem haben/nicht-haben erkennbar nicht im Akutkrankenhaus durchgesetzt, da sowohl der Eintritt in das System als auch die Entscheidungsprozesse immer noch an den Codewerten krank und gesund orientieren sind. Diese Resistenz des Systems vor Umwelteinflüssen kann ein erster Hinweis sein, warum die Krankheit Demenz keinen Anschluss im Funktionssystem findet.

1.2 Begründung und Relevanz des Themas

Das deutsche Gesundheitssystem, in dem der Verfasser tätig ist, sieht sich seit vielen Jahren bahnbrechenden Veränderungen gegenüber, die ein „Weiter so" unmöglich machen. Als die bedeutendsten Auslöser für die aktuellen Veränderungsprozesse gelten die Ökonomisierung des Gesundheitswesens und der demographische Wandel mit seinen Folgen für die medizinische Behandlung und die pflegerische Versorgung der Bevölkerung. Bereits seit Anfang der 1990er Jahre wird von steigenden Kosten im Gesundheitswesen gesprochen, was die politischen Vertreter seitdem dazu veranlasst, Maßnahmen zu ergreifen, diesem Trend entgegenzuwirken und die Ausgaben zu reduzieren. Dem damaligen politischen Trend der Neoliberalisierung folgend, wurde das Gesundheitssystem vermehrt der Logik der Ökonomisierung und der Marksteuerung unterworfen. Doch der vermeintlich einfache Wandlungsprozess des Gesundheitssystems hin zur marktwirtschaftlichen Orientierung zeigte einige Schwierigkeiten. Beliefen sich die Ausgaben des Gesundheitssystems im Jahr 1992 noch auf 159 Mrd. € (9,4 % des BIP[27]), so stiegen diese seitdem auf 375 Mrd. € (11,5 % des BIP) im Jahr 2017 an.[28] Trotz erster Anzeichen, dass sich das Gesundheitssystem nicht der Rationalität der wirtschaftlichen Effizienzbetrachtung unterwerfen

---

[27] Bruttoinlandsprodukt

[28] Vgl.: Gesundheitsberichterstattung des Bundes (2020)

lässt, wurde der Ansatz der Ökonomisierung weiterverfolgt. Mit der Einführung des Fallpauschalensystems (G-DRG) im Jahr 2003 wurde ein weiterer Versuch unternommen, die Kosten der Krankenhausleistungen zu reduzieren und damit die finanziellen Ressourcen im System leistungsgerechter zu verteilen. Diese veränderte Krankenhausfinanzierung gilt heute als der bedeutendste Grund für die Ökonomisierung der Krankenhäuser und führte zu einem dauerhaften Variationsdruck der Organisationen, um dem neu entstandenen Wettbewerb standzuhalten.[29] Die Krankenhäuser müssen seitdem versuchen, ihre Prozesse zu optimieren und damit möglichst kosteneffizient zu arbeiten. Daher bleibt keine Möglichkeit mehr, sich individuell auf Patienten einzulassen, was vor allem zulasten der hochaltrigen und kognitiv eingeschränkten Patienten geht. Die Veränderungen spüren aber vor allem die Ärzte und Pflegenden im Krankenhaus, da die zu erfüllenden Leistungsquoten immer weiter steigen und gleichzeitig Kostensparmaßnahmen umgesetzt werden müssen.[30] Aufgrund der abrechenbaren, primär medizinischen Kernleistung im DRG-System, waren von den Sparmaßnahmen vor allem die Pflegekräfte betroffen. Hinzu kommt noch, dass die Pflegenden ihren Beitrag zum Behandlungserfolg nicht richtig darstellen konnten, was zu einem eklatanten Stellenabbau im Bereich der Pflege führte.[31] Damit scheint die chronische Unterfinanzierung der Krankenhäuser sowie die Einführung der DRG einen Beitrag zur „Feminisierung der Pflege" zu leisten, da die schlechten Arbeitsbedingungen und die Unterfinanzierung der Pflegekräfte vorausgesetzt wurden, um die Krankenbehandlung organisieren zu können.[32] Diese (notwendige) einseitige Einsparung führte zu einer deutlichen Verschlechterung der Kooperationsbeziehung zwischen den Ärzten und Pflegenden, da durch diese Stellenreduktion ein erheblicher Arbeitsverteilungskampf entfacht wurde, der bei allen Protagonisten gleichzeitig zu einer hohen Unzufriedenheit führte. Auch wenn die Ökonomisierung einen entscheidenden Einfluss auf die Kooperationsbeziehung hatte, darf die laufende Dynamik im Krankenhaus nicht nur darauf reduziert werden; dies wird im späteren Verlauf noch weiter aufgezeigt werden.[33] In den letzten 20 Jahren wurde durch verschiedene Studien belegt, dass der Abbau der Pflegekräfte zu einer deutlichen Verschlechterung der Patientenversorgung geführt hat und dass durch diesen Abbau die Arbeitsbelastung sogar bei beiden Berufsgruppen deutlich angestiegen

---

[29] Vgl.: Mohan (2019), S. 14
[30] Vgl.: Schottler (2020), S. 2
[31] Vgl.: Schottler (2020), S. 3
[32] Vgl.: Mohan (2019), S. 153
[33] Vgl.: Schmitz/Berchtold (2016), S. 88

ist.[34] Seit 2008 hat diese Entwicklung in der Gesellschaft so viel Aufmerksamkeit geweckt, dass mit der Krankenhausreform 2009 verschiedene Förderprogramme eingeführt wurden, um dem Trend des Personalabbaus entgegenzuwirken. Da alle vorherigen Maßnahmen keine ausreichenden Wirkungen zeigten, wurden mit dem Gesetz zur Stärkung des Pflegepersonals (Pflegepersonal-Stärkungsgesetz – PpSG) vom 11. Dezember 2018 erstmals die Pflegepersonalkosten gesondert (also außerhalb des DRG-Systems) vergütet und es wurden für die Pflegestationen verbindliche Personalvorgaben definiert.

Entgegen der Rationalisierungs- und Vergütungsmaßnahmen wurde der Bedarf an Pflegeleistungen im Krankenhaus in den letzten Jahren immer höher. Dieser entstand einerseits durch die immer komplexer werdenden medizinischen Prozeduren, aber andererseits auch durch den demographischen Wandel und den damit zusammenhängenden Wandel des Krankheitsspektrums. Aktuell ist der größte Teil der Patienten im Krankenhaus über 65 Jahre alt und hat häufig mindestens eine chronische Erkrankung, die in großen Teilen aufwendiger zu versorgen ist als die akut zu behandelnde Hauptdiagnose. Dieser Wandel des Krankheitsspektrums und die deutliche Alterung der Bevölkerung resultieren vor allem aus dem gewonnenen Wohlstand und den erfolgreichen Therapien gegen Infektionskrankheiten in den letzten Jahrzehnten.[35] Schon heute machen die chronischen Erkrankungen einen großen Teil aller Krankenhausbehandlungen aus. Eine besondere Stellung unter den chronischen Erkrankungen nimmt dabei die Demenz ein. Als Krankheit des Alters sind zurzeit etwa 1,6 Mio. Menschen in Deutschland von einer Demenz betroffen – die Tendenz ist weiter steigend.[36] Weltweit leben über 55 Mio. Menschen mit der Diagnose Demenz. Prognostiziert wird ein Anstieg bis 2030 auf über 78 Mio. Menschen.[37] Mit der steigenden Anzahl der Demenzerkrankungen in der Bevölkerung steigt auch die Prävalenz in den Krankenhäusern, sie wird aktuell auf 23 % aller Krankenhausfälle geschätzt.[38] Als Krankheit des Alters sind vor allem die Bevölkerungsgruppen über 65 Jahre betroffen. Dabei weisen ca. 40 % aller Patienten über 65 Jahre kognitive Störungen auf und ein Fünftel zeigt demenzielle Symptome.[39] Mit dieser Häufigkeit und weil die Demenz oft in Verbindung bzw. als Nebendiagnose mit anderen Krankheiten auftritt, spielt sie eine besondere Rolle im Krankenhaus. Doch trotz dieser steigenden Relevanz

---

[34] Vgl.: Schwab (2017), S. 1 f.

[35] Vgl.: Vetter (2005), S. 6

[36] Vgl.: Deutsche Alzheimer Gesellschaft e. V. (2020)

[37] Vgl.: Gauthier et al. (2021), S. 19

[38] Vgl.: Isfort et al. (2014), S. 6

[39] Siehe: Büter/Marquardt (2019), S. 26

gilt die Versorgung von Demenzkranken in den Akutkrankenhäusern als problematisch. Die durch den ökonomischen Druck auf Effizienz ausgelegten Strukturen
passen nicht zu den Bedürfnissen der Demenzkranken und können zu unerwünschten Ereignissen[40] führen. Hinzu kommt die Überforderung und Abwehr
der professionellen Akteure im Krankenhaus, da ihnen oft notwendiges Wissen
im Bereich der Demenzversorgung fehlt. Doch trotz einiger erfolgreicher Projekte
haben sich bis heute keine Konzepte oder Strukturen in den Krankenhäusern flächendeckend durchgesetzt, die eine Verbesserung der Situation für Menschen mit
einer Demenz bedeuten würden. Gleichwohl gibt es einige Länder, Kommunen,
Stiftungen oder Verbände, die sich sehr intensiv für eine Verbesserung in den
Krankenhäusern einsetzen. Diese Initiativen rühren meistens aus vorhergegangenen Programmen wie die „Demenzfreundlichen Kommunen" oder die „Allianz
für Demenz" sowie der Nationalen Demenzstrategie der Bundesregierung.[41] Die
meisten Konzepte benennen Kriterien für sog. demenzsensible Krankenhäuser,
die sich auf die Bedürfnisse von kognitiv eingeschränkten Patienten einstellen
und damit auch die Professionen im Krankenhaus entlasten. Aber die Kriterien
allein reichen nicht, um ein Akutkrankenhaus für das Thema Demenz zu sensi-
bilisieren. Vielmehr bedarf es eines Kulturwandels in den Einrichtungen.[42] Die
Basis für den Erfolg dieser Einrichtungen ist die Verbesserung der Kommunikation und Kooperation vor allem zwischen Ärzten und Pflegenden.[43] Erst mit
dieser Voraussetzung kann sich eine veränderte Haltung zu den betroffenen Patienten entwickeln und können Schulungen zum Umgang mit Menschen mit einer
Demenz erfolgreich sein. Vor allem die Perspektive der professionellen Pflege
wird bei der Versorgung dieses Krankheitsbildes immer relevanter, da keine medizinischen Fragestellungen zu beantworten sind, sondern Fragen der pflegerischen
Versorgung und Beziehungsgestaltung. Die seit Jahrzehnten gestörte Schnittstelle
macht den Kulturwandel im Krankenhaus so schwer – ist das Krankenhaus doch
vor allem auf den ärztlichen Habitus und die medizinischen Strukturen ausgelegt, was die pflegerische Leistung als zweitrangig und verzichtbar degradiert.
So ergibt sich eine Schieflage in der Kooperationsbereitschaft, die sich auch auf
die Kommunikation zwischen den beiden Professionen auswirkt und zur Abwertung der Pflegenden führt. Vor allem die aktuelle politische Diskussion und die

---

[40] Anmerkung: Zu unterwünschten Ereignissen gehören all jene Ereignisse die vermeidbar
gewesen wären und die nicht im direkten Zusammenhang mit der Erkrankung stehen. Im
Zusammenhang mit einer Demenzerkrankung können das bspw. Stürze, aggressives Verhalten, das Delir, fehlende Compliance bei Maßnahmen und Unruhe sein.

[41] Vgl.: Klie (2021), S. 22

[42] Vgl.: Kirchen-Peters/Krupp (2019), S. 12

[43] Vgl.: Brandenburg (2018), S. 193

damit verbundenen Maßnahmen für die professionelle Pflege und der steigende Bedarf an Pflegeleistungen in den Krankenhäusern erhöhen das Konfliktpotenzial sogar noch mehr, statt einen Kulturwandel zu initiieren. Die Pflegenden erhalten durch diesen Diskurs einen Aufwind, der nicht in die bestehende Systemlogik des Krankenhauses passt und damit auch die Machtposition der Ärzte stört. Gleichzeitig führen die Veränderungen in der Gesellschaft zu zusätzlichen Veränderungsdruck in den Akutkrankenhäusern. Mit der alternden Gesellschaft geht auch der beschriebene Wandel des Krankheitspanoramas einher. Das vermehrte Auftreten von chronischen Krankheiten führt dazu, dass der Code des Funktionssystems nicht mehr passt, da bei chronischen Krankheiten eine Gesundung nicht möglich ist und damit der binäre Code krank/gesund nicht mehr funktioniert. Um die Geschlossenheit des Systems aufrechtzuerhalten, nutzen die Mediziner eine Art angepasster Akutmedizin, in der nur das Symptom der chronischen Krankheit behandelt wird und nicht die chronische Krankheit selbst. Doch diese Strategie scheint auch Schwächen aufzuzeigen und weiterhin zu systeminternen Problemen führt, da sich vor allem Menschen mit einer Demenz nicht an diese Anpassungsstrategie der Mediziner halten.

Diese Dissertation fokussiert sich auf die Kultur der Organisation Krankenhaus und wie die beiden Professionen Medizin und Pflege dort agieren. Zur Verdeutlichung des Zusammenspiels der beiden Professionen wird die Versorgung von Menschen mit einer Demenz fokussiert. Dabei leistet dieses Thema[44] einen Beitrag zum pflegewissenschaftlichen Diskurs über das Selbstverständnis, die Kultur und die Werteorientierung[45] des Pflegeberufs.[46]

1.3 Fragestellung und Zielsetzung der Arbeit

Der Verfasser vertritt die These, dass die Organisation Krankenhaus in seiner heutigen Struktur nicht ausreichend auf die zukünftigen Herausforderungen, mit einem Wandel des Krankheitspanoramas, vorbereitet ist. Dies liegt nicht nur an den finanziellen Ressourcen, die zur Versorgung von Menschen mit Demenz, im Gesundheitssystem bereitgestellt werden. Vielmehr bedarf es eines Kulturwandels in den Krankenhäusern, die die Zusammenarbeit der Berufsgruppen und den Programmcode grundlegend verändert.

---

[44] Vgl.: Schulz-Nieswandt (2021c)
[45] Vgl.: Schulz-Nieswandt (2018)
[46] Vgl.: Güther (2018)

Theoretischer Ausgangspunkt dieser Arbeit ist die Annahme, dass es bestimmte Berufe in der Gesellschaft gibt, die sich von anderen Berufen unterscheiden. Diese sogenannten Professionen weisen bestimmte Merkmale und Handlungsmuster auf, die normale Berufe nicht haben, wodurch eine Hierarchisierung der Berufe zugunsten der Professionen entsteht. Durch diese herausgehobene Position definieren sie dialektisch das Feld, in dem sie und andere agieren. Der professionstheoretische Diskurs ist wissenschaftlich sehr breit gefächert und zeigt verschiedenste Strömungen auf, wie sich die Entwicklung der Professionen begründen. Im Gesundheitswesen gelten die Mediziner als Profession und haben dabei sogar den Status, eine der drei klassischen Professionen, auf die der Professionsdiskurs zurückgeht, zu sein. Dabei ist die Profession der Mediziner sehr stark mit dem Krankenhaus als Organisation verbunden. Der professionellen Pflege hingegen wird dieser Status nicht zugeschrieben, obwohl auch sie historisch eng mit dem Krankenhaus verbunden ist. Aufgrund aktueller Entwicklungen gibt es immer mehr Tendenzen, dass sich auch der Pflegeberuf zu einer Profession entwickelt. Doch gerade in der Zusammenarbeit mit den Medizinern scheint diese Entwicklung immer wieder behindert zu werden. Dies zeigt sich vor allem im Krankenhaus, da dort beide Berufsgruppen eng miteinander zusammenarbeiten müssen. Dabei bietet die Organisation keinen neutralen Boden, auf dem sich die Ärzte und Pflegende begegnen können, da das Krankenhaus seit mehreren Jahrzehnten eine Kultur entwickelt hat und lebt, die sich ausschließlich an der Profession der Mediziner ausrichtet. So stützt die bürokratische und hierarchische Organisationform des Krankenhauses den Status der ärztlichen Profession und sorgt damit für die Stabilität des Systems, indem den Ärzten die Stellung des Primus unter den anderen Akteuren im System überlassen wurde.[47] So entwickelte sich ein Machtkampf zwischen den beiden Berufsgruppen, indem es nur um die Vorherrschaft im Feld geht.

Doch welche Auswirkung hat dieser Kampf der Professionen bei der Versorgung von Kranken? Und was geschieht, wenn sich der Versorgungsbedarf der Kranken verändert? Welche Konsequenzen hat dies für die Organisation Krankenhaus?

Vor allem die chronischen Krankheiten führen aktuell zu einem veränderten Versorgungsbedarf in den Krankenhäusern. Ganz besonders fällt dieser veränderte Bedarf bei Menschen mit Demenz auf. Da aber die Krankenhausorganisation nicht auf diesen „neuen" Bedarf eingestellt ist, führt dies zu Problemen und Störungen im System. Doch auch wenn der Versorgungsbedarf von chronischen Erkrankungen und allen voran der Demenz zu einer Aufwertung pflegerischer

---

[47] Vgl.: Atzeni/von Groddeck (2016), S. 69

Arbeitsleistung führt, so zeigt sich weiterhin im Diskurs die Ausgrenzung dieser Bevölkerungsgruppe. Kann daher eine Profession einen hohen Stellenwert in der Bevölkerung erreichen, die sich um Menschen kümmert, die nicht dem gesellschaftlichen Ideal folgen? Kann sich dadurch ein gesellschaftlicher Zentralwert ergeben? Genau diese Tatsache macht den Blick auf die Medizin und Pflege in der Versorgung von Menschen mit Demenz so interessant. Dabei ist es das Ziel, die Zusammenhänge zwischen den Strukturen des demenzsensiblen Krankenhauses und welche Auswirkungen diese auf die Kooperation der beiden Berufsgruppen haben kann, darzustellen.

Im Kern geht es in der Dissertation um folgende Fragestellungen:

1. Sind ökonomische Faktoren die Hauptursache für die fehlende Umsetzung von Konzepten für Menschen mit Demenz im Krankenhaus?
2. Welche Faktoren, neben den ökonomischen Faktoren, begründen die fehlende Anschlussfähigkeit der Demenz an den Programmcode des Funktionssystem Krankenhaus?
3. Lässt sich anhand des Programmcodes des Krankenhauses die Logik des ärztlichen Handelns erklären? Kann dies durch genutzte Metaphern dargestellt werden?
4. Kann eine Kultur der kooperativen Zusammenarbeit der Professionen (Arzt und Pflege) zu einer verbesserten Versorgung von Menschen mit Demenz im Krankenhaus führen?
5. Welche Haltung haben die beiden Professionen gegenüber Menschen mit einer Demenz im Krankenhaus?
6. Welche Auswirkungen haben Deprofessionalisierungstendenzen der Mediziner und die Professionalisierungsbestrebungen der Pflegenden auf das Funktionssystem der Krankenbehandlung?
7. Welche Maßnahmen können die spannungsgeladene Zusammenarbeit zwischen Ärzten und Pflegenden verbessern?

Die Zielsetzung der wissenschaftlichen Abhandlung ist es, die Zusammenhänge zwischen dem Programmcode des Krankenhauses, dem professionellen Habitus der beiden Hauptprofessionen und den Versorgungsproblemen von Menschen mit einer Demenz im Krankenhaus aufzuzeigen. Dabei sollen die unterschiedlichen hemmenden Faktoren bewertet und Empfehlungen herausgearbeitet werden, wie die Versorgung und die Kooperation zwischen Ärzten und Pflegekräften verbessert werden kann. In diesem Zusammenhang soll auch eine Einordnung der

„demenzfreundlichen Krankenhäuser" erfolgen. Da Metaphern einen tieferen Einblick in den Habitus der Professionen und in die Kultur der Organisation geben, wird die Analyse der Metaphern genutzt, um beides besser zu verstehen.[48]

1.4 Vorgehen und Aufbau der Arbeit

Die vorliegende Literaturarbeit ist in drei Abschnitten unterteilt. Im ersten Abschnitt wird der theoretische Bezugsrahmen beschrieben. Dabei beginnt das Thema mit dem 2. Kapitel und einem Überblick über die ersten Einrichtungen der organisierten Krankenbehandlung und wie sich diese im Laufe der Jahrhunderte zu dem uns bekannten Krankenhaus entwickelt haben. Darauf aufbauend wird die Organisation Krankenhaus und seine Handlungslogik näher beschrieben. Die dafür gewählte systemtheoretische Perspektive beschreibt das Krankenhaus als Funktionssystem mit einer eigenen Codierung und Kultur. Dabei zeigt sich, wie eng die Organisation mit dem professionellen medizinischen Habitus verbunden ist. Ergänzt wird diese Perspektive um die aktuellen Themen der Finanzierung und dem demographischen Wandel mit der damit verbundenen Veränderung im Krankheitspanorama, sowie den damit einhergehenden Herausforderungen im Krankenhaussystem.

Das System Krankenhaus wird sehr stark von seinen Akteuren geprägt, wobei dabei vor allem die ärztliche Profession hervorzuheben ist. Die Mediziner haben im Laufe der letzten zwei Jahrhunderte dem Krankenhaus den Status verliehen, den es heute noch hat. Nur Professionen können durch ihre besondere Stellung einen so erheblichen Einfluss auf Organisationen nehmen. Aus diesem Grund wird im 3. Kapitel in die verschiedenen Professionstheorien eingeführt. Ein besonderer Schwerpunkt wird dabei auf die Habitustheorie von P. Bourdieu gelegt, da sie das Zusammenspiel zwischen professionellen Habitus und dem Feld, in dem die Profession agiert, sehr eindrücklich beschreibt und aus Sicht des Autors ideal auf die Verhältnisse im Gesundheitswesen anzuwenden ist.

Im zweiten Abschnitt werden die theoretischen Erkenntnisse des 2. und 3. Kapitels auf die Situation der beiden Professionen Medizin und Pflege im Krankenhaus und auf die Auswirkungen der Versorgung von Menschen mit einer Demenz angewendet. Dabei werden im 4. Kapitel die aktuellen Entwicklungen des Ärztestandes und der Pflegeberufe erläutert und anschließend in einen Zusammenhang gesetzt. Dabei wird deutlich, welche gegenläufigen Tendenzen es bei den beiden Professionen gibt und welche Auswirkungen dies auf die

---

[48] Vgl. insgesamt auch: Schulz-Nieswandt (2021d)

Kooperationsbeziehung hat. Es wird gezeigt, dass die Kooperation der beiden Protagonisten aus verschiedensten Gründen gestört ist und dass dies zu Konflikten und Fehlern führt. Dabei ist die Kooperation im Krankenhaus der wichtigste Aspekt, um eine gute Versorgung der Patienten sicherzustellen. Daher wird im 5. Kapitel das Thema der Kooperation theoretisch aufgearbeitet. Nach dieser theoretischen Einführung wird das Kooperationsverhältnis zwischen den beiden Professionen Medizin und Pflege im Krankenhaus beleuchtet und die störenden Faktoren werden herausgestellt. Eine besondere Herausforderung stellt die Versorgung von Menschen mit Demenz im Krankenhaus dar. Im 6. Kapitel wird das Krankheitsbild der Demenz näher beschrieben und die Versorgungsprobleme im Krankenhaus werden aufgezeigt. Wie man die Versorgung Demenzkranker verbessern kann und welche Rahmenbedingungen dafür geändert werden müssen, wird anhand der demenzsensiblen Krankenhäuser beschrieben. Auf besonders prominente Projekte und Praxisbeispiele wird an dieser Stelle hingewiesen. Nach einer zusammenfassenden Zwischenbetrachtung der Ausführungen im 7. Kapitel beginnt mit dem 8. Kapitel der dritte und letzte Abschnitt der Arbeit. Den Habitus und die Haltung einer Person zu einem Thema erkennt man durch die Worte und vor allem Metaphern, die genutzt werden, um Situationen oder Personen zu beschreiben. Dieser Sachverhalt wird im 8. Kapitel herausgearbeitet. Das 9. Kapitel erzählt eine Geschichte. Im Rahmen einer fiktionalen Erzählung werden die Ergebnisse einer antizipierten Delphi-Befragung vorgestellt. Die dort zitierten Experten werden als Idealtypus, so wie der Verfasser sie sieht, dargestellt, um damit die Problemstellung noch einmal deutlicher herauszustellen. Der abstrakte Idealtypus, der in dieser poetischen Narration von den verschiedenen Protagonisten verkörpert wird, stellt dabei eine Unterstützung für die Hypothesenbildung dar. Nach dem Verständnis von Weber ist der abstrakte Idealtypus eine Steigerung typischer Praktiken, die aber in der beschriebenen Form niemals auftreten würden.[49] So sind die in diesem Kapitel vorgestellten Idealtypen die Ergebnisse der Literaturrecherche und werden entsprechend nach diesen Erkenntnissen konstruiert. So helfen die Äußerungen der einzelnen Experten, den Habitus und das Krankenhaussystem besser zu verstehen. Das 10. Kapitel bildet den Abschluss, in dem die Ergebnisse noch einmal diskutiert werden.

---

[49] Vgl.: Weber (1904), S. 75

In dieser Arbeit wird bewusst auf eine gendergerechte Sprache verzichtet. Die vorliegende Arbeit befasst sich zu einem großen Teil mit der sozialen Konstruktion von Geschlecht und wie diese auf die Arbeitsprozesse wirken. Aus diesem Grund ist die Konnotation eines bestimmten Geschlechts gewollt, um damit auf die geschlechtliche Zuordnung des jeweiligen Berufs hinzuweisen. In den Bereichen, in denen das Geschlecht für das Verständnis des Textes keine Bedeutung hat oder dem Autor die Konnotation nicht wichtig erscheint, wird eine geschlechtsneutrale Formulierung gewählt.[50]

---

[50] Anmerkung: Die Ausnahme dafür bildet die Patientinnen und Patienten. Hier wird zur besseren Lesbarkeit das generische Maskulinum gewählt.

Das Krankenhaus als besondere Organisation

2

Der Schauplatz, in dem die Zusammenarbeit der beiden Berufsgruppen Ärzte und Pflegende näher betrachtet werden soll und der damit eine zentrale Stellung im folgenden Diskurs einnimmt, ist das Krankenhaus. Kaum eine Einrichtung hat in den vergangenen Jahrhunderten eine ähnlich zentrale Bedeutung in der Gesellschaft eingenommen und dabei solch einen erheblichen Wandlungsprozess mitgemacht wie die Krankenhäuser. Das Krankenhaus gilt dabei seit vielen Jahrzehnten als die bedeutendste Organisationform im Kranken- und Gesundheitswesen. Neben einer Verlagerung des Schwerpunktes in der Krankenversorgung war es vor allem der Machtwechsel der beiden Berufsgruppen, der zu einem extremen Wandel in den Krankenhäusern und einem erheblichen Bedeutungszuwachs in der Gesellschaft führte. Dadurch erlangte das Krankenhaus eine Spitzenstellung, die es nicht zuletzt auch durch seine Bedeutung für die medizinische Forschung bekommen hat.[1] Die derzeitige Situation in den deutschen Krankenhäusern ist damit nicht nur ein Ergebnis aktueller Gesetzgebung. Sie ist vielmehr das Ergebnis eines über Jahrhunderte entwickelten gesellschaftlichen Konsenses darüber, wie man die Sorge um kranke Menschen, die Hilfe benötigen, organisiert.

Dabei kann die Organisation der Versorgung von Kranken die grundlegenden Verhältnisse des Zusammenlebens in einer Gesellschaft widerspiegeln. Das bedeutet konkret, dass die Entwicklung der sozialen Geschlechtlichkeit in der Gesellschaft Auswirkungen auf die Ausdifferenzierung des weiblichen und männlichen Arbeitsvermögens hat. Dabei wird auch herausgestellt, welchem Geschlecht die Kompetenzen zugeschrieben werden, die als dominant gelten. Diese gesellschaftliche Ausdifferenzierung hat Einfluss auf die Zusammenarbeit

---

[1] Vgl.: Rohde (1974), S. 43.

J. Kurmann, *Demenz als Störfaktor?*, Vallendarer Schriften der Pflegewissenschaft 14, https://doi.org/10.1007/978-3-658-42191-5_2

der Berufsgruppen Arzt und Pflege, da beide Berufe als Stereotype für männliche (Medizin) und weibliche (Pflege) Arbeitsleistung stehen. Dieser Aspekt wird im Folgenden noch intensiver betrachtet und stellt einen zentralen Punkt dieser Arbeit dar, da die Organisation der beiden Professionen im Krankenhaus nicht unproblematisch, aber unerlässlich für die Krankenversorgung ist. Des Weiteren kann durch die Organisation der Krankenversorgung auch etwas über die gesellschaftliche Wertigkeit der einzelnen Personengruppen gesagt werden, um die sich primär gekümmert wird. So ist die Organisation Krankenhaus mit allen Strukturen vor allem auf die Versorgung jüngerer Menschen ausgelegt, womit die älteren Menschen gleichzeitig ausgegrenzt werden.

Mittlerweile stellt das Krankenhaus die zentrale Einrichtung der Krankenversorgung und der Ausbildung für Ärzte und Pflege dar. Damit haben es die Krankenhäuser als eine der wenigen Organisationen geschafft, in der Gesellschaft in doppelter Hinsicht eine besondere Stellung einzunehmen und zentrale gesellschaftliche Aufgaben zu übernehmen. Besonders bemerkenswert ist der Wandel, den die Krankenhäuser über die Jahrhunderte vollzogen haben. Ausgehend von tempelartigen Einrichtungen im Altertum, über ordensgeführte Herbergen für Kranke und Obdachlose im Frühmittelalter, haben sie sich heute zu einem Zentrum für medizinische Hochleistung entwickelt. Dabei gilt vor allem der Einzug der Mediziner in die Krankenhäuser als der entscheidende Wendepunkt und brachte einen Wandel in die Organisation Krankenhaus. Gleichzeitig führte die Konzentration auf die medizinischen Abläufe im Krankenhaus zu einem erheblichen Bedeutungszuwachs in der Gesellschaft. Seitdem wird das Krankenhaus als professionelle Organisation verstanden, die vor allem durch die Zentralität der ärztlichen Profession geprägt ist.[2] Die Bedeutung der Profession markiert dabei den entscheidenden Unterschied zu anderen Organisationstypen und führt zu charakteristischen Spannungen, wenn professionelle (medizinische) Ziele im Widerspruch zu anderen, beispielsweise bürokratischen stehen.[3] Dabei dominierte die ärztliche Profession immer die Einrichtungen und sorgte damit für die Stabilität im System. Trotz der seit dem 19. Jahrhundert zentralen Stellung der Ärzte war ein Betrieb des Krankenhauses ohne Pflegende undenkbar. Dies lag nicht nur an der Tatsache, dass das Krankenhaus als Pflegeanstalt gegründet wurde, sondern auch daran, dass die ärztlichen Interventionen auch immer mit einer pflegerischen Tätigkeit eng verbunden sind. Denn in der heutzutage medizinisch dominierten Organisation Krankenhaus kommt den Pflegenden eine spezifische Funktion

---

[2] Vgl.: Atzeni/ von Groddeck (2016), S. 69.
[3] Siehe: Atzeni/ von Groddeck (2016), S. 69.

zu, die Bestandteil ihres pflegerischen Selbstverständnisses ist.[4] So war und ist eine Versorgung im Krankenhaus ohne Pflegende undenkbar und die pflegerische Versorgung galt lange auch als Qualitätsmerkmal der Krankenhausversorgung.

Mit den immer weiter entwickelten medizinischen Möglichkeiten und Erkenntnissen stieg der Bedarf an pflegerischer Leistung immer weiter und damit stieg auch die Bedeutung der Kooperation zwischen Ärzten und Pflegenden in den Krankenhäusern. Die Kooperation war und ist aber aufgrund der unterschiedlichen Zielsetzungen der Professionen oft konfliktbehaftet. Gründe für diese Konflikte gab es in der Vergangenheit verschiedene, so auch die finanzielle Ausstattung. Diese führt noch heute zu großen Konflikten zwischen den beiden Professionen, weil es den Ärzten bei der Verteilung der knappen Gelder im Krankenhauswesen besser als den Pflegenden gelungen ist, ihre Interessen durchzusetzen. Dies hängt vor allem mit der Verbundenheit zu der Organisation zusammen. Denn auch wenn die Krankenhäuser immer eine bedeutende Institution in der Gesellschaft waren, gestaltete sich ihre Finanzierung als schwierig. Solange die Krankenversorgung noch Teil der gelebten christlichen Nächstenliebe war und durch die Ordensleute in den Klöstern organisiert wurde, gab es noch keine größeren finanzielle Probleme. Erst seitdem sich die Kirchen im Mittelalter zunehmend aus der Krankenversorgung herausgezogen hatten, bestand ein prominenter Diskurs darüber, wie die Krankenversorgung bezahlt werden sollte. Dennoch verstand die Gesellschaft die Krankenhäuser als Teil der Daseinsvorsorge, die auch eine entsprechende Finanzierung erhalten sollte. Die Gesellschaft wollte sich die Krankenhäuser leisten und stellte eine entsprechende Finanzierung über die Kommunen zur Verfügung. Sehr oft waren die bereitgestellten finanziellen Mittel aber nicht ausreichend, was wiederum früh zu Rationierungen in verschiedenen Bereichen des Krankenhauses führte.

Um die Situation in den deutschen Krankenhäusern besser zu verstehen, wird im Folgenden die geschichtliche Entwicklung der Krankenhäuser erläutert und es wird herausgestellt, wie eng die beiden Professionen Arzt und Pflege mit dieser Einrichtung über die Jahrhunderte verbunden sind.

---

[4] Vgl.: Mohan (2019), S. 194.

2.1   Die Geschichte der Krankenhäuser

Um ein Feld zu verstehen, muss man seine Geschichte kennen. Doch genau hier liegt schon das erste Problem. Wo und wann genau kann oder soll man den historischen Ursprungsort ansetzen?[5] Bereits vor dem 11. Jahrhundert vor Christus soll es krankenhausähnliche Einrichtungen in Ägypten und um 800 vor Christus eine Art volksmedizinische Organisation im Babylonischen Reich gegeben haben.[6] Noch älter soll die traditionelle chinesische Medizin sein. Ihr wird eine bis zu 6000 Jahre alte Historie zugeschrieben. Auch wenn diese Einrichtungen für die Vollständigkeit der geschichtlichen Aufzählung der Krankenhäuser relevant sind, ist ihr Einfluss auf die heutige Institution Krankenhaus in Deutschland nicht geklärt. Vielmehr scheint die europäische Geschichte und dabei vor allem das Christentum einen erheblichen Einfluss auf die Entwicklung der heutigen Krankenhäuser in Deutschland gehabt zu haben.[7] Im Folgenden werden daher die wichtigsten Aspekte zur Entwicklung des Krankenhauswesens in Europa und seiner Hauptprotagonisten anhand von geschichtlichen Eckpunkten erläutert.

Tatsächlich ist der Begriff „Krankenhaus" relativ jung. Waren es zu Beginn der europäischen Krankenhausgeschichte noch Tempel, in denen Kranke versorgt wurden, verlagerte sich später die Krankenbehandlung in andere Einrichtungen, die lange Zeit mit Begriffen wie Hospital, Siechenhaus oder Krankenpflegeanstalt in Europa bezeichnet wurden. Doch unabhängig vom Namen und den Beweggründen ihrer Gründung hatten alle Einrichtungen die strukturierte Sorge um Kranke gemeinsam. Einzig der Schwerpunkt und die Akteure in den Einrichtungen veränderten sich über die Jahrhunderte. Vor allem in den letzten 1000 Jahren stieg die Bedeutung der professionell Pflegenden und Ärzte in den Krankenhäusern. Auch wenn die Anzahl der jeweiligen Berufsgruppe über die Jahrhunderte in unterschiedlichster Weise schwankte, so ist die Geschichte der beiden Akteure sehr eng mit der Geschichte und der Entwicklung der Krankenhäuser verbunden. Ein Betrieb ohne die beiden Berufsgruppen ist undenkbar.

Die ersten Erwähnungen von krankenhausähnlichen Einrichtungen in der europäischen Geschichte finden sich im griechischen Altertum. Dort gab es einerseits die Asklepios-Tempel[8], die für Wunderheilungen bekannt waren und dadurch

---

[5] Vgl.: Rohde (1974), S. 57.

[6] Vgl.: Rohde (1974), S. 59ff.

[7] Vgl.: Rohde (1974), S. 57.

[8] Anmerkung: Die Asklepios-Tempel wurden von Kranken aufgesucht, in der Hoffnung, dass Asklepios, der Gott der Heilkunst, sie von ihren Leiden befreite. Sie gelten als die ersten Krankenhäuser in Europa und wurden im 5. Jahrhundert vor Christus betrieben. In diesen Tempeln mit angeschlossenem Sanatorium wurde vor allem der Heilschlaf praktiziert. Bei

eine große Rolle in der griechischen Gesellschaft spielten, und andererseits eine Art von organisierter Medizin in den Privathäusern der Ärzte.[9] Während die Behandlung im Asklepios-Tempel gegen eine kleine Geldspende stattfand, war die Krankenbehandlung in den Privathäusern der Ärzte deutlich teurer. Daher konnten sich die Behandlung in den Arzthäusern oft nur die Besserverdienenden leisten. Dies führte jedoch später zu einer unangenehmen finanziellen Abhängigkeit der Ärzte. Etwa 500 Jahre später entwickelten die Römer eine Art Krankenhaus, da sie im Rahmen von Militärlazaretten ihre verwundeten und kranken Soldaten strukturiert versorgten.[10] Eine besondere Rolle spielte dabei Kaiser Augustus (63 vor bis 14 nach Christus), der erstmals auch Ärzte in größerer Zahl für den Sanitätsdienst anwarb und gleichzeitig die Lazarette zu richtigen Krankenhäuser reformierte, sodass die Soldaten auch außerhalb von Städten eine gute Versorgung erhielten.[11] Die ersten Hospitäler[12] nach christlichem Vorbild werden um 400 n. Chr. erwähnt und verstanden sich eher als Herberge für Fremde und als Armenpflegehaus.[13] Grundsätzlich hatten die Krankenhäuser zu dieser Zeit kein spezifisches Interesse am Kranken und an der Krankheitsbekämpfung, sondern verfolgten eher das Gebot der Gastlichkeit.[14] Diese Tatsache erklärt wahrscheinlich auch, warum die personelle Besetzung der Krankenhäuser so unterschiedlich war und warum nicht in jedem eine medizinische, also ärztliche, Betreuung gewährleistet werden konnte. Gleichwohl gab es aber zu dieser Zeit eine Reihe von Krankenhäusern, die vor allem oder zumindest stärker der Krankenpflege gewidmet waren. Diese Form der Pflege hatte jedoch noch wenig mit einer beruflichen Pflege zu tun.[15] Vielmehr ging es um die Versorgung von Pilgern und Armen durch Ordensleute im Rahmen der christlichen Nächstenliebe, da dies als ein Dienst an Gott galt.[16] Der mittelalterliche Mensch erkrankte, genas oder starb in aller Regel in der solidarischen Gemeinschaft seiner engsten sozialen Gruppe, die ihm als Familie, als klösterliche, dörfliche oder

---

diesem Schlaf warteten die Kranken auf die Heilung durch Asklepios, dem Gott der Heilkunst. Asklepios wurde immer mit seinem Stab dargestellt, um den sich eine Schlange windet (Äskulapstab). Dieser Stab gilt auch heute noch als Symbol für die ärztliche Profession.

[9] Vgl.: Rohde (1974), S. 61f.

[10] Vgl.: Rohde (1974), S. 62.

[11] Vgl.: Wilmanns (2003), S. A2592f.

[12] Anmerkung: Der Begriff Hospital ist auf die lateinische Bezeichnung „hospitale" zurückzuführen und findet sich in vielen Sprachen zur Bezeichnung von Krankenhäusern wieder.

[13] Vgl.: Rohde (1974), S. 64f.

[14] Vgl.: Rohde (1974), S. 66.

[15] Vgl.: Rohde (1974), S. 66f.

[16] Vgl.: Wagner (2010), S. 24.

höfische Gemeinschaft Sicherheit, Geborgenheit und Pflege gewährte.[17] Daher war die Pflege in den Krankenhäusern fast immer nur für die untersten Schichten der Gesellschaft vorgesehen, deren Bedürftigkeit durch eine Krankheit noch verstärkt wurde.[18] Aufgrund ihrer großen Hingabe und Aufopferung für die Menschen hatten die dort tätigen Pflegenden ein hohes Ansehen in der Gesellschaft. Zu dieser Zeit fanden sich solche Einrichtungen zumeist auch in der Nähe eines Klosters und wurden durch einen Bischof verantwortet und betrieben. So kann davon ausgegangen werden, dass der Ruf und das Ansehen auch durch die Nähe zur kirchlichen Einrichtung positiv beeinflusst wurden. Ende des 11. Jahrhunderts bzw. Anfang des 12. Jahrhunderts wurden diese Einrichtungen immer größer, da die Schicht der Mittellosen und Armen weiter anwuchs. Schwerpunkt dieser Einrichtungen blieb weiterhin die intensive Pflege, z. B. durch häufiges Baden, gute Ernährung und vor allem die Ermöglichung der nötigen Ruhe. Daher war die Anwesenheit von medizinisch geschultem Personal und Ärzten weiterhin nicht nötig. Da die Ordensleute die Aufgabe aber allein nicht mehr leisten konnten, übergaben sie die Pflege und Betreuung immer mehr in die Hand von „weltlichen" Laien. Dies führte auch später dazu, dass die Städte und Gemeinden die Verantwortung für die Einrichtungen übernahmen. Die Städte stellten Pflegende fest ein, die dann die Versorgung hauptamtlich durchführten. Damit wurde erstmals in den Krankenhäusern eine Art von professioneller Pflege organisiert. Die sich entwickelnde professionelle Pflege bedurfte aber gewisser Versorgungsstandards, die in den Krankenhäusern erstmals eine pflegerische Ausbildung notwendig machten. Diese Ausbildung war aber lange Zeit nicht einheitlich geregelt und beruhte vor allem auf Erfahrungen der Ordensleute und erfahrener Pflegender in der jeweiligen Einrichtung. Mit dieser Verbürgerlichung des Krankenhauses entstand immer mehr das Bedürfnis, wirtschaftlich zu arbeiten.[19] So reduzierte sich das bei kleinen Aufnahmezahlen noch durchaus praktikable Prinzip der unentgeltlichen Aufnahme von Hilfsbedürftigen allmählich und wich dem Grundsatz der Entgeltlichkeit, der immer mehr zum Gebot der Selbsterhaltung wurde.[20]

Die heutigen Ärzte, damals noch in Mediziner und Chirurgen unterschieden, entwickelten sich bis zum 13. Jahrhundert getrennt voneinander und außerhalb der Krankenhäuser. Während die „geschickten Chirurgen" durch ihr Handwerk einen gewissen Nutzen für die Gesellschaft hatten, folgten die Mediziner eher einer akademischen Gelehrtheit und waren dadurch in ihrer Wirksamkeit stark

---

[17] Siehe: Eckart (2017), S. 66.
[18] Vgl.: Eckart (2017), S. 66.
[19] Vgl.: Eckart (2017), S. 68f.
[20] Siehe: Eckart (2017), S. 69.

behindert.[21] Erst im späten 16. Jahrhundert wandelte sich das Bild des Arztes, da er sich den Naturwissenschaften öffnete und sich auch empirisch dem Menschen näherte.[22] Durch diesen Wandel und den damit verbundenen neuen Blick auf den Patienten schaffte die Medizin den Einzug ins Krankenhaus. Doch noch lange dominierte die medizinische Versorgung den Alltag nicht in allen Krankenhäusern. Es dauerte noch einige Jahrzehnte, bis die medizinische Versorgung ein fester Bestandteil der Krankenhäuser wurde und sich die Aufnahmepraxis von einer sozialen hin zu einer medizinischen Indikation änderte.[23]

Zum Ende des 18. Jahrhunderts wurde das Krankenhaus auch als Forschungs- und Lernort für die Ausbildung der Ärzte institutionalisiert. Das Krankenhaus war vor allem deshalb so wertvoll für die medizinische Ausbildung, weil die lokale Ansammlung relativ vieler Kranker einen systematischen Vergleich von Krankheitsbildern und -verläufen ermöglichte und auch die Autopsie der Toten neue Erkenntnisse brachte.[24] Diese Entwicklung kennzeichnet einen Wendepunkt in der Geschichte des Krankenhauswesens, da sich die Institution von einer pflegerischen Versorgungsanstalt hin zu einem Zentrum medizinischer Betreuung ausdifferenzierte.[25] Als Vertreter dieses frühen Krankenhaustyps im deutschsprachigen Raum sind neben dem Allgemeinen Krankenhaus in Wien (1793 – 1795) vor allem der Neubau der Berliner Charité (1785 – 1800) sowie das Krankenspital in Hamburg (1787 – 1789) zu nennen.[26] Die Ärzte hatten in den Krankenhäusern bis zur Mitte des 19. Jahrhunderts jedoch keine besonderen und überzeugenden Heilerfolge zu bieten. Grund dafür war vor allem die fehlende Kenntnis über die Verbreitung von Viren und Bakterien. Diese konnten sich so ungehemmt in den Krankenhäusern verbreiten, was dazu führte, dass die Krankenhäuser von der Bevölkerung eher gemieden bzw. nur von Armen oder der Unterschicht genutzt wurden. Letztere suchten in den Krankenhäusern vor allem einen Ort, um sich auszukurieren und Ruhe zu finden.[27] Die Ärzte konnten dazu oft nicht viel beitragen, sondern nutzten eher die Möglichkeit, mehr über die Krankheiten zu lernen und Behandlungsmethoden auszuprobieren. Diese Tatsache führte auch zu der damals weit verbreiteten Meinung, dass die Qualität der Pflege eine größere

---

[21] Vgl.: Rohde (1974), S. 76f.

[22] Vgl.: Rohde (1974), S. 77f.

[23] Vgl.: Mohan (2019), S. 137.

[24] Vgl.: Mohan (2019), S. 133.

[25] Vgl.: Jütte (1996), S. 33.

[26] Siehe: Jütte (1996), S. 34.

[27] Vgl.: Mohan (2019), S. 131.

Bedeutung in den Krankenhäusern hat als die Qualität der Ärzte. Die besserverdienenden Aristokraten mieden die Krankenhäuser, solange es möglich war. Sie
holten sich die Ärzte, vor allem in ihrer Funktion als Ratgeber und Beistand, nach
Hause.[28] Dadurch entstand eine besondere Nähe zur Oberschicht, die auch den
späteren Einfluss der Ärzte und die Möglichkeit, ihre Macht entsprechend auszubauen, erklärt. Diese Beziehung war aber auch von einer großen finanziellen
Abhängigkeit geprägt, was der Professionalisierung des Berufsstandes der Ärzte
nicht zuträglich war. Im Gegensatz dazu war die ärmere Bevölkerung in den Krankenhäusern den Entscheidungen der Ärzte ausgeliefert, sodass dadurch auch der
professionelle Status an Bedeutung gewann.[29] Dieses anhimmeln der fast schon
sakralen Profession Arzt entstand dabei vor allem durch den großen gesellschafli-
chen Statusunterschied. Aus diesem Grund ist es nicht verwunderlich, dass Ärzte
sich immer mehr zu den Krankenhäusern orientierten, dort ihre professionelle
Autonomie stärkten und sich damit besser von denen in Konkurrenz stehenden
Barbern und anderen abgrenzen konnten.[30]

Nach Übernahme der Krankenhäuser von den Orden bzw. Bistümern waren
die Städte und Gemeinden für die Bezahlung des Personals und die generelle
Finanzierung der Krankenhäuser verantwortlich. Die notwendigen Gelder wurden in den städtischen Krankenkassen bereitgestellt. Oft waren die Gelder den
Kommunen aber zu knapp, was zu einer Unterfinanzierung der Krankenhäuser
führte. Dadurch bestand die Notwendigkeit, die Finanzierungsgrundlage zu erwei-
tern. Mit dem Gesetz zur Gründung der Krankenkassen für Arbeiter sollte 1845
eine erste finanzielle Verbesserung der Krankenhäuser erreicht und die Kassen
der Gemeinden entlastet werden.[31] Leider reichte aber auch diese zusätzliche
Finanzierung nicht aus.

War man aufgrund der wenig überzeugenden Heilerfolge und der mangelnden
Hygiene der Krankenhäuser lange Zeit froh, den Krankenhäusern fernbleiben zu
können, so änderte sich dies mit den Entdeckungen zur hygienischen Arbeitsweise von Ignaz Semmelweis erstmals.[32] Mit den bakteriologischen Forschungen

---

[28] Vgl.: Mohan (2019), S. 134.

[29] Vgl.: Mohan (2019), S. 134f.

[30] Vgl.: Mohan (2019), S. 134f.

[31] Anmerkung: Am 17. Januar 1845 trat in Preußen das erste Gesetz zur Gründung von
Krankenkassen für Arbeiter in Kraft. Bereits für diese Krankenkassen bestand eine Versi-
cherungspflicht. Organisiert wurden diese Kassen aber noch über die Gemeinden, was dazu
führte, dass es kein einheitliches Verfahren bzw. keine festen Beiträge gab. Im Jahr 1883
wurden dann weitere gesetzliche Regelungen getroffen, die dann in das erste umfassende
Sozialversicherungssystem der Welt mündeten.

[32] Vgl.: Rohde (1974), S. 80f.

von Louis Pasteur (1822 – 1895) waren dann endgültig die Voraussetzungen dafür geschaffen, um dem Krankenhaus den Status zuzuschreiben, den es auch heute hat.[33] Es folgten viele weitere Studien von Joseph Lister, Robert Koch, Max von Pettenkofer und anderen, die die Operationsmorbidität durch die genauere Kenntnis der Ursachen von Infektionen senken konnten.[34] So war es den Ärzten zunehmend möglich, ihren Ruf in der Gesellschaft zu verbessern und die zentrale Stellung des Krankenhauses bei der medizinischen Versorgung immer weiter auszubauen. Der durch die Heilerfolge begründete Bedeutungszuwachs der Medizin in den Krankenhäusern hatte aber gleichzeitig Auswirkung auf die bis dato zentrale Stellung des Pflegepersonals. Dies zeigte sich unter anderem darin, dass mit Anfang des 18. Jahrhunderts die Anzahl der Ärzte in den Krankenhäusern anstieg und ihnen zum Teil sogar die Kontrolle des Pflegepersonals übertragen wurde.[35] Damit hatte das Pflegepersonal einen enormen Kompetenzverlust zu beklagen, waren sie doch vorher die zentrale und maßgebliche Gruppe im Krankenhaus und wurden nun den neuen Ärzten unterstellt. Des Weiteren schafften es die Ärzte in der zweiten Hälfte des 18. Jahrhunderts, in der auch der Gesundheitsdiskurs immer prominenter wurde, sich als staatstragendender Produktionsfaktor und gemeinwohlstiftender Hüter der Bevölkerung zu profilieren, was ihre Stellung in der Gesellschaft noch weiter verbesserte.[36] Die Veränderungen in der Medizin blieben ab dem 19. Jahrhundert auch nicht ohne Konsequenzen für die Krankenhäuser.[37] Die zentrale Bedeutung des Krankenhauses zur Versorgung Armer und Kranker schwand zugunsten der neuen Spezialkrankenhäuser, die neben einer fachspezifischen Aufteilung nun auch nach hygienischen und medizinischen Versorgungstechniken gebaut und organisiert wurden.[38] Überhaupt war das große städtische Krankenhaus – neben Kanalisation, Kasernen, Schlachthöfen und Küchen – zum wichtigen Aushängeschild für eine fortschrittliche Infrastruktur der Stadt am Ausgang des 19. Jahrhunderts avanciert.[39]

Trotz des deutlichen Machtverlustes der Pflegenden war der Erfolg der ärztlichen Intervention immer abhängig von einer professionellen pflegerischen Arbeitsleistung. Jedoch hatte sie dabei nur die Rolle der Gehilfin des Arztes zu übernehmen. Die Ärzte kooperierten dabei nicht mit den Pflegerinnen, sondern

---

[33] Vgl.: Rohde (1974), S. 84.
[34] Vgl.: Rohde (1974), S. 84.
[35] Vgl.: Jütte (1996), S. 41.
[36] Vgl.: Mohan (2019), S. 133.
[37] Vgl.: Eckart (2017), S. 218.
[38] Vgl.: Eckart (2017), S. 219.
[39] Siehe: Eckart (2017), S. 221.

koordinierten diese nach ihren Bedürfnissen. Dies führte jedoch bei den vielen Ordensschwestern, die vornehmlich Gott und damit einen anderen Herrn dienten, zu Problemen mit der Ärzteschaft.[40] Um die Wende vom 18. zum 19. Jahrhundert wurden sämtliche Orden, die auch weiterhin noch in erheblichem Maße mit der pflegerischen Versorgung von Kranken betraut waren, in Deutschland verboten, was zu katastrophalen Verhältnissen in den Krankenhäusern führte.[41] In dieser Zeit wurde die Krankenpflege vor allem durch Lohnwärter übernommen, die aber bei weitem nicht über so viel Erfahrung in der Krankenversorgung wie die Ordensleute verfügten und so auch eine deutlich schlechtere Versorgung leisteten. Diese Lohnarbeiter rekrutierten sich aus der unteren sozialen Schicht und waren schlecht ausgebildet. Initiativen zur Ausbildung dieses Personals wurden von den Ärzten aus Angst vor Konkurrenz blockiert.[42] Die gleichzeitige Zunahme an Epidemien verschlimmerte die Situation noch weiter und zeigte damit die Bedeutung der professionellen Krankenpflege in der Krankenversorgung deutlich auf. Dies führte dazu, dass nach wenigen Jahren die weiblichen Orden wieder zugelassen wurden und 1832 der Chirurg Johann Friedrich Diefenbach unter der Leitung von Dr. K. E. Gedike eine „Anleitung zur Krankenwartung" formulierte, die er an der neu gegründeten Krankenwärterschule an der Berliner Charité lehrte.[43] Neben den katholischen Ordensfrauen gründete Theodor Fliedner im Jahre 1836 den „Verein für Bildung und Beschäftigung evangelischer Diakonissen" und das erste Diakonissen-Mutterhaus und brachte damit auch evangelische Pflegeschwestern in die Krankenhäuser.[44] Diese Maßnahmen sollten dazu führen, wieder mehr Pflegepersonal in die Krankenhäuser zu bekommen und gleichzeitig die Qualität der Pflege zu verbessern. Daneben rückte die Krankenversorgung als wichtigste Dienstleistung des sozial-karitativen Sektors auch in den Interessensbereich säkularer bürgerlicher Wohlfahrtspflege und wurde zu einem wichtigen, ja zum einzigen Bildungs- und Beschäftigungsfeld der bürgerlichen Frau.[45] Trotz dieser Versuche blieb der Pflegeberuf weiterhin unattraktiv, was sowohl an der schlechten Bezahlung lag als auch an der Meinung, dass Pflege eine spezifisch weibliche Liebestätigkeit ist und von Selbstlosigkeit geprägt sei. Im Gegensatz dazu standen weiterhin das gute Ansehen und die nachhaltige Meinung, dass der Erfolg eines Krankenhauses mehr davon abhängt, gute Pflegekräfte zu haben als

---

[40] Vgl.: Mohan (2019), S. 149.
[41] Vgl.: Schwab (2017), S. 10.
[42] Vgl.: Mohan (2019), S. 147.
[43] Vgl.: Schwab (2017), S. 10f.
[44] Vgl.: Eckart (2017), S. 222.
[45] Siehe: Eckart (2017), S. 222.

über besonders qualifizierte Ärzte zu verfügen.[46] Es galt für das Pflegepersonal einen Wandel zu initiieren, der weg vom karitativen und hin zu einer eigenständigen Profession führen sollte, ohne dabei Prestigeeinbußen mit sich zu bringen. Bei dieser Aufgabe leistete Florence Nightingale (1820 – 1910) am Anfang des 20. Jahrhunderts im doppelten Sinne Pionierarbeit. Sie war zwar nicht die Erste, die versuchte, die Ausbildung für die Pflegenden einheitlich zu regeln, ihr gelang es aber, die Notwendigkeit einer standardisierten Grundausbildung zu begründen. Sie schaffte Arbeitsbedingungen im Krankenhaus, die es auch für Frauen der mittleren und höheren Schichten attraktiv machten, den Pflegeberuf zu ergreifen.[47] Durch ihren Einsatz gelang es ihr, der weltlichen Krankenpflege die öffentliche Anerkennung zu sichern. Speziell für die deutsche Krankenpflege sind auch die Leistungen von Agnes Karll (1868 – 1927) zu erwähnen. Sie setzte sich zur selben Zeit in Deutschland für die Anerkennung des Berufstandes und eine fundierte dreijährige Ausbildung in der Pflege ein. Zur weiteren Professionalisierung gründete sie im Jahr 1903 die Berufsorganisation der Krankenpflegerinnen Deutschlands (BOKD). Ihrem Engagement ist es wahrscheinlich auch zu verdanken, dass die damalige einjährige Ausbildung im Jahr 1906 erstmals einer staatlichen Prüfung unterworfen wurde.

An dieser Stelle sei erwähnt, dass sich die Krankenhäuser in vielen europäischen Ländern strukturell grundsätzlich gleich ausgebildet haben. Die Zusammenarbeit und die Arbeitsteilung zwischen den Berufsgruppen Medizin und Pflege entwickelten sich in den Ländern jedoch sehr unterschiedlich. In vielen Ländern ist es den Pflegenden gelungen neben den Ärzten, eine zentrale und gleichberechtigte Stellung in den Krankenhäusern zu erhalten. Diese Stellung zeichnet sich auch in dem deutlich erweiterten (oft arztnäheren) Aufgabenfeld ab, welches oft eigenverantwortlich durchgeführt wird. In den Ländern, in denen dies nicht gelungen ist, gibt es eine deutlich höhere Unzufriedenheit des Pflegepersonals, so auch in Deutschland. Die vorliegende Arbeit beschäftigt sich vor allem mit den Entwicklungen in Deutschland und wie sich diese Entwicklungen auf die Versorgung der Patienten auswirken. Hierzulande hat sich eine stark arztzentrierte Krankenversorgung in den Krankenhäusern entwickelt, die dazu führte, dass die Zusammenarbeit zwischen den Ärzten und Pflegekräften nicht gleichwertig ausgebildet und eine Zusammenarbeit auf Augenhöhe strukturell nicht vorgesehen ist.[48]

---

[46] Vgl.: Mohan (2019), S. 146ff.

[47] Vgl.: Rohde (1974), S. 87.

[48] Anmerkung: Auch wenn sich die Organisation Krankenhaus in allen Ländern stark an der Medizin orientiert und dadurch mit dem Habitus der Ärzte verbunden ist, zeigen sich in der

2.2   Die Logik der Krankenbehandlung im Krankenhaus

Durch diese Entwicklung der Professionen hat sich in Deutschland eine sehr stark medizinorientierte Krankenhausorganisation entwickelt. Im Zentrum der Organisation steht die ärztliche Versorgung mit einem ausgesprochenen Heilzweck und mit der gleichzeitig verbundenen Definitionsmacht über Gesundheit und Krankheit der Patienten.[49] Lange Zeit war eine Entlassung aus dem Krankenhaus nur nach ärztlicher Begutachtung möglich. Der Patient selbst wurde damit entmündigt und war auf die Weisung des Arztes angewiesen. Das geänderte Versorgungsprinzip der Krankenhäuser zeigte sich auch im Aufnahmeregime. Mit Übernahme der Ärzte standen die Einrichtungen plötzlich nicht mehr prinzipiell jedem offen, sondern ausschließlich den Kranken, bei denen angesichts der bekannten Therapiemöglichkeiten eine Chance auf Heilung oder mindestens Linderung bestand.[50] Die Ärzte wollten so ihre knappen Ressourcen nur für erfolgsversprechende Behandlungen vorbehalten. Vermeintlich unheilbar Kranke, also Kranke, die nicht durch die Kunst der Ärzte therapiert werden konnten, bekamen keinen Zugang zum Krankenhaus und mussten sich anderweitig behelfen. Dieser enorme Eingriff in die Logik der Zugänge führte gleichzeitig zu einer Veränderung in der Kultur des Krankenhauses.

Mit dieser Veränderung bot das Krankenhaus den Medizinern eine neue Möglichkeit, ihre Profession und ihre Wissenschaft weiterzuentwickeln. Bestand lange Zeit das Wissen eines Arztes aus seinen persönlichen medizinischen Erfahrungen und aus den Erfahrungen seines Meisters, so konnte mit der neuen Kultur der Krankenhäuser der Nosologie ein strukturiertes Feld geboten werden.[51] Plötzlich standen mehrere hundert Patienten mit vielen verschiedenen, aber auch immer wiederkehrenden Erkrankungen zur Verfügung, die eine strukturierte und wissenschaftlich fundierte Ausbildung der Mediziner möglich machten. Auch wenn der Vorteil dieser Systematisierung nicht allen Ärzten direkt als nützlich erschien, entwickelten sich die Krankenhäuser mit der Zeit immer mehr zu Orten der ärztlichen Ausbildung. Dass dieses Konzept erfolgreich war, konnte man im 18. Jahrhundert sehr gut daran erkennen, dass immer mehr Universitäten Lehrstühle

---

Kooperation mit den Pflegekräften große Unterschiede. In einigen Ländern haben die Pflegekräfte mehr Verantwortung im medizinischen Behandlungsprozess übernehmen dürfen, was u. a. dazu führte, dass Pflegekräfte medizinische Tätigkeiten eigenständig und eigenverantwortlich übernehmen. Dies geht sogar so weit, dass in einigen Ländern Pflegekräfte eigenständig Medikamente oder Hilfsmittel verordnen können.

[49] Vgl.: Jütte (1996), S. 35.

[50] Vgl.: Jütte (1996), S. 35.

[51] Vgl.: Foucault (2011), S. 70ff.

für klinische Medizin schufen und sich auch Klinken an die Universitäten angliederten.[52] Die Mediziner hatten die Krankenhäuser endgültig für sich erobert und hatten damit die Definitionsmacht über die Aufgaben, Strukturen und Mitarbeiter des Krankenhauses, erlangt. Unterstützt wurde diese Entwicklung durch den Vertrauensvorschuss, dass die Ärzte sich umfassend und uneigennützig um die Gesundheit der Bevölkerung kümmern. Hiermit wurde eine professionelle Organisation geschaffen, in dessen Zentrum die Ärzte standen.[53] Mit dieser Entwicklung ging auch gleichzeitig eine Entfremdung der Medizin einher. Stand in der Vergangenheit noch das Individuum im Mittelpunkt, bei dem man anhand von Instinkt und Symptomen die Krankheit zu erkennen und zu heilen versuchte, spielte in der Klinik das Individuum keine Rolle mehr. Hier ist der Kranke ein Akzidens seiner Krankheit, das vorübergehende Objekt, dessen sie sich bemächtigt hat.[54] Die Mediziner begannen die Erfahrungen um Krankheiten zu systematisieren und damit den ärztlichen Blick mehr auf die Krankheit als auf die Symptome zu richten. Dies prägt das Selbstverständnis der Mediziner in den Krankenhäusern noch bis heute. Zur strukturierteren Systematisierung und Behandlung der Krankheiten gründeten die Ärzte Fachabteilungen, die den Schwerpunkt auf ein Organ oder bestimmte Krankheiten richteten. Diese Systematisierung der Krankheiten wurde in den letzten Jahren immer spezieller. So hat sich beispielsweise aus der inneren Medizin etwa die Neurologie, die Pulmologie, die Kardiologie und die Gastroenterologie als eigene Fachabteilungen herausgelöst. Der Mensch in seiner Gesamtheit ging mit diesem Trend bei der ärztlichen Begutachtung immer mehr verloren.

Die Philosophie, mit der man aus althergebrachten Gründen kooperiert hatte, wich der naturwissenschaftlichen Wahrnehmung.[55] Diese Neuorientierung bedeutete einen fundamentalen Wandel in der Medizin und bot den Ärzten ganz neue Möglichkeiten. Es war nun nicht mehr die Kommunikation mit dem Kranken, die maßgeblich für die Kunst der Ärzte war, sondern der Blick auf den Krankheitsprozess im Körper.[56] Die Orientierung hin zur Naturwissenschaft gestaltete die medizinische Dienstleistung deutlich effektiver. Die Behandlung orientierte sich eher an wissenschaftlichen Erkenntnissen als an spekulativen Gründen der Erkrankung. Die Entwicklung von empirischen und systematisch erforschten Diagnosen und Therapien bot ganz neue Behandlungsmöglichkeiten

---

[52] Vgl.: Foucault (2011), S. 72.

[53] Vgl.: Iseringhausen (2016), S. 106.

[54] Siehe: Foucault (2011), S. 75.

[55] Siehe: Grasekamp (2017), S. 257.

[56] Vgl.: Grasekamp (2017), S. 258f.

und medizinische Erfolge. Aufgrund dieses besonderen und umfassenden Wissens und Könnens, das nur mit Mühe und Ausdauer zu erlangen ist, wird der Arzt als schwer anfechtbarer Experte in Vitalproblemen anerkannt.[57] Mit dieser Überlegenheit gegenüber den Laien gewannen die Ärzte und ihre Organisation Krankenhaus immer mehr an Bedeutung in der Gesellschaft. Dies führte schlussendlich zur Übertragung des gesellschaftlichen Auftrags der Gesundheitsfürsorge und zu den Strukturen der Selbstverwaltung. Der Fortschritt durch die medizinischen Erkenntnisse und die Einrichtung der klinischen Institution Krankenhaus setzten einen Professionalisierungsprozess in Gang, der durch den gesellschaftlichen Wertewandel, der die Gesundheit zum höchsten Gut aufsteigen ließ, noch unterstützt wurde.[58]

2.2.1 Das Krankenhaus als Teil des Funktionssystems der Krankenbehandlung

Mit der neuen wichtigen Aufgabe erhielten die Ärzte eine besondere Stellung in der Gesellschaft. Da das Krankenhaus eng mit den Ärzten verbunden war, erhielt auch das Krankenhaus den Status einer professionellen Organisation und wurde damit zum wichtigsten Ort im System der Krankenbehandlung. Luhmann bezeichnet das System der Krankenbehandlung als eines der großen gesellschaftlichen Funktionssysteme.[59] Allerdings bezieht sich dieses nicht wie die anderen Funktionssysteme auf die Gesellschaft, sondern definiert sich ausschließlich über seine Umwelt.[60] Dieser Extremwert an Umweltorientierung zeigt sich durch die

---

[57] Vgl.: Rohde (1974), S. 286.

[58] Vgl.: Grasekamp (2017), S. 249.

[59] Siehe: Grasekamp (2017), S. 231.

[60] Anmerkung: Luhmann beschreibt in seiner Systemtheorie eine funktionale Differenzierung der modernen Gesellschaft. Durch diese funktionale Differenzierung entstehen (Funktions-)Teilsysteme der Gesellschaft, die die Lösung eines bestimmten gesellschaftlichen Problems fokussieren. Die Funktionssysteme entstehen durch Kommunikation, die auf sich selbst bezieht und dadurch immer weiter fortbesteht (Autopoiesis). Durch ihren starken kommunikativen Charakter, auch zwischen den Systemen, stellen sie den Vollzug der Gesellschaft dar und übernehmen damit exklusiv einen bestimmten Auftrag für das gesellschaftlichen Zusammenleben. Dabei kommuniziert jedes System über einen eigenen Code, der auch die operative Geschlossenheit des Systems garantiert. Im Recht ist es Recht / Unrecht und in der Wirtschaft ist es bspw. Zahlung / Nichtzahlung.

Orientierung an Körper und Psyche des Menschen, die sich als Umwelt der Gesellschaft versteht.[61]

Unter dem Begriff der Krankenbehandlung subsumiert Luhmann auch die Medizin und das Krankheitssystem aber nicht die Krankenpflege.[62] Allein diese Ordnung der Begriffe zeigt, dass es bei der Krankenversorgung vor allem um die medizinische Perspektive und medizinische Kodierung geht, was die Zentralität der Ärzte in dem System noch einmal bestärkt und bestätigt.

Der Zugang zu diesem Funktionssystem und die Reproduktion erfolgen ausschließlich über den Codewert „krank".[63] Die Krankheit wird somit zum positiven Wert des Funktionssystems, das eine Anschlussfähigkeit garantiert. Nur Krankheiten sind für den Arzt instruktiv, nur mit Krankheiten kann er etwas anfangen.[64] Damit erklärt sich gleichermaßen die Neuausrichtung und Zugangsbeschränkung zum Krankenhaus, die nur noch Kranke und nicht mehr Hilfsbedürftige in das Krankenhaus hineinließ. Die Erfüllung der eigenen Funktion im System findet auf Basis der Interaktion zwischen Arzt und Patient statt, auch dann, wenn der Patient nicht den Arzt aufsucht. Dabei findet eine Recodierung im System statt, in dem mit dem Medium „Diagnose" und „Therapie-Verschreibungen" gearbeitet wird.[65] Das Medium „Diagnose" sorgt für eine bessere Akzeptanz und festigt die Autorität der Ärzte im System. Das Medium „Diagnose" schafft es, den Codewert „krank" weiter zu spezifizieren und sorgt gleichzeitig für einen gewissen Arzt-Vorbehalt, da der Laie keine Diagnosen zu Krankheiten stellen und erst recht nicht eine entsprechende Therapie verordnen kann. Der Laie kann lediglich feststellen, dass sein Wohlbefinden eingeschränkt ist, und vermuten, dass der Grund dafür eine Krankheit ist. Diagnostizieren kann er es nicht. Die Krankheit wird erst durch die Diagnose des Arztes festgestellt.[66]

---

[61] Vgl.: Pelikan (2009), S. 40.

[62] Vgl.: Pelikan (2009), S 38, 40.

[63] Vgl.: Grasekamp (2017), S. 285, 302.

[64] Siehe: Grasekamp (2017), S. 306.

[65] Vgl.: Pelikan (2009), S. 39.

[66] Anmerkung: Welche Relevanz die ärztliche Diagnose der Krankheit hat zeigt sich vor allem bei den Krankenkassen und bei ärztlichen Attesten. Ärzte können durch ihre Diagnosen und die damit verbundene Krankheit Arbeitsunfähigkeiten und Arbeitseinschränkungen attestieren. Aufgrund dieser Atteste sind die Arbeitgeber aufgefordert, das Arbeitsumfeld entsprechend anzupassen oder den Arbeitnehmer freizustellen, wenn er krankgeschrieben ist. Genauso kann nur der Arzt Hilfsmittel verordnen, die einen Bezug zu einer bestimmten Diagnose haben. Diesen Einfluss auf andere Systeme hat sonst keine andere Berufsgruppe bzw. kein anderes Funktionssystem.

Als relevantes Gegenstück wird sowohl der Codewert „gesund" als auch „nicht-krank" definiert. Luhmann favorisiert den Begriff der Gesundheit, da auch die Ärzte die Gesundheit als Gegenstück zur Krankheit definieren und damit die Funktion des Systems der Krankenbehandlung die Herstellung von Gesundheit ist.[67] Durch den Gesundheitsbegriff[68] der WHO[69] wurde Gesundheit zu einem unerreichbaren Zustand, da es nicht mehr nur um das Fehlen von Krankheit geht. Die WHO definiert: „Gesundheit ist ein Zustand des vollkommenen physischen, geistigen und sozialen Wohlbefindens". Mit diesem unerfüllbaren Streben nach vollkommener Gesundheit chronifiziert die WHO die Gesellschaft und schafft damit eine ständige Zugangsmöglichkeit zum System der Krankenbehandlung für jeden. Der Wert Gesundheit bildet einen der wenigen Universalien innerhalb des menschlichen Wertedenkens, da es keine Gesellschaft auf der Welt gibt, in der nicht in irgendeiner Weise versucht wird, gegen Schädigung der Gesundheit anzu-gehen.[70] Daher ist es auch für die WHO so leicht, diesen Wert im Konsens mit allen Nationen als erstrebenswert zu deklarieren. Da den Ärzten in Europa seit Ende des 18. Jahrhunderts die Definitionsmacht über Krankheit und Gesundheit exklusiv übertragen wurde, ergibt sich dadurch ihre legitimierte Machtposition in den Krankenhäusern und in der Gesellschaft. Die ärztliche Profession ist seitdem in der Lage, das gesellschaftliche Problem der Krankheit weitgehend zu defi-nieren, und verwaltet mit einem staatlichen Auftrag die Grenze zwischen krank und gesund.[71] Durch den ständigen Zuwachs an Wissen in der medizinischen Versorgung bildet sich auch das Funktionssystem der Krankenbehandlung immer weiter aus, wodurch auch der Bedarf an entsprechender medizinischer (ärztli-cher) Versorgung immer weiter steigt. Die wachsende Komplexität des Wissens macht auch eine externe Aufsicht mittlerweile unmöglich und erlaubt den Ärz-ten, ihre Position weiter auszubauen. Dieser autopoietische Prozess sorgt für den Systemerhalt, der nur durch die Ärzte gesteuert wird. Damit haben die Ärzte im System der Krankenbehandlung eine Sonderstellung gegenüber allen anderen Gesundheitsberufen. Dazu gehört auch der Pflegeberuf, obwohl den Pflegenden zunächst ein ähnlicher Auftrag zugeschrieben wurde, indem sie sich in den Kran-kenhäusern um die Versorgung der Armen und Kranken kümmerten. Aufgrund eines fehlenden eigenen Codes bzw. sogar eines eigenen Funktionssystems sind diese nun abhängig von der Entscheidung des Medizinsystems und richten sich

---

[67] Vgl.: Grasekamp (2017), S. 304f.

[68] Vgl.: Satzung der WHO vom 15 September 2005.

[69] Weltgesundheitsorganisation.

[70] Vgl.: Rohde (1974), S. 28.

[71] Vgl.: Mohan (2019), S. 117.

auch an den ärztlichen Codes krank/gesund im Krankenhaus aus.[72] Vollständig passte die Ausrichtung aber nie in das Verständnis der Pflegenden, waren sie doch immer eher zur Salutogenese orientiert, wohingegen sich die Ärzte immer schon mit der Pathologie und der Nosologie beschäftigt hatten. Trotz dieser unterschiedlichen Ansätze haben es die Pflegenden in der Vergangenheit nicht geschafft, sich ausreichend selbstreferenziell von der Umwelt abzugrenzen und eine gewisse Autonomie zu entwickeln.[73] Auch im systemtheoretischen Diskurs wird der Krankenpflege noch kein eigenes Funktionssystem zugestanden. Vielmehr wird es noch als „semi-ausdifferenziertes professionalisiertes Sozialsystem mit Teilschnittmengen innerhalb des Gesundheitswesens oder als Subsystem eines elargierten Gesundheitssystems"[74] beschrieben. Mit dieser herausragenden Monopolstellung konnten die Ärzte ihren Einfluss nutzen, um das Krankenhaus und auch das gesamte Krankenbehandlungssystem etwa durch die Gründung von Standesvertretungen wie der Ärztekammer oder der kassenärztlichen Vereinigung auf ihre Bedürfnisse und zu ihrem Vorteil weiterzuentwickeln. Auch wenn sie mittlerweile recht umstritten sind und teilweise nur noch als Verwaltungsorgane wahrgenommen werden, gelten die beiden Superstrukturen immer noch als sehr machtvoll.[75] Vor allem können die Ärzte mit Hilfe dieser Strukturen weitgehend unkontrolliert die Verwendung der ökonomischen Ressourcen im System der Krankenbehandlung beeinflussen.[76] Mit dieser Definitionsmacht lassen sich auch die steigenden Ausgaben im Gesundheitswesen und die steigende Anzahl von Ärzten im Krankenhaus erklären.

Dennoch zeichnet sich in den letzten Jahrzehnten vor allem in der Krankenbehandlung in den Krankenhäusern eine Veränderung in der Systemlogik ab. Gab es in der Vergangenheit immer noch den Primaten der ärztlichen Zielsetzung, so kommt es immer mehr zu einer Ressourcenorientierung der ständig zu wenigen Mittel. Die professionelle Praxis ist nicht mehr Ausgangspunkt medizinischer und organisierter Behandlungsroutinen, sondern Resultat einer ökonomisierten Gesellschaftsorientierung.[77] Der Organisationswandel wurde durch die Reformen der Krankenhausvergütung ausgelöst.[78] Vor allem die Einführung der DRG-Systematik hat die Umweltorientierung (die Orientierung an den

---

[72] Vgl.: Schwab (2017), S. 39f.

[73] Vgl.: Schwab (2017), S. 31.

[74] Siehe: Pelikan (2009), S. 40.

[75] Vgl.: Ruebsam-Simon (2000), S. A 1206ff.

[76] Vgl.: Mohan (2019), S. 117.

[77] Siehe: Atzeni/ von Groddeck (2016), S. 70.

[78] Vgl.: Schottler (2020), S. 14f.

Körper) in der Krankenbehandlung noch weiter forciert und damit zu einem Auseinanderfallen der ärztlichen Zielsetzung geführt.[79] Dennoch hatte die Einführung dieser kapitalistischen Vermarktlichung im Gesundheitssystem nicht den erhofften Einspareffekt gehabt. Es entstanden nicht die gewünschte Rationalisierung von Abläufen und Reduktion von Liegetagen, sondern die Vermarktlichung führte zu einer Reduktion von nicht-ärztlichem Personal und einer Technisierung von Diagnostik und Therapie.[80] Damit zeigt sich, dass die Überführungen der Logik eines Funktionssystems (Wirtschaftssystem) in ein anders (Krankenbehandlungssystem) nicht so einfach zu den gewünschten Effekten führen. Die autopoetischen Effekte wurden offensichtlich unterschätzt. Dennoch zeigte die Einführung von marktwirtschaftlichen Logiken Effekte in der Kultur des Krankenhauses, die im Folgenden näher beschrieben werden.

2.2.2 Veränderung der gesellschaftlichen Umwelt zur Finanzierung der Krankenbehandlung

Wie die Aufarbeitung der Geschichte der Krankenhäuser gezeigt hat, war die Finanzierung der Krankenhäuser bereits seit Beginn der Expansion des Krankenhauswesens ein gesellschaftliches Thema. Der Diskurs beinhaltete vor allem die Frage nach der ausreichenden Finanzierung der Krankenhäuser und ob sich die Gesellschaft diese leisten kann. Mitte des 19. Jahrhunderts waren die Armen- und Gemeindekassen und die verschiedenen Formen der kollektiven Versicherungen (Krankenkassen) sowie zum Teil auch private Spenden[81] die Hauptfinanzierungsquellen.[82] Vor allem die Spenden sicherten vielerorts die Existenz, da die Krankenhäuser oft nicht kostendeckend durch die Kassen finanziert werden konnten. Somit war der Krankenhausbetrieb bereits früh mit knappen Finanzmitteln konfrontiert, was oft zu einer Rationierung führte. Um ein langfristiges Überleben der Einrichtungen zu sichern, galt es, neue Möglichkeiten der Finanzierung zu finden. So wurden zum Ende des 19. Jahrhunderts Angehörige aus der Mittel- und Oberschicht mit besonders ausgestatteten Zimmern in die Krankenhäuser gelockt, um mit den hohen Selbstzahlertarifen die Behandlung der Armen und

---

[79] Vgl.: Grasekamp (2017), S. 300.

[80] Vgl.: Grasekamp (2017), S. 237f, 300f.

[81] Anmerkung: Unter Spenden wurden nicht nur die Spenden von gutverdienenden Bürgerlichen verstanden, sondern auch die Unterstützung durch Kirchen oder der Amtsträger.

[82] Vgl.: Mohan (2019), S. 140.

Versicherten querzufinanzieren.[83] Auch heute gibt es noch das Angebot der Wahlleistungszimmer, das das gleiche Prinzip verfolgt.

Diese zusätzlichen Einnahmequellen reichten damals oft nicht aus und konnten damit die ständige Unterfinanzierung der Krankenhäuser nicht kompensieren. Damit drohte den Einrichtungen die Schließung. Daraufhin entstand zum Anfang des 20. Jahrhundert ein neuer gesellschaftlicher Diskurs zur Finanzierung der Krankenhäuser, bei dem es aber auch gleichzeitig um eine ausreichende Versorgung der Bevölkerung ging. War der Diskurs in der ersten Hälfte des Jahrhunderts noch davon überlagert, dass die Krankenhäuser im gesundheitlichen Interesse der Bevölkerung unbedingt erforderlich sind und damit die Kosten von der Gemeinschaft getragen werden müssten, so wurde nach Ende des 2. Weltkrieges eher darüber diskutiert, wie man die Kosten reduzieren kann.[84] Damit wandelte sich in der Mitte des 20. Jahrhunderts der gesellschaftliche Diskurs weg von einem planwirtschaftlichen Rationalisierungsdiskurs hin zu einem Ökonomisierungsdiskurs.[85] Zu dieser Zeit war der Bund für den Schutz der Krankenkassen, die die Behandlung der Patienten zahlten, verantwortlich und die Bundesländer für die Sicherstellung einer ausreichenden Krankenhausversorgung.[86] Diese Finanzierungsart führte zu einer extremen Unterfinanzierung, da sowohl die Länder als auch der Bund den Krankenhäusern nicht ausreichend finanzielle Mittel zur Verfügung stellten. Damit fehlte es an Investitionsmitteln für Infrastruktur und Personal. Erst mit dem Krankenhausfinanzierungsgesetz – KHG vom 29.06.1972 und einer vorhergehenden Grundgesetzänderung wurde versucht, diese Situation zu verbessern. So wurden in diesem Gesetz erstmals der staatliche Sicherstellungsauftrag, die staatliche Krankenhausplanung und die duale Finanzierung[87] formuliert. Diese Neuerungen wurden positiv aufgenommen, da sie die Finanzierung der Krankenhäuser verbessern und damit eine ausreichende Versorgung der Bevölkerung sicherstellen sollten. Das in dem Gesetz formulierte Selbstkostendeckungsprinzip hingegen wurde von Anfang an scharf kritisiert. Der

---

[83] Vgl.: Mohan (2019), S. 141.

[84] Vgl.: Mohan (2019), S. 141.

[85] Vgl.: Mohan (2019), S. 144.

[86] Vgl.: Simon (2016), S. 30.

[87] Anmerkung: Bei der dualen Finanzierung tragen die Krankenkassen die Betriebskosten und die Bundesländer sollen die erforderlichen Investitionen der Krankenhäuser übernehmen. Vor allem das Maß an Investitionsförderung wird bis heute durch die Bundesländer unterschiedlich geregelt. Diese unterschiedliche Regelung führt weiterhin zu einer Finanzierungslücke bei vielen Krankenhäusern und einer sehr unterschiedlichen Krankenhauslandschaft in den Bundesländern. Zur Schließung dieser Lücke werden derzeit Gelder aus den Betriebskosten abgezwackt und damit faktisch zweckentfremdet.

Hauptkritikpunkt war, dass die Krankenhäuser keinen Anreiz hätten, wirtschaftlich zu arbeiten und damit auch die Kosten nicht gesenkt werden könnten. Mit der Einführung des Krankenhaus-Neuordnungsgesetz – KHNG vom 20.12.1984 – veränderte sich dieser Sachverhalt, indem die Selbstkostendeckung abgeschafft und erstmals marktwirtschaftliche Logiken in die Finanzierung der Krankenhäuser eingeführt wurden. Mit diesem Gesetz zog sich der Bund komplett aus der Finanzierung heraus und die Finanzierung sollte erstmals prospektiv mit den Krankenkassen verhandelt werden. In den folgenden Jahren gab es eine Reihe von Gesetzen, die diese veränderte Finanzierungslogik weiter vorangetrieben. Schließlich wurde mit dem GKV-Gesundheitsreformgesetz vom 22.12.1999 die Einführung der DRGs beschlossen, die dann im Jahr 2005 als Regelvergütungssystem in den Krankenhäusern abschließend eingeführt wurden. An dieser Auflistung ist ein schrittweiser marktwirtschaftlicher Umbau als zentrale Entwicklungstendenz der Krankenhausfinanzierung erkennbar, die noch bis heute anhält und bei der die DRGs den wesentlichsten Beitrag geleistet haben.[88]

Gleichzeitig beschloss der Gesetzgeber mit seinem Gesetz zur Modernisierung der gesetzlichen Krankenversicherung (GKV-Modernisierungsgesetz) vom 14. November 2003, den Selbstverwaltungen im Gesundheitswesen mehr Kompetenzen in der Krankenversorgung zuzuschreiben, indem er den Gemeinsamen Bundesausschuss (G-BA) gründete. In diesem neuen Gremium waren vor allem die Krankenkassen, Ärzteverbände und die Krankenhäuser vertreten. Diese erhielten weitreichende Richtlinienkompetenzen in Bezug auf die medizinischen Leistungen in Praxen und Krankenhäusern. Die Beteiligung von Leistungserbringern und Krankenkassen bei der Entwicklung von Gesetzen war nicht neu, nur wurde sie durch den G-BA erstmals so klar festgelegt und mit eigenen Kompetenzen ausgestattet. Ziel der Politik war es, durch dieses korporatistische Modell eine frühzeitige Beteiligung der im Feld tätigen Protagonisten bei der konkreten Ausgestaltung von politischen Maßnahmen sicherzustellen, die Auswirkung der geplanten Maßnahmen besser abzuschätzen und die Interessenskonflikte abzumildern.[89] Damit wurde vor allem den Ärzten wieder ein Teil der Definitionsmacht in der Krankenbehandlung zurückgegeben, die im Rahmen der Ökonomisierung eingeschränkt worden war. Der Gesetzgeber, vertreten durch das Bundesministerium für Gesundheit, hielt sich aber per Gesetz offen, selbst Maßnahmen per Verordnungen zu erlassen und damit die Richtlinienkompetenz des G-BA zu umgehen. Dieser Eingriff gilt aber nur als letzter Ausweg, wenn die Selbstverwaltungen sich nicht selbst einigen oder eine Entscheidung treffen

---

[88] Vgl.: Simon (2016), S. 39f.

[89] Vgl.: Lange (2016), S. 51f.

können. Zuletzt ist dies bei der Definition der Personaluntergrenzen eingetreten. Dieses sehr mächtige Gremium der Selbstverwaltung fühlt sich durch diese Befugnis durchaus bedroht.[90] Mit dem Krankenhausstrukturgesetz – KHSG vom 10. Dezember 2015 – wurden die Anforderungen der Krankenhäuser im Rahmen der Qualitätsdimension noch einmal erweitert. Auch das 2015 gegründete IQTIG[91] wurde mit der Aufgabe betraut, dem G-BA wissenschaftlich und methodisch fundierte Entscheidungsgrundlagen für Maßnahmen der Qualitätssicherung zu liefern.[92] Das IQTIG soll dabei vor allem vorhandene Defizite aufdecken und die Behandlungen mithilfe von transparenten Qualitätsindikatoren zu verbessern. Mit diesen beiden Maßnahmen greift der Gesetzgeber weiter steuernd in die Krankenbehandlung ein, wobei er der Logik der marktwirtschaftlichen Steuerung treu bleibt.[93] Denn auch durch die Qualitätsmaßgaben kann eine Regulierung im Markt immer dann stattfinden, wenn die Qualitätsrichtlinien nicht durch eine Einrichtung erfüllt werden können und diese damit zukünftig diese Leistung nicht mehr erbringen darf. Diese Maßnahme wurde notwendig, da eine unausgesprochene Vermutung lauter wurde, dass die Krankenhäuser unter dem wirtschaftlichen Druck des DRG-Regimes unnötige Behandlungen durchführen würden bzw. die Patientenversorgung gefährdet sei.[94]

Mit der Pflegepersonaluntergrenzen-Verordnung vom 5. Oktober 2018 und mit dem Pflegepersonal-Stärkungsgesetz – PpSG vom 11.Dezember 2018 – griff der Gesetzgeber erneut steuernd in den Krankenhausbetrieb ein. Diese Steuerung wurde notwendig, da, die im Rahmen des DRG-Diktates die Pflegenden unter erheblichen Einsparungen leiden mussten. Die Anzahl der Pflegefachpersonen in der akutstationären Versorgung verringerte sich stetig, während in den Funktionsbereichen (OP, Endoskopie, Herzkatheter, etc.), also in den Bereichen, in denen abrechnungsrelevante Leistungen erbracht wurden, das Pflegefachpersonal zwingender Weise aufgebaut wurde. Hinzu kam ein immer lauter werdender Diskurs um die Arbeitsbedingungen und die Notwendigkeit von qualifizierten Pflegefachpersonen, um die Gesellschaft versorgen zu können. Mit der Verabschiedung der beiden Gesetze wollte der Gesetzgeber die Situation der Pflegenden vor allem auf

---

[90] Vgl.: Lange (2016), S. 52.

[91] Anmerkung: Das Institut für Qualitätssicherung und Transparenz im Gesundheitswesen wurde am 9. Januar 2015 durch den Gemeinsamen Bundesausschuss gegründet. Grundlage für die Gründung war das Gesetz zur Weiterentwicklung der Finanzstruktur und der Qualität in der gesetzlichen Krankenversicherung vom 24. Juli 2014.

[92] Vgl.: Bundesministerium für Gesundheit (2022).

[93] Vgl.: Lange (2016), S. 50.

[94] Vgl.: Lange (2016), S. 50.

den Pflegestationen im Krankenhaus verbessern – auf der einen Seite, indem verbindliche Mindestpersonalvorgaben gemacht werden (Personaluntergrenzen) und auf der anderen Seite durch eine vollständige und kostendeckende Refinanzierung der Personalkosten der Pflegenden am Bett. Diese neue Vergütungsform entspricht erstmals nicht mehr der Marktlogik, sondern folgt wieder dem Selbstkostendeckungsprinzip. Damit weicht der Gesetzgeber erstmals seit fast 50 Jahren von seinen marktwirtschaftlichen Prinzipien ab, was einen Paradigmenwechsel in der Krankenhausfinanzierung darstellt. Auch wenn mit dieser Finanzierungsregelung einige Unsicherheiten verbunden sind, so begrüßen die meisten Funktionäre der Selbstverwaltung diesen Schritt. Es bleibt abzuwarten, welche langfristigen Auswirkungen diese Umstrukturierung der Finanzierung auf das Krankenhaussystem hat. Eine erste Veränderung ist durch den Finanzierungsdiskurs jedoch schon zu erkennen. In den Krankenhäusern zeichnet sich eine Gewichtsverschiebung zwischen Medizin und Management ab, was zu einem Machtverlust der Ärzte führen kann.[95] Hinzu kommt das Kostendeckungsprinzip im Pflegedienst, was weitere Auswirkungen auf die Personalpolitik im Krankenhaus hat.

Die Marktwirtschaftlichkeit im Gesundheitswesen hat nicht nur Auswirkungen auf ihr Produkt, die Krankenbehandlung, sondern hat auch erhebliche Auswirkungen auf die Krankenhäuser selbst. Durch die Einführung der marktwirtschaftlichen Strukturen geraten die Einrichtungen unter erheblichem Druck. Aus verschiedenen Gründen schaffen es nicht alle Einrichtungen, effizient genug und damit kostendeckend zu arbeiten. Die dadurch entstehenden – teilweise erheblichen – Finanzierungslücken führten in den vergangenen Jahren zu Krankenhausschließungen und zu Fusionen. So sind in den letzten 30 Jahre knapp 20 % der Krankenhäuser geschlossen worden (Abbildung 2.1).

Jahresvergleich der Krankenhäuser				
Jahr	1991	2001	2011	2019
Anzahl Krankenhäuser	2411	2240	2045	1914

Abbildung 2.1 Entwicklung der Krankenhäuser in Deutschland. (Quelle: Eigene Darstellung)

Jedoch schließen nicht alle Einrichtungen, die ein negatives Betriebsergebnis ausweisen. In den vergangenen Jahren zeigt sich im Krankenhaussektor eine Privatisierungstendenz. Oft werden angeschlagene und wirtschaftlich schlecht

---

[95] Vgl.: Iseringhausen (2016), S. 106.

aufgestellte Einrichtungen durch private Träger aufgekauft und für einen marktwirtschaftlichen Wettbewerb wieder fit gemacht. Das dieses Konzept für die Gesellschafter und Aktionäre rentabel zu sein scheint, zeigt die stetig steigende Anzahl an privaten Krankenhausträgern. So stieg seit 1992 der Anteil der privaten Betreiber um knapp 22 %, während sowohl freigemeinnützige mit ca. 6 % als auch vor allem öffentliche Träger mit ca. 16 % ihren Marktanteil verloren haben.[96]

2.2.3 Der demographische Wandel und die Veränderungen im Krankheitspanorama

Neben des ständigen Bedarfs an Neuregelungen bei der Finanzierungsfrage und den Veränderungen in der Trägerstruktur gab es in der Vergangenheit immer eine Konstante im Krankenhaus. Die Ärzte konnten aufgrund ihrer Definitionsmacht über „krank" und „gesund" das Problem der Krankheit bearbeiten, indem sie Diagnosen stellten und Therapiepläne festlegten. In den letzten Jahren sind aber auch hier Veränderungen zu beobachten, die das System nachweislich irritieren und Veränderungen provozieren. Vor allem durch den demographischen Wandel ist ein Wandel des Krankheitspanoramas mit Chronifizierungen, Polymorbiditäten und Geriatrisierungen verbunden, der wiederum zu einer steigenden Hilfe- und Pflegebedürftigkeit führt.[97] Mittlerweile sind in Schwerpunktkrankenhäuser bis zu 70 % aller Patienten mit einer chronischen Erkrankungen dort in Behandlung.[98] Diese pflegesensitiven Erkrankungen und die Zunahme an Wissen im Bereich der bedarfsgerechten Versorgung führen dazu, dass der Pflegesektor eine immer höhere Priorität erhält, und damit auch die Strukturfrage in der Krankenbehandlung neu stellt.[99] Somit führen diese Veränderungen auch zu Veränderungen in der Behandlung dieser Personen. So zeigt vor allem die Versorgung von Menschen mit chronischen Erkrankungen wie beispielsweise einer Demenz deutlich, dass sie in dem Funktionssystem der Krankenbehandlung Probleme verursachen, weil sie nicht an den binären Code krank/gesund anschlussfähig sind. Zwar erhalten sie durch ihre Krankheit und eine entsprechend operationalisierte Diagnose einen Zugang zum Krankenbehandlungssystem, können aber nicht der Logik des Systems folgend gesund werden – sie bleiben krank. Damit sind die

[96] Vgl.: Statistisches Bundesamt (2021).
[97] Vgl.: Schulz-Nieswandt (2010), S. 85.
[98] Vgl.: Vetter (2005), S. 6
[99] Vgl.: Bauer (2011), S. 231f.

Ärzte gezwungen, die gewohnte Systemlogik anzupassen und das Therapieziel zu ändern. Es geht nicht mehr um die Heilung, sondern um die Verbesserung oder mindestens Erhaltung der Lebensqualität. Aufgrund dieser Tatsache lässt sich die Patientengruppe der Demenzkranken nur schwer ins Krankenhaus einbinden. Da der binäre Code krank/gesund an dieser Stelle nicht mehr funktioniert, kommt es zu einer fehlenden Anschlussfähigkeit im System der Krankenbehandlung. Dies zeigt sich u. a. dadurch, dass auch bei der Behandlung der chronischen Erkrankungen eine Art angepasste Akutmedizin dominiert, in der nur die Symptome behandelt werden, aber man sich nicht zwingend mit der Diagnose der Ursache befasst.[100] Diese Anpassung an die gewohnte Akutmedizin ist der Versuch, die chronischen Erkrankungen in das Funktionssystem der Krankenbehandlung zu integrieren und damit eine Anschlussfähigkeit wiederherzustellen.

Die neuen Herausforderungen des Systems sind die Symptomlinderung, die Verbesserung oder die Erhaltung der Lebensqualität und nicht mehr die Heilung des Leidens. Hier sind es vor allem die habitualisierten Denkmodelle der Protagonisten in den Einrichtungen, die eine Anpassung erschweren, und nicht die ökonomischen Rahmenbedingungen.[101] Es bedarf einer neuen Systemlogik. Beide Professionen, Ärzte und Pflegende, müssen zur Anpassung des Systems eine offenere Haltung gegenüber der neuen Aufgabe, aber vor allem der anderen Profession gegenüber entwickeln, um das System nachhaltig verändern zu können.[102] Die große Herausforderung wird dabei sein, dass der Arzt als Experte seine unangefochtene Position aufgibt, um damit vielfältigere und differenziertere Modelle der Krankenversorgung zu ermöglichen.[103]

Doch nicht alle chronischen Erkrankungen verursachen die gleiche Akzeptanz und Anschlussprobleme im System der Krankenbehandlung. So zeigt sich, dass der Code krank/gesund bei manchen Diagnosen weiterhin funktioniert, und das unabhängig vom erhöhten Bedarf an pflegerischer Versorgungsleistung. Hierzu zählen Erkrankungen wie bspw. Diabetes mellitus, Tumorerkrankungen oder Autoimmunerkrankungen. Diese Erkrankungen lassen sich weiterhin in das Krankenhaussystem und seinen Abläufen einbinden, da die Patienten weiterhin eine Compliance zur Mitwirkung zeigen. Zusätzlich passen die Erkrankungen zum Habitus des Mediziners, der gegen die Erkrankungen kämpfen kann und zumindest die entfernte Möglichkeit sieht, diesen Kampf zu gewinnen, auch wenn es

---

[100] Vgl.: Baust (2015), S. A672.

[101] Vgl.: Schulz-Nieswandt (2010), S. 61.

[102] Vgl.: Schulz-Nieswandt (2010), S. 192.

[103] Vgl.: Schmitz / Berchtold (2016), S. 88.

manchmal nur kleine Schritte zum Sieg sind. Doch die Demenz ist eine Erkrankung, die dieser Logik nicht entspricht. So berichten verschiedene Autoren, dass die Krankenhäuser nicht ausreichend auf die Behandlung von Demenzkranken eingestellt sind und dies zu erheblichen Problemen führt.[104] Alle Strukturen, Prozesse und Berufsgruppen sind nicht auf die Behandlung von Menschen mit einer Demenz ausgelegt, was zu Störungen bei der Versorgung führt. Zwar lassen sich Demenzkranke mit ihrem Bedürfnis nach Individualität und Entschleunigung nicht leicht in das prozessoptimierte System Krankenhaus, in dem der Patient den Behandlungsablauf mitgestalten muss, integrieren.[105] Dennoch hätte allein die Prävalenz in den Krankenhäusern mindestens aus medizinischer Sicht bereits zu einer stärkeren Orientierung in diese Richtung führen müssen, was nicht nur mit den ökonomischen Rahmenbedingungen erklärt werden kann. Der Vollständigkeit halber sei aber erwähnt, dass es in den letzten Jahren schon eine positive Entwicklung in dem Bereich der hochaltrigen Versorgung gibt, die aber bei weitem nicht ausreichend ist.

Als Indikator für die Entwicklung kann die Anzahl der zertifizierten Geriatrien[106] in Deutschland genommen werden, die durch den Bundesverband Geriatrie ausgezeichnet werden (Abbildung 2.2).[107]

Qualitätssiegel Geriatrie herausgegeben durch den BV Geriatrie			
Jahr	2007	2012	2017
Anzahl Krankenhäuser	14	70	130

Abbildung 2.2 Entwicklung der geriatrischen Fachabteilungen. (Quelle: Eigene Darstellung)

Vor allem die deutliche Zunahme der Zertifizierungen von 2012 bis 2017 zeigt, dass die Einrichtung einer geriatrischen Fachabteilung in den Krankenhäusern offensichtlich an Relevanz gewinnt, wobei der Anteil der zertifizierten Geriatrien an der Gesamtmenge aller Krankenhäuser weit unter 10 % liegt. Betrachtet

---

[104] Vgl.: Hofmann et al. (2014), S. 136; Mohr (2021), S. 10; Büter/ Marquart (2019), S. 25; Löhr/ Meißnest/ Volmar (2019), S. 27.

[105] Vgl.: Wolke et al. (2015), S. 23f.

[106] Anmerkung: Als Geriatrie werden Fachabteilungen in Krankenhäusern bezeichnet, die ihren Schwerpunkt auf die Erkrankungen des älteren Patienten (über 65 Jahre) gelegt haben. Umgangssprachlich wird der Bereich auch Altersmedizin genannt.

[107] Vgl.: Bundesverband Geriatrie (2017).

man den Altersdurchschnitt der Patienten in den letzten Jahren, kann dies nicht bedarfsdeckend sein, da der Anteil der über 65-Jährigen bald 50 % aller Patienten ausmacht.

2.3   Resümee

Das Krankenhaus hat seit vielen Jahrhunderten eine zentrale Stellung in der deutschen Gesellschaft. Auch wenn es in der Vergangenheit viele Formen von institutioneller Krankenversorgung gab, so entstand das uns heute bekannte Krankenhaus ca. 400 Jahre nach Christus als Einrichtung zur Fremden- und Armenfürsorge nach christlichem Vorbild. Hatten die Krankenhäuser zu dieser Zeit noch eher einen pflegerischen Schwerpunkt, so transformierten sie sich mit Einzug der Ärzte am Ende des 18. und zu Anfang des 19. Jahrhunderts zu medizinischen Zentren der Krankenbehandlung. So entwickelte sich das besondere Merkmal der professionellen Organisation Krankenhaus heraus sowie die Zentralität der ärztlichen Profession.[108] Maßgeblich für den Wandlungseffekt und den Erfolg der Ärzte im Krankenhaus war die Orientierung der Medizin an den Naturwissenschaften und die Entwicklung des Zentralwerts der Gesundheit in der Gesellschaft. Mit dieser Abkehr von der Philosophie fand gleichzeitig auch eine Abkehr vom Individuum und eine Orientierung hin zum Krankheitssystem statt. Durch diesen veränderten Ansatz begannen die Ärzte die Krankheiten zu systematisieren, was auch zu einem erheblichen Effektivitätsgewinn in der Krankenbehandlung führte. Im Rahmen der funktionalen Differenzierung in der Gesellschaft entwickelte sich das Funktionssystem Krankenbehandlung heraus, bei dem den Ärzten die Definitionsmacht über Krankheit und Gesundheit übertragen wurden. Dabei nutzte das System den Code krank/gesund, der durch die Ärzte mit dem Medium Diagnose und Therapie operationalisiert wurde. Um das System geschlossen zu halten und alle anderen Berufe im Funktionssystem zu unterwerfen, war es nur den Ärzten erlaubt, Diagnosen zu stellen und Therapien zu verordnen. Die anderen Berufsgruppen mussten sich auch an der Codierung krank/gesund orientieren und konnten keine eigene Codierung im System entwickeln. Auch der bedrohliche Diskurs über die Finanzierung der Krankenhäuser, der seit über 50 Jahren dazu führt, dass die Krankenhäuser immer mehr den marktwirtschaftlichen Regeln unterworfen werden, änderte an der Vormachtstellung der Ärzte nichts, gleichwohl sich die Kultur der Krankenhäuser

---

[108] Vgl.: Atzeni/ von Groddeck (2016), S. 68.

durch die Ökonomisierung heute spürbar geändert hat. Vor allem die Einführung des DRG-Systems, die zu weiteren Einsparungen im Krankenhaus führen sollte, sorgte für eine weitere Stabilisierung, da sich die Finanzierung komplett an medizinischen Diagnosen ausrichtete. Damit wurde die ärztliche Expertise noch relevanter im Krankenbehandlungssystem, was zu einem personellen Aufbau im ärztlichen Dienst und zu einem Personalabbau bei allen anderen Berufsgruppen führte. Beides sind die Ergebnisse von optimierten und technisierten Krankenhausprozessen, die zur Steigerung der Erlöse führen sollten. Vor allem den Pflegeberuf hat diese geänderte Finanzierung hart getroffen. Obwohl die Pflegenden doch immer Teil des primären Behandlungsprozesses gewesen waren, wurde gerade bei dieser Berufsgruppe am deutlichsten gespart und damit Stellen abgebaut. So haben die aktuellen Entwicklungen immer mehr die Vorstellung befördert, dass durch die Marktorientierung auch marktradikale Prinzipien im Krankenhaus Einzug erhalten haben und dass dies nicht nur zulasten der Mitarbeitenden, sondern auch zulasten der Patienten geschieht.[109] Vor allem der demographische Wandel mit den Veränderungen im Krankheitspanorama zeigt in den letzten Jahren sehr deutlich, wie wertvoll die professionelle Pflege in der Krankenbehandlung ist und welchen Einfluss sie auf die Qualität der Krankenhausbehandlung hat. Denn die mit diesem Wandel einhergehende Veränderung des Krankheitsspektrums und der Patientenklientel geht vor allem ein steigender Bedarf an professioneller Pflege einher. Aus diesem Grund findet aktuell eine Wende im politischen Diskurs statt. Neben den grundsätzlichen marktwirtschaftlichen Finanzierungsmodellen soll die Krankenhauspflege am Patientenbett nicht mehr als Sparmaßnahme genutzt werden. Um dies zu erreichen, wurden in den letzten Jahren einige Gesetze verabschiedet, die die Finanzierung dieser Berufsgruppe ändern und damit auch die Versorgungsqualität der Patienten verbessern sollen. Einen erheblichen Effekt hatte dabei die Ausgliederung des Pflegebudgets mit der Wiedereinführung des Kostendeckungsprinzips und die Einführung der Mindestpersonalvorgaben für bettenführende Bereiche in Form von Personaluntergrenzen.

Neben dem wachsenden Bedarf an pflegerischer Leistung im Krankenhaus steigt bei Patienten mit chronischen Erkrankungen auch der Bedarf an Beziehungsarbeit. Die Medizin versucht diesen Bedarf mit Konzepten wie Patientenorientierung oder shared decision making zu kompensieren.[110] Doch gerade die aktuellen medizintechnischen Entwicklungen und die in der Vergangenheit erfolgte Abkehr vom Individuum, lassen den Patienten immer wieder aus dem

---

[109] Vgl.: Bär/ Pohlmann (2016), S. 229f.

[110] Vgl.: Schmitz /Berchtold (2016), S. 95.

Fokus geraten.[111] Auch hier könnten vor allem die Pflegenden eine führende Rolle im therapeutischen Team übernehmen.

Die Veränderung im Krankheitsspektrum der Gesellschaft dauert nun schon seit mehr als 100 Jahren an und ist vor allem dem Erfolg bei der Bekämpfung der Infektionskrankheiten zuzuschreiben.[112] Durch diesen medizinischen Erfolg wird die Gesellschaft deutlich älter, was wieder zu einem neuen Krankheitsspektrum führt. Dabei dominieren immer mehr die chronischen Erkrankungen, die vor allem im höheren Alter entstehen, wie beispielsweise Diabetes mellitus Typ 2, verschiedene Tumorerkrankungen und die Demenz. Alle chronischen Erkrankungen führen zu mehrfachen und wiederholenden Krankenhausaufenthalten und einem erhöhtem Pflegeaufwand während der stationären Behandlungen. Diese beiden Tatsachen führen bei den Medizinern zu einer schlechteren Akzeptanz. Besonders deutlich zeigt sich die Problematik der Akzeptanz der chronischen Erkrankungen bei der Versorgung von Menschen mit einer Demenz. Eigentlich herrscht ein evidenzbasiertes Wissen darüber, dass knapp 40 % der über 65-Jährigen im Krankenhaus ein kognitives Defizit aufweisen und dass diese Patienten einen besonderen individuellen Behandlungsbedarf haben sowie der Krankenhausaufenthalt möglichst kurzgehalten werden sollte.[113] Doch trotz der offensichtlichen Vorteile für den Patienten und für die Sozialkassen finden entsprechende Versorgungskonzepte fast keinen Anklang in der Krankenhauslandschaft. Als Begründung für die fehlende Umsetzung von demenzfreundlichen Konzepten werden oft fehlende finanzielle Anreize angegeben. Dies ist auch der Grund, weshalb die Nebendiagnose Demenz nur selten im DRG-System codiert wird und es damit auch keine validen Zahlen über die Häufigkeit in deutschen Krankenhäusern gibt. Mit dem Wissen, dass sich eine demenzorientierte Versorgung positiv auf den betroffenen Patienten auswirkt und mindestens keine wirtschaftlichen Nachteile bringt, bzw. in Teilen sogar wirtschaftliche Vorteile, scheint die finanzielle Perspektive nicht der hauptsächliche Grund für die fehlende Akzeptanz im Krankenbehandlungssystem zu sein.

Der Blick auf den Programmcode des Funktionssystems der Krankenbehandlung kann ein erstes Gefühl dafür geben, warum die Behandlung von chronisch Kranken nicht anschlussfähig ist und damit als störend[114] von allen Protagonisten wahrgenommen wird. So wurde weiter oben bereits erläutert, dass der Programmcode „krank/gesund" bei der Versorgung von chronisch Erkrankten

---

[111] Vgl.: Schmitz /Berchtold (2016), S. 95.

[112] Vgl.: Robert Koch-Institut (2015),S. 439.

[113] Vgl.: Löhr/ Meißnest/ Volmar (2019), S. 27ff.

[114] Vgl.: Schulz-Nieswandt/ Köstler/ Mann (2021), S.

nicht mehr funktionieren kann. Der Grund dafür ist, dass der Weg aus dem Funktionssystem nicht mehr über den Codewert „gesund" stattfinden wird. Dadurch wird die Demenz als Störfaktor im Funktionssystem wahrgenommen und bewirkt erhebliche Irritationen. Die Kompensationsmechanismen über die Behandlung von Symptomen funktionieren immer nur kurzfristig. Es bedarf eines Change-Prozesses des kulturellen Codes im Funktionssystem der Krankenbehandlung oder sogar der Entwicklung eines weiteren Codes, der sich neben dem Code „krank/gesund" mehr an den chronischen Erkrankungen und dem Bedarf an Erhalt der Lebensqualität orientiert.

Dass dies funktionieren kann und sich die Krankenbehandlungssysteme verändern können, zeigen bereits erste Einrichtungen. Die sog. demenzsensiblen Krankenhäuser haben es dabei geschafft, ein berufsgruppenübergreifendes Denken und Handeln zu implementieren. Sie haben damit den Fokus nicht mehr auf berufsspezifisches Interesse gelegt, sondern auf Multiprofessionalität.[115] Die Veränderungen bedürfen aber eines neuen Verständnisses von Krankenbehandlung und vor allem eines neuen Verständnisses der Arbeitsteilung im Krankenhaus. Eine neue Arbeitsteilung bedeutet dabei konkret eine Erweiterung des Behandlungsteams vor allem um die Perspektive der Pflegefachpersonen, da bei der Versorgung der Demenzkranken – sowie bei allen anderen chronischen Krankheiten auch – die pflegerische Versorgung einen großen Teil einnimmt. Damit steht das Krankenhaus an einem neuen Phasenübergang, bei dem die Ärzte ihren unangefochtenen Platz als Experten verlieren und neue vielfältigere Modelle notwendig werden.[116]

Doch genau an dieser Stelle entstehen neue Konflikte in der Organisation der Krankenbehandlung. Das gesamte System der Krankenbehandlung hat sich über die letzten Jahrzehnte zu einem zentralisierten Medizinsystem entwickelt, in dem die Ärzte durch verschiedene Maßnahmen ihren Machterhalt erfolgreich verteidigt haben. Aus diesem Grund scheint es sehr schwierig, das System dahingehend zu ändern, dass die habitualisierten Machtansprüche der Mediziner zugunsten der Pflegenden oder anderer Protagonisten im System aufgeweicht werden. Bei diesem Kampf um den Machtanspruch geht es nicht nur um die objektive Verteilung von Tätigkeiten und Verantwortlichkeiten im Behandlungsprozess, vielmehr geht es um den projizierten Kampf zwischen den Geschlechtern und deren vermeintlichem Arbeitsvermögen sowie die Frage, ob die Pflege mit ihrer „Mütterlichkeit" als eigene Profession im Funktionssystem agieren darf und ob sich die pflegerische Arbeitsleistung überhaupt als Profession bezeichnen darf. Befeuert wird

---

[115] Vgl.: Spannhorst (2019), S. 60.
[116] Vgl.: Schmitz/ Berchtold (2016), S. 88.

dieser organisationale Umbruch noch durch den aktuellen gesellschaftlichen Diskurs um mehr Gleichberechtigung der Frauen im Berufsleben und das damit verbundene Vordringen der Frauen in männliche Berufe. Um sich der Problemstellung im Gesundheitswesen zu nähern, wird im folgenden Kapitel auf den theoretischen Rahmen der Professionalisierung bzw. der professionellen Tätigkeit eingegangen.

Einführung in die Professionstheorie – Ein Überblick

3

„Die Profession ist der Inbegriff für einen prädisponierten Expertenberuf in unserer Gesellschaft." So oder zumindest so ähnlich ist das gesellschaftliche Alltagsverständnis von Profession in Deutschland. Ursprünglich kommt das Wort Profession aus dem lateinischen („professio") und wird mit öffentlich angemeldetem Gewerbe, Geschäft, Beruf, Kunst übersetzt. Diese Übersetzungen lassen erkennen, dass „Profession" etwas mit einer erwerbsmäßigen bzw. beruflichen Tätigkeit zu tun hat. Dies allein zeigt jedoch an sich noch keinen Sonderstatus dieser ausgeübten Tätigkeit gegenüber anderen Tätigkeiten auf und könnte so das Alltagsverständnis von Professionen erklären. Es wird einzig erkennbar, dass diese Tätigkeit öffentlich angemeldet ist, was darauf schließen lässt, dass diese bestimmte Tätigkeit nur ausgeübt werden kann, wenn sie einer öffentlichen Stelle gemeldet wird. Solche Anmeldungen waren meistens an bestimmte Regularien geknüpft, die erfüllt werden mussten. Damit wurden Zugangsbeschränkungen geschaffen, die ggf. nur schwierig oder nur durch bestimmte Bevölkerungsgruppen zu erreichen waren. So wurde eine Selektion bewirkt, die zu einer ersten Hierarchisierung der Berufe führte.

So wie der Begriff Profession heute verwendet wird, stammt er aus dem anglo-amerikanischen Raum und ist Teil eines sozialwissenschaftlichen Diskurses um die Definition des Begriffes selbst. Er hat darüber hinaus für das Leben in unserer Gesellschaft eine wichtige Bedeutung.[1] Diese Bedeutung drückt sich meistens in Ansehen und (Vor-)Machtstellung im sozialen Alltag aus. Howard Becker rückt

---

[1] Vgl.: Arnold (2008), S. 34; Ehlert (2010), S. 48

die kulturelle Dimension („folk concept") des Professionskonzepts in den Vordergrund.[2] Was Professionen tun, wird ihm zufolge als moralisch erstrebenswerte Arbeit dargestellt.[3]

Wenn im Alltag der Begriff Professionalität, vor allem das Adjektiv „professionell" genutzt wird, hat dies regelhaft zwei Bedeutungen, die nicht spezifisch voneinander abgegrenzt werden. Einerseits wird damit die Ausübung einer Tätigkeit betont. So wird vor allem beim Sport der Profi, der mit seiner Sportart (z. B. Fußball) seinen Lebensunterhalt verdient, vom Amateur, der die Tätigkeit nur in seiner Freizeit ausübt, unterschieden. In dieser Verwendung spielt der Aspekt des dauerhaften Gelderwerbs bei der Ausübung einer Tätigkeit eine bedeutende Rolle, wobei die Qualität der individuellen Leistung keine Berücksichtigung findet.[4]

Andererseits wird mit dem Zusatz „professionell" eine bestimmte Leistung oder ein Handeln bezeichnet. So lässt z. B. die Bezeichnung professioneller Maler erkennen, dass die Person ihr Metier beherrscht, und betont dabei deren Qualifikation bzw. Ausbildung, die das fachmännische Ausführen einer Tätigkeit erkennen lässt. Durch die explizite Erwähnung der Professionalität erlebt die individuelle Leistung bzw. die (berufliche) Tätigkeit eine besondere Aufwertung, die einem großem Lob gleichkommt. Im direkten Gegensatz dazu steht die dilettantische oder unprofessionelle Ausführung einer Aufgabe, was einer vernichtenden Kritik gleichkommt.

Das Etikett „Professionalität" wird damit zu einer Art Ehrenabzeichen, das man durch andere Personen verliehen bekommt. Es entwickelt sich so in der alltagssprachlichen Definition zu einem gekonnten Umgang mit spezifischen Problemen und einem Verweis auf eine besondere Qualität des Handelns.[5] Trotz der hohen Bedeutsamkeit in der Gesellschaft und der damit verbundenen Wertschätzung zeigt sich der Begriff umgangssprachlich diffus und unbestimmt und lässt keine spezifischen Merkmale erkennen. Die Qualität wird nicht konkretisiert. Vor allem im Krankenhaus wird der Begriff der Professionalität von den Berufsgruppen unterschiedlich mit Inhalt gefüllt, jedoch gilt auch hier vor allem die gute Qualität von Strukturen, Prozessen und Ergebnissen als wichtiges allgemeingültiges Kriterium.[6] Da der Status Profession mit einigen Vorteilen verbunden ist, streben die Akteure jedes Tätigkeitsfelds die eigene Professionalisierung an.[7]

---

[2] Siehe: Arnold (2008), S. 36

[3] Siehe: Arnold (2008), S. 36

[4] Vgl.: Pfadenhauer (2005), S. 11

[5] Vgl.: Pfadenhauer (2005), S. 11; Wehner (2010), S. 30 f; Greving (2011), S. 18

[6] Vgl.: Spannhorst (2019), S. 62 f.

[7] Vgl.: Kalkowski/ Paul (2011), 37 f.

Das sozialwissenschaftliche Interesse an „professions" erwächst in den 1930er in den USA.[8] Der seitdem geführte professionssoziologische Diskurs versucht mit Hilfe verschiedener Theorien das Verständnis von Professionen zu spezifizieren und damit auch die gesellschaftliche Bedeutung zu konkretisieren. Die folgenden Ausführungen beziehen sich damit nicht auf das Alltagsverständnis von Profession, sondern auf den Diskurs, in dem es um Verselbstständigung von Berufen und dem Standesberuf geht. Es gilt zu klären, warum der Begriff Profession oder professionell gesellschaftlich so positiv besetzt ist. Dabei spielt vor allem eine Rolle, warum einige Berufe im gesellschaftlichen Zusammenleben besonders hervorgehoben wurden und den Titel der Profession erhielten. Daher ist es das Ziel dieses Kapitels, die unterschiedlichen Konzepte der Professionalisierung zu beleuchten und die verschiedenen Zugänge zum Thema zu erfassen. Dabei werden mögliche Parallelen bzw. Schnittstellen herausgearbeitet. An geeigneter Stelle wird dabei auch direkt der Bezug zu den beiden Berufsgruppen Arzt und Pflege hergestellt. Neben verschiedenen Professionstheorien rücken vor allem die Bedeutung des soziologischen Geschlechts und die Habitustheorie von Bourdieu in den Fokus. Konkretisiert wird das Konzept durch den Blick auf den professionellen Habitus.

3.1 Ein erster professionstheoretischer Ansatz – der merkmalsorientierte Ansatz

Professionssoziologisch hat sich das Verständnis von Professionen über die Jahrzehnte gewandelt, wobei gleichzeitig verschiedene Ansätze zur Interpretation entwickelt wurden. Die Professionstheorien verstehen sich als theoretische Fokusse, die aus unterschiedlichen Perspektiven versuchen, die beruflichen Merkmale und Eigenheiten dieser besonderen Berufe zu beschreiben und ihr Handeln zu verstehen.[9] Hartmann beschreibt die Profession als eine klassische Steigerungsform in der qualifizierten Erwerbsarbeit, die mit der Arbeit beginnt, sich über den Beruf steigert und in der Profession mündet.[10] Mit dieser Theorie stehen Berufe in einer Hierarchie zueinander, wobei die Profession die höchste Stufe unter den Berufen einnimmt. Dabei hat die Zuschreibung einer Profession immer einen bewertenden Charakter, der auch eine statuspolitische Bewertung erhält und

---

[8] Siehe: Wehner (2010), S. 29

[9] Vgl.: Greving (2011), S. 11

[10] Vgl.: Wehner (2010), S. 29

dabei andere Berufe abwertet.[11] Unterschieden werden die verschiedenen Arten der Erwerbsarbeiten durch bestimmte Merkmale, die vor allem den Professionen zugeschrieben werden. Diese Art der Professionsbeschreibung war eine der ersten Theorien der Professionssoziologie. Auch wenn dieser rein merkmalsorientierte Ansatz lange Zeit prominent war, so findet er heute immer weniger Beachtung. Bei diesem Ansatz werden den Professionen bestimmte Attribute zugeschrieben, die jeder Beruf erreichen muss, um eine richtige Profession sein zu können und damit den entsprechenden Statusgewinn zu erlangen.[12]

Dazu gehören folgende Merkmale:[13]

– Eine relative Handlungsautonomie / Berufsautonomie, die eine Entscheidungsfreiheit in der Ausübung der Tätigkeit bedeutet und unabhängig von fachfremden Weisungen arbeitet. Es herrscht also nur eine kollegiale Selbstkontrolle.
– Die Organisation in einem selbstverwaltenden Berufsverband (z. B. der Ärztekammer), die zentrale Fragen der Profession und das Prüfungsverfahren zur Zulassung regelt.
– Eine spezifische kodifizierte Berufsethik / ethische Standards.
– Eine abgegrenzte Kompetenzdomäne, die eine herausragende Bedeutung für die Gesellschaft hat.
– Die Gemeinwohlorientierung bzw. die Leistung von altruistischen Diensten.
– Betreuung von Aufgaben mit hoher Wichtigkeit für die Gesellschaft.
– Selbständiges Handeln aufgrund von systematisiertem Spezial- und Fachwissen bzw. spezieller Expertise.
– Der Gebrauch einer eigenen Fachsprache.
– Fortlaufende Spezialisierung durch Fort- und Weiterbildung während der Berufsausübung.
– Fundierung des Wissens durch Forschung.
– Anspruchsvolle einheitlich akademische Ausbildung, die zur kritischen Rezeption und eigenständigen Anwendung von wissenschaftlichem Wissen und Erarbeitung eigener Erkenntnisse befähigt. Handlungskompetenzen werden durch Training und Anleitung im Berufsfeld erworben.

---

[11] Vgl.: Wehner (2010), S. 30
[12] Vgl.: Wehner (2010), S. 30 ff; Arnold (2008), S. 34
[13] Vgl.: Wehner (2010), S. 34; Arnold (2008), S. 34; Wagner (2010), S. 25; Heiner (2004), S. 15; Knoll (2010), S. 89; Schnieders (1994), S. 25; Combe / Helsper (1996), S. 9

– Eine bessere Bezahlung.

Dieser rein merkmalorientierte Ansatz ist in der heutigen Zeit eher umstritten und wird daher nur in Anteilen genutzt.[14] Unter anderem wird an dem
Ansatz kritisiert, dass er nur am Beispiel der klassischen (stolzen)[15] Professionen
Medizin, Jurisprudenz und Theologie entwickelt wurde und nicht die komplexe
gesellschaftliche Dimension berücksichtigt.[16] So wird bei diesem Ansatz nicht
der Prozess der Professionalisierung berücksichtigt, sondern man geht von der
Annahme aus, dass die Professionen selbst die Initiatoren der Professionalisierung waren.[17] Auch das Thema der Interdisziplinarität, die immer mehr auch im
professionellen Setting gefordert ist, lässt die Theorie der stolzen Professionen an
ihre Grenzen geraten.[18] Eine unterstützungsbedürftige Profession kann es nämlich dem Verständnis der merkmalsorientierten Theorie nach nicht geben. Die
stolzen Professionen sind allwissend – also die Experten in ihrem Feld – und ein
Experte braucht keine Kooperation.

Dies führte dazu, dass es anderen Berufen faktisch unmöglich war, den Status
einer Profession zu erreichen, da es die klassischen Professionen zu verhindern
wussten, dass die Attribute durch andere Berufe erreicht wurden. Dabei haben die
drei Professionen einen völlig autonomen Handlungsbereich etabliert, der auch
nicht mehr von außen kontrolliert werden konnte und damit die Unabhängigkeit noch weiter festigte.[19] Den stolzen Professionen war die Abgrenzung zu
anderen Berufen so wichtig, dass sie ergänzend zu ihren definierenden Merkmalen und der lateinischen Sprache noch andere Symbole zur Abgrenzung nutzten
und sich damit nach innen und nach außen zu erkennen gaben. Dazu gehören z. B. die Kleidungen wie der Arztkittel, der Talar und die Robe sowie
Gebäude wie Krankenhäuser, Kirchen und Gerichte. Besonders in den Einrichtungen vollzieht sich die Hierarchisierung der Professionen zu den anderen Berufen,
da die Professionen in allen drei Organisationen die jeweilige Definitionsmacht
über die Organisation besitzen. Teile dieser Merkmale werden zwar heutzutage

---

[14] Vgl.: Weidner (2004), S. 49

[15] Anmerkung: Teilweise findet man in der Literatur den Begriff der stolzen Professionen.
Der Zusatz „stolz" bezieht sich nur auf die ersten drei Professionen, Medizin, Jurisprudenz
und Theologie.

[16] Vgl.: Heiner (2004), S. 16; Knoll (2010), S. 90

[17] Vgl.: Combe/ Helsper (1996), S. 10

[18] Vgl.: Knoll (2010), S. 163

[19] Vgl.: Knoll (2010), S 158

noch genutzt, dienen aber mehr zur Ausgrenzung als zur Definierung bestimmter Berufsgruppen im Hinblick auf die Professionalisierung oder zur Ergänzung anderer theoretischer Professionsansätze. Vor allem die akademische Ausbildung, die herausragende Bedeutung für die Gesellschaft und die Gemeinwohlorientierung werden noch häufig als besonderes Merkmale zur Professionalisierung in der Literatur erwähnt und findet auch in anderen Theorien eine Anwendung.

3.2   Ansätze zur aktuellen Professionalisierungsdiskussion

Die professionssoziologische Diskussion der letzten 15 bis 20 Jahre bezieht sich nicht mehr allein (wie bereits weiter oben erwähnt) auf den merkmalsorientierten Ansatz, sondern auf verschiedene Theorien und stellt vor allem das Handeln bzw. die Beziehung der Menschen untereinander und die Expertise der Fachkräfte in den Vordergrund.[20] Aus diesem Grund wird in der aktuellen Diskussion häufiger der Begriff „professionelles Handeln" gewählt und nicht mehr der Begriff „Profession", da dieser dem neuen Verständnis der Professionssoziologie eher entspricht. Beim professionellen Handeln spielen die Kommunikation und die Interaktion zwischen Laien und Experten eine bedeutende Rolle. Dieser nimmt damit eine zentrale Rolle im Verständnis der Professionen ein. Dabei analysiert diese handlungsorientierte Perspektive, ob die angestrebten Resultate bei der Erledigung bestimmter Aufgaben erzielt wurden und dabei die beruflichen Standards berücksichtigt wurden.[21] So wird bei diesem Prozess ein hohes Maß an Wissensbasis und individuellem Fallverstehen beim Experten vorausgesetzt, damit er seine Aufgabe erfüllen kann. Im Fokus des Handelns und der Bearbeitung stehen dabei Probleme, die für die Individuen und die Gesellschaft von zentraler Bedeutung sind und nicht durch sie selbst gelöst werden können, sodass ein Spezialist konsultiert werden muss.[22] Dadurch wird der Kreis der möglichen professionell Handelnden eingeschränkt. Ausschlaggebend für die weitere Diskussion ist also das berufliche Handeln und die Problemlösungskompetenz der Professionsmitglieder und nicht mehr der gesellschaftliche Status des Berufes.[23] Die folgenden Modelle konzentrieren sich demnach auf die Analyse von

---

[20] Vgl.: Heiner (2004), S. 16
[21] Vgl.: Heiner (2004), S. 16
[22] Vgl.: Knoll (2010), S. 90
[23] Vgl.: Heiner (2004), S. 20

Kommunikations- und Interaktionsprozessen sowie die Absicht und die Strategien der Beteiligten und die Umsetzung der Prozesse. Kurz gesagt, es geht um die tatsächlichen Arbeitsvollzüge und deren Qualität.

Festzuhalten bleibt an dieser Stelle, dass es in der Debatte um die Professionsforschung keine einheitlichen, konsensfähigen Definitionen oder Begriffsbestimmungen von Professionen gibt. Das Verständnis der Profession ist immer abhängig von dem jeweils gewählten theoretischen Ansatz. Im Folgenden werden die gängigsten Theorien vorgestellt.

3.2.1 Der funktionalistische und machttheoretische Ansatz

Der derzeit häufig angewendete funktionalistische Ansatz geht davon aus, dass die Professionen ein Phänomen des Übergangs von der ständischen Gesellschaft des alten Europas zur funktional differenzierten Gesellschaft der Moderne sind und dabei gesellschaftlich zentrale Aufgaben übernommen haben, weshalb ihnen dafür gewisse Rechte und Pflichten zuerkannt wurden.[24] Basis für dieses Konzept ist der Erfolg der Berufe im Rahmen der Industrialisierung in der frühen Neuzeit. Demnach steht bei diesem Ansatz die Bedeutung eines bestimmten Berufes für die Gesellschaft im Vordergrund und lässt dadurch innerhalb der funktionalen Differenzierung Spezialisten für einen der gesellschaftlich wichtigen Bereiche entstehen.[25] Für diese besondere gesellschaftliche Aufgabe erhalten die etablierten Professionen im Gegenzug ein gesellschaftliches Ansehen und eine hohe Vergütung und sind weitestgehend autonom.[26] Durch diese gesellschaftliche Neuordnung war es erstmal möglich, im Rahmen der Berufswahl bestimmte soziale Attribute zu erreichen, die durch die ständische Gesellschaft nicht zu erreichen gewesen wären.[27] Einflussmöglichkeiten in der Gesellschaft ergeben sich dieser Theorie nach durch den ergriffenen Beruf und die Stellung dieses Berufs in der Gesellschaft und nicht mehr nach einem bestimmten Geburtsrecht.

Aus diesem funktionalistischen Ansatz wurde der machttheoretische Ansatz entwickelt, auf den im Folgenden näher eingegangen wird.[28] Nach Webers klassischem Machtverständnis geht es um eine repressive und negative Form

---

[24] Vgl.: Stichweh (2008), S. 330

[25] Vgl.: Knoll (2010), S. 90

[26] Vgl.: Knoll (2010), S. 91

[27] Vgl.: Stichweh (2008), S. 330

[28] Vgl.: Weidner (2004), S. 46

von Machtausübung.[29] Macht wird genutzt, um etwas gegen den Willen eines anderen durchzusetzen und beruht auf einem ungleichen Verhältnis zwischen Herrschendem und Untergebenden. Macht als Eigenschaft oder Gut wird in einem Individuum internalisiert.[30] Dieses Verständnis der Macht vernachlässigt aber die positiven und dialektischen Faktoren der Macht, welche in soziale Strukturen und Systemprozesse eingebunden sind.[31]

Foucault, der Macht weiterdenkt und damit von Bedeutung für das Professionsverständnis ist, versteht Macht als eine Technologie, die teilweise auch repressiv und negativ sein kann, aber überwiegend positive Effekte wie z. B. Wissen produziert.[32] Wissen und Macht sind für ihn sehr eng verbunden, da seiner Meinung nach jeder Punkt der Machtausübung gleichzeitig ein Ort der Wissensbildung ist und umgekehrt. Oder anders gesagt: Macht kann sich nicht ohne Wissen vollziehen. Das zeigt sich einmal bei der Anwendung von Machtstrukturen, wie z. B. der Überwachung. Des Weiteren erhalten all diejenigen, denen Macht von einer Gruppe oder Gesellschaft übertragen wurde, die Aufgabe, das Wissen, welches sie sammeln sollen, der Gruppe zur Verfügung zu stellen.[33] Aus diesem Grund ist das Wissen bzw. die intellektuelle Arbeit mit einer bestimmten Macht ausgestattet.

An dieser Stelle muss aber erwähnt werden, dass Macht – nach Foucaults Verständnis – nicht besessen werden kann. Die Macht wirkt vielmehr durch kleinste Elemente auf das ganze soziale System und trägt dabei in jedem Augenblick einen endlosen (Macht-)Kampf aus.[34] Macht wirkt sowohl auf als auch durch Handlungen, Gedanken, Gefühle, die Identität und den Körper.[35] Diese Machtverhältnisse bestimmen, dass jemand oder eine Klasse mehr Macht bekommt als andere, dies aber nicht an eine Person oder Klasse, geschweige denn an Reichtümer gebunden ist. Dabei bildet die Macht eine Basis für das soziale Leben und stabilisiert die Kräfteverhältnisse in ihrem permanenten Kampf um Hegemonie. Die Macht versteht sich damit vor allem durch Handlungen, aber auch durch einen gesellschaftlichen Diskurs.[36]

---

[29] Vgl.: Borchers (2004), S. 5
[30] Vgl.: Borchers (2004), S. 7
[31] Vgl.: Borchers (2004), S. 7
[32] Vgl.: Arnold (2008), S. 78; Foucault (2005), S. 221
[33] Siehe: Foucault (1976), S. 118 f.
[34] Siehe: Foucault (1976), S. 114 f.
[35] Siehe: Arnold (2008), S. 82
[36] Vgl.: Arnold (2008), S. 87

Hauptsächlich bezieht sich Foucault bei seinen Erläuterungen auf die durch ihn entwickelten Konzepte „Disziplinierungsmacht" und „Gouvernementalität", die im Folgenden kurz erläutert werden sollen.

– Gouvernementalität bezeichnet das individuelle oder kollektive Führen der Handlungsweisen anderer und versteht Macht als Führung.[37] Sie wirkt unterhalb von Zwang und Gewalt und ist eher auf die Bereitschaft der Systemkonformität der Individuen zurückzuführen. Die Gouvernementalität ist unabhängig von der Disziplinarmacht und stellt ein Netz dar, indem die Individuen andere und sich selbst regieren.[38] Dieser Machttyp findet sich in Organisationen genauso wie in den einzelnen Regelungssystemen wieder.

– Das Konzept der Disziplinierungsmacht hat keinesfalls die Aufgabe etwas zu verbieten. Vielmehr ist es das Ziel der Disziplinierungsmacht, die Produktivität und die Effizienz der Individuen zu steigern.[39] Für Foucault ist die Disziplinierungsmacht im Zusammenhang mit der Ökonomisierung der Prozesse und der damit verbundenen Arbeitsteilung entstanden und hat zur Aufgabe, die Lebenszeit in produktive Arbeitszeit zu verwandeln. Für ihn begleitet zukünftig der Diskurs des Normalen die Disziplinarmacht und verleiht all denjenigen, die diese Norm angeben und überwachen, Macht (Normalisierungsmacht).[40]

In diesem Zusammenhang beschreibt sein machttheoretischer Ansatz Professionen als eine Klasse, die innerhalb bestimmter Felder strategisch gesehen einen privilegierten Platz einnehmen und durch ihre Übermacht andere Berufe kontrollieren.[41] Durch die beeinflussten gesellschaftlichen Machtverhältnisse werden ihnen durch die übrigen Gesellschaftsmitglieder bestimmte Rechte wie die berufliche Autonomie zugesprochen, da die Gesellschaft auf sie angewiesen ist. Hierzu zählen aber auch, wie bereits oben beschrieben, Aufgaben wie die Wissensvermittlung oder das Anwenden des Wissens für die Bevölkerung. Solch eine funktionalistische Abgrenzung führt bei den Professionen zu einem Wissensvorsprung, der von außen nicht mehr kontrolliert werden kann und daher von innen (der eigenen Berufsgruppe) kontrolliert werden muss.[42] Dies führt zu einem

---

[37] Vgl.: Keller (2008), S. 90, Arnold (2008), S. 79

[38] Vgl.: Arnold (2008), S. 80

[39] Vgl.: Foucault (2005), S. 226

[40] Siehe: Foucault (1976), S. 123

[41] Siehe: Foucault (1976), S. 115

[42] Anmerkung: Die Aufgaben übernehmen Berufskammern oder der Staat, durch die Vergabe staatlicher Legitimationen nach Prüfungen.

Machtmonopol, welches besonders gut bei Medizinern zu beobachten ist. Denn die Ärzte haben es sehr gut geschafft, sich im Machtdiskurs gegenüber anderen Berufsgruppen abzugrenzen und durchzusetzen, sodass nur sie gewisse Aufgaben im Gesundheitswesen durchführen dürfen, auch wenn andere Gesundheitsberufe diese Aufgabe ggf. sogar besser durchführen könnten.[43]

Dieser Machtaufstieg ist auf die sich entwickelnde Normalisierungsgesellschaft zurückzuführen, da die Medizin die Wissenschaft vom Normalen und Pathologischen ist.[44] Die Ärzte bestimmen die Norm und kontrollieren im Namen der Medizin die Bevölkerung, was zu einem zentralisierten Wissen über die Menschen bzw. die Bevölkerung führt.[45] Dieses Machtmonopol kann teilweise so weit gehen, dass es auch Einfluss auf das gesamte Gesellschaftssystem hat. Auch der Geschlechterdiskurs ist solch ein gesellschaftlicher Machtdiskurs, der die Verhältnisse innerhalb der Gesellschaft produziert.[46]

Foucault hat auch einen eigenen Machtbegriff entwickelt: Panoptismus bzw. die panoptischen Institutionen. Er bezieht sich auf das Panoptikon[47], welches er als den Idealtyp einer Architektur, in der Machttechniken wirken, bezeichnet. Der Begriff des Panoptismus beschreibt die zunehmenden Überwachungs- und Kontrollmechanismen und die daraus resultierende soziale Konformität der Individuen, wie sie z. B. in Krankenhäusern oder Gefängnissen vorzufinden ist. Die Überwachung wird internalisiert und jeder wird damit zu seinem eigenen Überwacher. Macht wirkt hier sowohl auf als auch durch Handlungen, Gedanken, Gefühle, die Identität und den Körper der einzelnen Personen. Durch diese diskrete und unsichtbare Wirkungsweise entsteht eine direkte Beziehung zwischen Machtsteigerung und Produktivitätssteigerung. Diese Macht wird durch Professionen so genutzt, dass sie in den Institutionen absolute Entscheidungsfreiheiten haben.

3.2.2 Der strukturtheoretische Ansatz

Der strukturtheoretische Ansatz nach Ulrich Oevermann gründet sich ebenfalls auf einer funktional differenzierten Gesellschaft, geht aber detaillierter auf die

---

[43] Vgl.: Knoll (2010), S. 92; Wehner (2010), S. 36

[44] Vgl.: Foucault (1976), S. 120

[45] Vgl.: Foucault (1983), S. 82; Foucault (2011), S. 42 ff.

[46] Vgl.: Arnold (2008), S. 80

[47] Anmerkung: Das Panoptikon ist die Architektur eines Gebäudes, welches von dem Sozialphilosophen Jeremy Bentham im späten 18. Jahrhundert entwickelt wurde.

Strukturlogik des professionalisierten Handelns unter der spezifischen Bedingung pädagogischer Handlungspraxis ein. Dieser Ansatz bietet damit eine Möglichkeit, den Aushandlungsprozess in der Interaktion zwischen professionell Handelndem und Laien zu beschreiben.[48] Nach dem Verständnis von Oevermann bearbeiten die Professionen manifeste existenzielle Problemlagen bzw. Krisen der Menschen und vereinheitlichen dabei ihr wissenschaftliches Regelwissen mit dem hermeneutischen Fallverstehen. Der Professionelle entziffert dafür die Sinnstruktur der konkreten Interaktion auch über die Bedeutung des Berichteten hinaus.[49] Die zugrundeliegenden Probleme werden dabei durch den Professionellen nicht gelöst, sondern es werden auf der Basis fallbezogener Rekonstruktionen und Interpretationen Deutungs- und Lösungsangebote für die Lebenspraxis des Klienten erarbeitet und diese innerhalb des Arbeitsbündnisses umgesetzt.[50]

Diese „stellvertretende Krisenbewältigung"[51] der Professionen geschieht jeweils nur in einer autonomen Praxis der Klienten und kann in der Regel einem der drei von Oevermann definierten Problemfelder zugeordnet werden.[52] Diese Problemfelder sind:

- Die Aufrechterhaltung der psycho-soma-sozialen Integrität (z. B. Ärzte). Hierbei geht es um die Sicherstellung der gesellschaftlichen Teilhabe durch die Beschaffung therapeutischer Potentiale.[53]
- Die Aufrechterhaltung von Recht und Gerechtigkeit auf Grundlage geltender Gesetze (z. B. Juristen). Der Bedarf an professionellem Handeln ergibt sich durch das Bedürfnis der Gesellschaft nach Aufrechterhaltung und Gewährleistung von Recht und Gerechtigkeit.[54]
- Die methodisch explizite Überprüfung und Bearbeitung von Geltungsfragen (Wissenschaft). Hierbei geht es vor allem um die Bereiche Weltbild, Werte,

---

[48] Vgl.: Weidner (2004), S. 48

[49] Vgl.: Pietsch (2010), S. 6 f.

[50] Siehe: Pietsch (2010), S. 7

[51] Ulrich Oevermann nennt sein Konzept „stellvertretende Krisenbewältigung", weil es um die Bewältigung von Krisen anderer Personen geht.

[52] Vgl.: Mieg (2005), S. 345; Oevermann (2009), S. 120

[53] Vgl.: Schottler (2020), S. 330

[54] Vgl.: Schottler (2020), S. 330

Normen und Theorien, die für die Ausbildung von Professionen relevant sind.[55]

Dieser Logik folgend geht Oevermann von der These aus, dass alle Berufe, die eine stellvertretende Krisenbewältigung für einen Klienten auf Basis eines explizit generalisierten Regelwissens leisten und noch keiner Profession angehören, professionalisierungsbedürftig sind.[56]

Demnach wird professionalisiertes Handeln immer dort verlangt, wo ein Klient in seiner Lebenspraxis nicht mehr selbstständig mit seiner Krise fertig werden kann und deren Bewältigung an eine fremde Expertise delegiert werden muss.[57] Dabei zielt das professionelle Handeln stets auf die Wiederherstellung der Autonomie der Lebenspraxis des Adressaten ab und macht die Bewältigung von Ungewissheiten zum Angelpunkt.[58] Die Arzt-Patienten-Beziehung in der Therapie zur Wiederherstellung beschädigter Integrität ist für Oevermann ein exemplarischer Idealtyp des professionellen Handelns.[59]

Ergänzend zu der stellvertretenden Deutung nutzt Oevermann die objektive Hermeneutik zur Konversationsanalyse. Die objektive Hermeneutik ist eng mit seiner Sozialisationstheorie verknüpft und soll auf rekonstruktive Weise das professionelle Handeln erklären.[60] Diese Methodologie soll Techniken und Methoden zur Verfügung stellen, um noch wenig bekannte operierende Gesetzmäßigkeiten aufzudecken.[61] Dieser Ansatz birgt die Gefahr, den Deutungsprozess nur auf die Dualität zwischen Professionellen und Klienten zu reduzieren und damit den spezifischen Kontext zu vernachlässigen.[62]

3.2.3 Der inszenierungstheoretische Ansatz

Der inszenierungstheoretische Ansatz gründet sich in seiner Logik auf eine konstruktivistische Sichtweise. Er beschreibt, dass im Zusammenleben jeder Einzelne eine Rolle spielt und jede Rolle eine gewisse Inszenierung erfährt und so

---

[55] Vgl.: Schottler (2020), S. 330
[56] Vgl.: Mieg (2005), S. 345; Oevermann (2009), S. 113
[57] Siehe: Oevermann (2009), S. 114
[58] Vgl.: Knoll (2010), S. 95 f; Müller (2011), S. 144
[59] Vgl.: Schottler (2020), S. 331
[60] Vgl.: Lamnek (2010), S. 188
[61] Siehe: Oevermann (2002), S. 1
[62] Vgl.: Pietsch (2010), S. 7

glaubhaft vorgetragen wird, dass die Zuschauer den Eindruck, den der Einzelne hervorruft, ernst nehmen.[63] Eine Person, die zu diesem Thema besonders erwähnt werden muss, ist Erving Goffman. Er beschreibt soziales Handeln mit Hilfe der Metaphern des Theaters und versucht damit die Selbstdarstellung eines Individuums oder einer Gruppe in sozialen Situationen zu analysieren.[64] In diesem Zusammenhang betont er, dass dieser Vergleich mit Darstellern im Theater nicht die gleichen realen Konsequenzen wie die Rollen im realen Leben hat, aber die Inszenierung in beiden Bereichen auf der Anwendung realer Techniken beruht und damit bestimmte Parallelen erkennbar sind.[65] Wie im Theater identifiziert er ein Bühnenbild mit Requisiten und Kulissen des menschlichen Handelns, die er als Fassade bezeichnet und die für das Erfüllen einer Rolle in vorbestimmter Art genutzt werden. Das Bühnenbild stellt damit die szenische Komponente des Ausdruckrepertoires dar und ergänzt damit die persönliche Fassade des Darstellers.[66] Diese persönliche Fassade ist wohl das Ausdrucksmittel, welches am stärksten mit dem Darsteller selbst identifiziert wird, wie z. B. das Geschlecht, die Größe, das Alter oder eine bestimmte Kleidung. Es macht den Darsteller zum Individuum in seiner Rolle. Entscheidend für seine Individualität sind auch die individuellen Erfahrungen mit den historisch, sozial und kulturell bereitstehenden Deutungsschemata und Handlungsmustern.[67] Egal welche Rolle der Einzelne gerade inszeniert, die umgebende Alltagswelt bleibt dabei immer die entscheidende Instanz, die für das Denken und das Verhalten prägend ist.[68] So kann der Einzelne nur seine Rolle vor den Zuschauern konstruieren, nicht aber die gesellschaftliche Wirklichkeit. Diese findet er gesellschaftlich und geschichtlich vorgefertigt vor und bekommt sie während seiner Sozialisation vermittelt, was dann in sozialer Wechselwirkung zur Wiederherstellung oder ggf. zur Veränderung der gesellschaftlichen Wirklichkeit führt.[69] Dabei unterscheidet er zwischen der Erscheinung, also dem Status der gespielten Rolle, und dem tatsächlichen Verhalten.[70]

Goffman unterteilt die Bühne in zwei Bereiche: zum einen die Vorderbühne, also die Region, in der die Vorstellung stattfindet und die durch das feststehende

---

[63] Siehe: Goffman (2011), S. 19

[64] Vgl.: Arnold (2008), S. 87; Raab (2008), S. 69 f.

[65] Vgl.: Goffman (2011), S. 233

[66] Siehe: Goffman (2011), S. 25

[67] Siehe: Raab (2008), S. 55

[68] Vgl.: Wehner (2010), S. 42

[69] Vgl.: Raab (2008), S. 13, S. 27 f.

[70] Vgl.: Arnold (2008), S. 87

Zeichen-Repertoire (Bühnenbild) definiert wird zum anderen die Hinterbühne, zu der nur eine definierte Personengruppe Zugang hat und wo das, was die Darsteller unterdrückt haben, in Erscheinung tritt.[71] Die Hinterbühne bietet damit den Darstellern bzw. den Ensemblemitgliedern[72] einen Ort, an dem sie entspannen können und ggf. verschiedene Requisiten vor dem Publikum verstecken können, aber sie ist auch eine Stätte der Vertraulichkeit unter Eingeweihten, in der sie sich relativ gefahrlos über das Publikum austauschen können.[73]

Bei der Aufführung wird sich der Einzelne bei seiner Selbstdarstellung vor anderen darum bemühen, die offiziell anerkannten Werte der Gesellschaft zu verkörpern und zu belegen und er wird auf die Ideale verzichten, deren Fehlen zu verbergen ist.[74] Um diesen Glauben an Ideale noch weiter zu stützen, verlangen Gewerkschaften, Handelsverbände und vor allem Universitäten, die eine Lizenz erteilen, von ihren Mitgliedern eine für Außenstehende schwer zu beurteilende und häufig besonders lange Ausbildung. Dies führt zum Teil zu einem Monopol, aber erweckt auch den Eindruck, der lizenzierte Berufsausübende wurde durch seine Ausbildung umgeformt und habe dadurch einen berufsspezifischen Habitus entwickelt.[75]

Nach diesem Professionsverständnis werden Kompetenzen und Souveränität einer bestimmten Gruppe (hier die Professionen) inszeniert. Nur dann kann das professionelle Handeln wahrgenommen werden.[76] Die Mitglieder solcher Gruppierungen neigen dazu, besonders ihre Vorstellung von sich selbst in die beruflichen Rollen zu kleiden und den anderen Rollen, die sie ebenfalls spielen, weniger Bedeutung beizumessen.[77] Diese Expertenberufe mit ihren zugrunde liegenden Idealen wenden sich vor allem der Reparatur von komplexphysischen Systemen zu und verstehen es dabei, ihre Inszenierung zu einer ernsten und würdigen Rolle auszubauen.[78]

---

[71] Siehe: Goffman (2011), S. 101 ff.

[72] Anmerkung: Als Ensemble wird eine Gruppe von Darstellern definiert, die notwendigerweise durch eine gegenseitige Abhängigkeit miteinander verbunden ist. Jedes Ensemblemitglied ist bei der Darstellung einer Situation auf die Mitarbeit eines anderen Ensemblemitglieds angewiesen. In der Regel werden durch den Zusammenschluss gemeinsame Ziele angestrebt.

[73] Vgl.: Goffman (2011), S. 104; Raab (2008), S. 71

[74] Vgl.: Goffman (2011), S. 37 ff.

[75] Vgl.: Goffman (2011), S. 44

[76] Vgl.: Wehner (2010), S. 14

[77] Vgl.: Goffman (2011), S. 33; Goffman (1973), S. 307 ff.

[78] Siehe: Goffman (1973), S. 309

3.2.4 Der systemtheoretische Ansatz

Der systemtheoretische Ansatz ist eng mit dem Namen Niklas Luhmann verbunden.[79] Jedoch finden sich in seinen Ausführungen nur wenige Hinweise auf Professionen in diesem Zusammenhang. Erst Rudolf Stichweh beschäftigt sich intensiv mit der systemtheoretischen Sicht auf Professionen und deren Auswirkungen in der Gesellschaft.

Für Rudolf Stichweh gelten Professionen als Phänomen des Übergangs von der ständischen Gesellschaft des alten Europas hin zur funktional differenzierten Gesellschaft der Moderne.[80] Ihre gesellschaftliche Bedeutung liegt darin, dass sie als eigenständige Komponente der Gesellschaft und Gesellschaftspolitik verstanden werden und damit die entstandene Lücke füllen, die durch den gesellschaftlichen Wandel und damit dem Wegfall der damaligen Ordnungsgrößen (Stand und Eigentum) entstanden sind.[81] Der König, der Baron oder ein anderer Angehöriger der Adelsfamilie gaben bis dahin die gesellschaftliche Strukturbildung vor, was dazu führte, dass die Menschen es nicht gewohnt waren, eigenständig Entscheidungen zu treffen. Aus diesem Grund wurden Berufe mit gesellschaftlichen Sonderfunktionen, die einen zentralen Wert für das Leben der Menschen untereinander hatten[82], besonders hervorgehoben und boten der Gesellschaft wieder eine Struktur zur Orientierung. Der Hauptauftrag der Professionen ist dabei der Strukturaufbau, die Strukturerhaltung und die Strukturveränderung menschlicher Identität.[83] So konnten für Stichweh die Professionen nur entstehen, da sich in der europäischen frühen Neuzeit eine eigenständige berufliche Identität in der Gesellschaft entwickelte, was den Prozess der funktionalen Differenzierung kennzeichnete und gleichzeitig den Menschen wieder eine Orientierung bot. Die Ausdifferenzierung beginnt dabei mit vereinzelt anfallender spezialisierter Kommunikation und setzt sich dann mit der Entscheidung und Institutionalisierung spezialisierter Rollen fort.[84] Eine Hierarchisierung innerhalb der Gesellschaft konnte so nur noch durch die Wichtigkeit der wahrgenommenen Funktion dargestellt werden und nicht mehr durch ein Geburtsrecht. Die Interaktionsebene ist

---

[79] Siehe: Wehner (2010), 35

[80] Vgl.: Stichweh (2008), S. 330 u. S. 335; Stichweh (1996), S. 50; Mieg (2005), S. 345

[81] Siehe: Stichweh (2008), S. 330

[82] Anmerkung: Zu diesen Zentralwerten zählen Wahrheitsfindung, Konsensbeschaffung und Therapieleistung.

[83] Vgl.: Schottler (2020), S. 324

[84] Vgl.: Stichweh (2005), S. 13

bei der Professionalisierung besonders ausgeprägt aufgrund der Tatsache, dass die Probleme in den Funktionssystemen bearbeitet werden müssen.[85]

Aus systemtheoretischer Sicht sind für die Systemdifferenzierung mindestens zwei Systemreferenzen vorausgesetzt. Dies bedeutet, dass sich ein Funktionssystem im Gesamtsystem[86] nur spezialisieren kann, indem es das Gesamtsystem als eine besondere Umwelt voraussetzt, von deren Ordnung es profitieren und zu deren Erfüllung seine Spezialfunktion beitragen kann, um das Funktionieren der Gesellschaft sicherzustellen.[87] Mit anderen Worten ist das Funktionssystem fest an die Umwelt gebunden und konstituiert sie, sowie sie durch diese konstituiert wird. Innerhalb dieser funktionsabhängigen Ausdifferenzierung haben diejenigen Funktionen an Bedeutung gewonnen, die es geschafft haben, die gesellschaftsinternen Prozesse der Kommunikation zu steuern und die durch die Gesellschaftsmitglieder angenommen werden.[88] Professionen haben es diesem Verständnis nach nur geschafft, sich als wichtigster Beruf nach einem bestimmten Funktionssystem auszurichten und haben sich dabei das gesamte relevante Wissen des Systems angeeignet und beherrschen es, wodurch eine systeminterne Rangordnung entsteht, die sie an oberste Stelle setzt.[89] Wie in dem strukturtheoretischen Ansatz ist das Verhältnis zwischen Professionellem und Klienten in diesem Ansatz durch Asymmetrie gekennzeichnet.[90] Diese monoberuflichen Funktionssysteme definieren sich damit vor allem durch eine Berufsgruppe, die auch das Wissen des Systems verwaltet.[91] Auch Stichweh beschreibt dabei die akademische Ausbildung und den spezifischen Wissenskorpus als wesentliche Merkmale der systembeherrschenden Professionen.[92] Durch die Ausdifferenzierung der Funktionssysteme entsteht eine spezialisierte Kommunikation im jeweiligen System und damit die verbundene Anschlussfähigkeit und Autopoiesis innerhalb des Systems.[93]

Im gleichen Zuge wird durch diese operative Geschlossenheit des Systems der Selbstbezug des Systems, der Zugang zu diesem Funktionssystem für andere

---

[85] Siehe: Schottler (2020), S. 324

[86] Anmerkung: Luhmann ging dabei am Anfang noch von einer Staatengesellschaft aus, während Stichweh in der heutigen Zeit schon von einer Weltgesellschaft ausgeht.

[87] Siehe: Luhmann (1977), S. 50

[88] Siehe: Luhmann (1977), S. 230 f.

[89] Siehe: Knoll (2010), S. 94

[90] Vgl.: Pietsch (2010), S. 8

[91] Vgl.: Schottler (2020), S. 324

[92] Vgl.: Schottler (2020), S. 324 f.

[93] Vgl.: Stichweh (2008), S. 336; Luhmann (1977), S. 237

Berufsgruppen erschwert. In diesem Zusammenhang geht Stichweh davon aus, dass das System durch das, was es nicht ist, bestimmt wird – also vom Laien.[94]

Diese Laien bilden zusammen mit systemzugehörigen Berufen die Komplementärrollen (Publikumsrollen) und spezifizieren dadurch das Gegenüber als Leistungsrolle, die das Funktionssystem wiederum mit seinem Handeln definiert.[95]

Dabei akzeptiert die Leitprofession andere Berufe oder Professionen in ihrer Wissensdomäne nur dann, wenn sie bereit sind, sich der Leitprofession unterzuordnen und durch diese kontrollieren und leiten zu lassen.[96] Dies führt automatisch zu einer Hierarchisierung professioneller Arbeit im Funktionssystem, da nur noch die Leitprofessionen als Adressaten von Kommunikation vorgesehen sind. Die anderen Berufe nehmen eine Publikumsrolle ein, weshalb eigene Beiträge dieser Gruppen nur als Rauschen im System wahrgenommen werden.[97]

Solche homogenen[98] Funktionssysteme, deren System-Umweltbeziehung durch eine Leitprofession wahrgenommen wird, vollziehen eine Inklusion für alle am Systemprozess beteiligten Gesellschaftsmitglieder und bilden damit eine Anschlussfähigkeit für ihre Systemumwelt und lassen alle am Funktionssystem partizipieren.[99] An dieser Stelle sei aber noch erwähnt, dass niemand sein gesamtes Leben in nur einem Funktionssystem integriert ist. Vielmehr ist man Mitglied in verschiedenen Funktionssystemen, meist aber in verschiedenen Rollen.

Als Folge der funktionalen Ausdifferenzierung entwickeln sich binäre Codes, mit dem das System arbeitet, z. B. im Gesundheitswesen mit dem Code krank/gesund. Diese Logik wurde bereits im Kapitel 2.2.1. erläutert. Aufgrund dieses binären Codes können auch nur Probleme in diesem System anschlussfähig sein, die sich auf diesen Code beziehen. Diese sorgen gleichzeitig für die Autonomie des Systems, indem sie die Unterscheidung in diesem System fixieren.[100] Inwieweit die Systemveränderungen zukünftig Einfluss auf den binären Code krank/gesund haben, ist noch unklar. Klar ist aber, dass die Veränderungen im

---

[94] Vgl.: Stichweh (2005), S. 14

[95] Vgl.: Stichweh (2005), S. 15

[96] Vgl.: Stichweh (2005a), S. 5 f.

[97] Vgl.: Combe/ Helsper (1996), S. 60

[98] Anmerkung: Homogen bezieht sich hierbei auf die Leitprofession. In manchen Funktionssystemen hat es keine Profession geschafft hat das Funktionssystem zu prägen. Ein Beispiel ist das Wirtschaftssystem.

[99] Vgl.: Stichweh (1996), S. 60

[100] Vgl.: Luhmann (2005), S. 7

System dazu führen, dass die Medizin etwas von ihrer Vormachtstellung als Leitprofession einbüßen wird.

3.3 Geschlechtlichkeit und deren Bedeutung im professionstheoretischen Diskurs

In den gerade erwähnten verschiedenen Professionstheorien wird häufig im Diskurs auf die ergänzende Bedeutung des Geschlechts verwiesen. Das Geschlecht gilt dabei als strukturierender Faktor und bewertet die Arbeitsleistung der Protagonisten. Damit können die Problematik der Professionalisierung und die Bedeutung des Geschlechts nicht unabhängig voneinander betrachtet werden.[101] Aus diesem Grund soll an dieser Stelle kurz auf die Geschlechtlichkeit im Zusammenhang mit Professionen eingegangen werden.

Geschlechtlichkeit kann auf zweierlei Arten verstanden werden. Einerseits gibt es das körperliche Geschlecht (Sex) und andererseits das kulturelle Geschlecht (Gender). Während das körperliche Geschlecht festgelegt ist, zeigt sich das kulturelle Geschlecht durch gesellschaftliche Veränderungen variabel.

Das Geschlecht bzw. die Unterscheidung der Geschlechter nehmen bei der Entwicklung und Differenzierung von Professionen eine zentrale Rolle ein. So hat es die gesellschaftliche Unterscheidung von Geschlecht nicht schon immer gegeben. Noch bis zum 18. Jahrhundert gab es keine weibliche noch männliche Arbeitsleistung. Vielmehr sind bis dahin die Menschen von einem Eingeschlechtermodell ausgegangen. Bei der Frau sei dies nur nach innen gestülpt. Theoretisch war es damit auch möglich, sein Geschlecht zu wechseln, indem man andere Kleidung trug. Arbeiten wurden zu dieser Zeit auch in der Familie nach dem Stand der Person aufgeteilt und nicht nach dem Geschlecht. Erst mit der Industrialisierung, die parallel mit den Veränderungen in den Krankenhäusern einherging, änderte sich die ständische Arbeitsteilung hin zu einer genderbezogenen Arbeitsteilung. Damit wurden den Frauen Aufgaben zugeordnet, die mit der Haushaltsführung zu tun hatten. Dazu gehörten die Kindererziehung, die Pflege der Alten und die Hausarbeit. Männer hingegen eigneten sich eher für die Arbeiten außerhalb des Hauses, die zum Lohnerwerb diente. Damit wurde die männliche Arbeitsleitung wertvoll, da sie den Lebensunterhalt sicherte. Diese beiden Arbeitswelten unterschieden sich diametral und führten zur Abwertung des weiblichen Geschlechts, da dieses von der beruflichen Arbeit zum Lohnerwerb

---

[101] Vgl.: Arnold (2008), S. 60

ausgeschlossen wurde.[102] Der Gedanke spezifische weiblicher Eigenschaften, war mit der Vorstellung verbunden, dass Frauen zur Mütterlichkeit befähigt sind, auch wenn sie selbst nicht Mutter sind.[103]

Die Genderteilung, so wie wir sie heute kennen, ist damit das Ergebnis eines langwierigen gesellschaftlichen Prozesses, der im 18. Jahrhundert seinen Anfang genommen hat. Gender als eine historische kulturelle Konstruktion lässt sich vor allem im alltäglichen Vollzug erfassen.[104] Zu dieser Zeit galt die Frau im gehobenen Bürgertum, aus der sich die Frauenberufe wie Pflege, Sozialarbeit, etc. bildeten, vor allem als parasitäre Erscheinung, da der Mann arbeitete und die Frau nur genoss.[105] Um überhaupt eine gesellschaftliche Verpflichtung der bürgerlichen Frau wahrnehmen zu können, musste sich zunächst eine soziale Verantwortung herausbilden, in der die Frau befähigt wurde, ihre parasitäre Existenz aufzugeben und einer Tätigkeit nachzugehen.[106]

Bei der Gründung von Professionen handelte es sich anfangs ausschließlich um männliche Berufe bzw. Berufe, die nur durch Männer ausgeübt wurden. Die parallel dazu entstandenen zuarbeitenden Berufe wurden durch Frauen besetzt und etablierten sich höchstens als Semiprofessionen.[107] Dies wurde damit begründet, dass die professionelle Tätigkeit nicht dem weiblichen Arbeitsvermögen entsprach und deshalb nur von Männern ausgeübt werden konnte. Das Problem liegt in der Diskriminierung der Frauen über biologische Zuschreibungen und dadurch produzierte Abwertungen.[108] So wird festgestellt, dass bei der Etablierung von Professionen durchgängig Frauen ausgegrenzt wurden. Unterstützt wurde diese Entwicklung in der Vergangenheit durch panoptische Organisationen wie Mutterhäuser[109], die es verhinderten, dass sich weiblich konnotierte Berufe unabhängig entwickeln konnten und nur die weiblichen Fähigkeiten weiterentwickelt wurden. Diese weiblichen Berufe wurden so verstanden, dass sie sich an den natürlichen Fähigkeiten der Frauen orientierten, da sie auch nur für diese Art von Arbeit befähigt waren. Neben der berufsspezifischen Ausbildung bedurfte es

---

[102] Vgl.: Ehlert (2010), S. 50

[103] Vgl.: Schnieders (1994), S. 12

[104] Vgl.: Wehner (2010), S. 20 f.

[105] Vgl.: Sachße (1994), S. 129

[106] Vgl.: Sachße (1994), S. 129

[107] Vgl.: Wehner (2010), S. 41; Sanders (2009), S. 16

[108] Siehe: Arnold (2008), S. 65

[109] Anmerkung: Mutterhaus wurde eine Einrichtung genannt, in der Krankenschwestern ausgebildet wurden und leben mussten. In der Regel wurden sie durch Nonnen geleitet, daher mussten die Frauen, bevor sie die Ausbildung beginnen konnten, einem Orden beitreten und gaben damit ihre „Freiheit" auf.

aus gesellschaftlicher Sicht auch noch der Ausbildung einer sozialen Gesinnung, dies wurde mit dem spezifischen Geschlechtscharakter begründet.[110]

Das führte dazu, dass gesellschaftlich zwischen der Erwerbsarbeit und der Hausarbeit unterschieden und geschlechterdifferenziert aufgeteilt wurde. Nach diesem Verständnis entsprach die hausarbeitsnahe Arbeit den Gefühlen und dem körperlichen Empfinden des weiblichen Geschlechts.[111] Mit dieser Differenzierung von Geschlecht wurde ein Wettkampf zwischen den Geschlechtern bewirkt, der zur Abwertung eines Geschlechts führte, in diesem Fall der des weiblichen.[112] Besonders deutlich wird dieser Aspekt im Bereich der Pflege. Waren bis zum 19. Jahrhundert sowohl Frauen als auch Männer im Pflegeberuf tätig, wurde der Pflegeberuf seitdem fest mit dem weiblichen Geschlecht verbunden, da er vermeintlich mit dem Wesen der Frauen übereinstimmt.[113] Besonders deutlich wurde die Diskriminierung des weiblichen Geschlechts bei der Bezahlung der Pflegenden. Obwohl es nur den Frauen vorbehalten war, eine Ausbildung in der Pflege zu erlernen, wurden die Männer, die in diesem Bereich ungelernt weiter tätig waren, besser bezahlt.[114] Damit zeigt sich eine wiederkehrende Struktur, in der die Arbeit von Frauen immer einen geringeren Status erhält als die von Männern.[115]

Formal würde heute einer Integration von Frauen in die Berufswelt kein Hindernis im Weg stehen, jedoch zeigt sich, dass die Dynamik der Konstruktion vom Geschlecht (Gender) weiterwirkt und so eine Ausgrenzung bewirkt. Dies führt dazu, dass Geschlechtlichkeit weiterhin eine bedeutende Auswirkung auf die Statuskategorie eines Berufs (und damit auch auf die Frage, ob ein Beruf als Profession bewertet wird) hat.

Dies ist daran zu erkennen, dass einigen Berufen -wie der Krankenpflege und der Sozialarbeit – ein gewisses weibliches Verhalten zugeschrieben wird, das den Aufstieg in die männlich konnotierte Profession gefährdet und erschwert. Diese Verbindung von Geschlechtsstereotypen und praktischer Vollzüge von Arbeitsinhalten in spezifischen Kontexten wird als „Doing Gender" bezeichnet.[116] Die

---

[110] Vgl.: Sachße (1994), S. 129

[111] Vgl.: Arnold (2008), S. 61.

[112] Siehe: Arnold (2008), S. 64

[113] Vgl.: Schnieders (1994), S. 12

[114] Vgl.: Schnieders (1994), S. 14

[115] Vgl.: Arnold (2008), S. 65

[116] Vgl.: Sanders (2009), S. 19, Arnold (2008), S. 117 f.

dabei entstehende Hierarchie zwischen den Geschlechtern ist ein wichtiges Produkt von Doing Gender, das sich am Arbeitsplatz zeigt.[117] Im Krankenhaus sind es vor allem die Stationen, auf denen sich die Zusammenarbeit der beiden Berufsgruppen zeigt.[118]

In jüngster Zeit ist aber festzustellen, dass immer mehr Frauen in „Männerberufe" vordringen und damit die Geschlechtlichkeit an Bedeutung verliert. Dies verleiht auch weiblichen Berufen die Möglichkeit zur Professionalisierung. Grund für diese Veränderung scheint der demographische Wandel und die damit verbundene gesellschaftliche Veränderung zu sein.[119] Trotz dieser ersten Entwicklungen ist die Genderlogik in der Gesellschaft immer noch stark verankert und erschwert das Vordringen der Frauen in die männerdominierten Berufe. So verdienen Frauen in vergleichbaren Berufen durchschnittlich sechs Prozent weniger und generell sogar 20 Prozent weniger als Männer.[120] Dieser Gender Pay Gap verdeutlicht die Diskriminierung der Frauen nochmal und wird häufig im Kampf um die Gleichberechtigung als Indikator genutzt. Dennoch setzen sich nicht alle Frauen für die Gleichberechtigung der Frauen gleichermaßen vehement ein. So zeigt sich vor allem bei den Ärztinnen, dass diese im Arbeitsalltag eher unauffällig bleiben wollen.[121] Das liegt wahrscheinlich an den hierarchischen Strukturen im ärztlichen Dienst und der damit verbundene Ellenbogenkultur. Dass es in der Gesellschaft aber ein Umdenken gibt, zeigt die aktuelle Diskussion um eine diskriminierungsfreie Gendersprache. Dabei werden die Aspekte genauso in den Fokus gebracht wie der Aspekt der weiblichen Diskriminierung bei den Professionen. So geht es in der aktuellen Diskussion vor allem darum, dass das generische Maskulinum durch ein anders Generikum abgelöst wird.[122] Bereits im Jahr 2013 versuchte die Universität Leipzig durch die Einführung des generischen Femininums einen ersten Impuls in der Diskussion zu setzen.[123] Jedoch war diese Art der Generalisierung nicht so erfolgreich wie der aktuell weit verbreitete Genderstern (Bspw. Mitarbeiter*innen oder Ärzt*innen), der Sprache sogar geschlechtsneutral darstellen soll. Doch auch wenn diese Form der Sprache bereits häufig genutzt wird, so sind auch weiterhin die Vorbehalte in der Gesellschaft groß. Die aktuelle

---

[117] Vgl.: Arnold (2008), S. 114 f.
[118] Vgl.: Sanders (2009), S. 24
[119] Vgl.: Schmidbaur (2010), S. 19
[120] Vgl.: Statistisches Bundesamt (2020)
[121] Vgl.: Arnold (2008), S. 121
[122] Vgl.: Luther (2021)
[123] Vgl.: Kühne (2013)

Umfrage von Infratest dimap hat ergeben, dass der größte Teil in der Bevölkerung den Einsatz des Gendersterns eher ablehnt.[124] Das generische Maskulinum ist stark tradiert und gefestigt im deutschen Sprachgebrauch. Das bestätigt auch die Umfrage. Doch allein die Tatsache, dass es einen Diskurs über die gendergerechte Sprache und deren Umsetzung gibt, zeigt, dass ein Wandel bereits eingeleitet ist. Inwiefern diese Veränderungen auch Einfluss auf die Berufe und Professionen haben, ist nicht einzuschätzen.

3.4   Der Habitus

Auch die kulturelle Geschlechtlichkeit wirkt sich auf den Habitus aus, indem sie bereits in den frühen Kinderjahren prägend und damit ein untrennbarer Teil der Handlungsgrammatik ist. Das Habituskonzept nach Pierre Bourdieu wird in der Literatur zur Professionsforschung häufig zitiert und gilt als ein anerkannter Ansatz, soziales Handeln zu erklären und die Handlungsgrammatik der Individuen zu verstehen. Das Habituskonzept von Bourdieu ist aus einer empirischen Forschungsarbeit entstanden und bietet eine modifizierbare Theorie, mit der soziale Praxis im Kontext objektiver Strukturen erfasst werden kann, quasi als Dispositionssystem sozialer Akteure.[125] Grob übersetzt kann man sagen, dass der Habitus Gewohnheiten und Tendenzen umfasst, die durch Lernen entstehen und sich im Handeln, Wahrnehmen und Denken von Individuen niederschlagen.[126] Der Habitus ist die Grundhaltung eines Menschen zur Welt und zu sich selbst.[127] Die soziale Welt wird unmittelbar vertraut, spricht direkt die körperliche Motorik an, wird einverleibt und verinnerlicht.[128]

Bourdieu selbst beschreibt den Habitus als ein System verinnerlichter Muster und als ein Erzeugungsprinzip objektiv klassifizierbarer Formen von Praxis, welche in seiner Praxistheorie eine zentrale Bedeutung haben.[129] Darunter versteht sich das gesamte Auftreten einer Person mit Lebensstil, Sprache, Rang, Kleidung, Umgangsformen, etc.. Diese klassifizierenden inneren Muster (Habitus) entstehen durch die individuellen biografischen Entscheidungen, Erlebnisse und Gewohnheiten und durch kollektive Praxisformen einer Gruppe, die sich aus Akteuren

---

[124] Vgl.: infratest dimap (2021)

[125] Siehe: Wehner (2010), S. 47

[126] Vgl.: Rehbein/ Saalmann (2009), S. 111

[127] Siehe: Schottler (2020), S. 167

[128] Siehe: Bremer (2005), S. 56

[129] Vgl.: Becker-Lenz/ Müller (2009), S. 13; Bourdieu (1982), S. 277

von ähnlichen Soziallagen zusammensetzt.[130] Laut Bourdieu verstehen sich Individuen, welche dieselbe Habitusformation aufweisen, automatisch, wie blind, als gäbe es eine bewusste Planung, die dennoch nicht existiert.[131] Damit steckt in jedem Individuum auch etwas Überindividuelles, weil Denkschemata in jedem Akteur vorhanden sind, die auch durch die Welt selbst konstruiert sind.[132]

Der Habitus bewirkt, dass diese Gesamtheit der Praxisformen als Produkt der Anwendung identischer Schemata zugleich systematischen Charakter trägt und sich systematisch von den definierenden Praxisformen eines anderen Lebensstils unterscheidet. Insofern bringen unterschiedliche Existenzbedingungen unterschiedliche Formen des Habitus hervor.[133] Der dadurch konstituierte Habitus einer Person gilt dabei als dauerhaft wirksames System von Wahrnehmungs-, Denk- und Handlungsschemata, welches nicht bewusst angestrebt wird, sondern sich durch die Verinnerlichung der äußeren materiellen und kulturellen Existenzbedingungen konstruiert.[134] Damit ist der Habitus nicht angeboren, also genetisch bestimmt, sondern wird durch verschiedene Faktoren „ansozialisiert". Der Habitus wird damit durch die Vergangenheit des Individuums geprägt, die ihn in seiner Klasse verhaftet und gleichzeitig Handlungsweisen in dieser reproduziert, indem er Haltungen und Handlungsweisen zu seinem sozialen Ort zurückführt.[135] Der Kern des Habitus ist es, auf Grundlage von Erfahrungen in ähnlichen Situationen ähnlich zu handeln. Er wird damit zu dem „realen Prinzip der Praktiken" wie in und mit diesem Feld gehandelt werden soll.[136]

Dadurch ergibt sich ein System von Dispositionen, die nicht einfach für die Person zu überwinden sind und überwiegend durch klassenspezifische Faktoren bestimmt werden. Damit ermöglicht der Habitus eine freie Tätigkeit, die durch die Grenzen der Bedingungen des Habitus selbst eingegrenzt ist. Bourdieu geht sogar so weit, dass er die Ausrichtung der Machtpositionen von den Dispositionen des Habitus abhängig macht. Oder anders gesagt, die Herrschenden haben den Habitus, der für den Rest der Gesellschaft als Norm gilt.[137] Daraus folgt, dass aufgrund des Habitus einer Person erkennbar ist, welches Verhalten dieser Person verwehrt ist und welche Möglichkeiten sie hat. Manche Dinge sind

---

[130] Vgl.: Pfadenhauer (2009), S. 8; Bourdieu (1979), S. 181
[131] Siehe: Becker-Lenz/ Müller (2009), 14
[132] Vgl.: Bremer (2005), S. 57
[133] Siehe: Bourdieu (1982), S. 278
[134] Vgl.: Wehner (2010), S 50
[135] Vgl.: Wehner (2010), S. 158
[136] Siehe: Greving (2011), S. 20
[137] Vgl.: Bourdieu (1988), S. 172; Rehbein/ Saalmann (2009), S. 113

deshalb für diese Person undenkbar bzw. unmöglich. Innerhalb ihrer Grenzen jedoch ist sie erfinderisch und ihre Reaktionen sind keineswegs immer schon im Voraus bekannt bzw. vorhersagbar.[138] Der Habitus versteht sich damit nicht als starres Konstrukt, doch eine radikale Änderung des Verhaltens ist nicht möglich. Die erwähnten begrenzten Spielräume zur Modifikation des Habitus sind damit zu begründen, dass jedes Individuum in ein bestimmtes (konkretes) soziales Feld hineingeboren wird, welches dialektisch mit dem individuellen Habitus verbunden ist.[139]

Aufgrund dieser Erkenntnisse ermöglicht dieses Model, die Bedeutung des Individuums in den gesellschaftlichen Strukturen und innerhalb von sozialen Handlungen zu erfassen und erlaubt Rückschlüsse auf die Erzeugung sozialer Realitäten und die Klassifizierung sozialer Unterschiede.[140] Der Habitus stellt damit ein strukturierendes Prinzip für das gesellschaftliche Handeln auf, welches sich wechselseitig mit dem Individuum und der Gesellschaft bedingt. Das handelnde Individuum trägt somit verinnerlichte gesellschaftliche Strukturen in sich, die sich wiederum auf das Handeln des Individuums auswirken. Das heißt, dass der Habitus durch seine eingeprägten Strukturen dazu tendiert, diese Strukturen wieder zu reproduzieren. Wurde der Habitus einmal konstruiert, stellt er sich hinsichtlich Veränderungen als äußerst träge heraus.

Das Geschlecht nimmt als eine Dimension des Habitus eine zentrale Rolle ein.[141] So gibt es in jeder Gesellschaft Erwartungen an das jeweilige Geschlecht, die bereits in der Erziehung wirken. Beispielsweise bekommen in westlich geprägten Ländern Jungen Autos zum Spielen, während Mädchen eher Puppen bekommen. Genauso wird von Jungen erwartet, dass sie auf Bäume klettern und sich beim Spielen dreckig machen, während Mädchen eher behüteter aufgezogen werden und sich kreativen Bereichen oder Rollenspielen widmen sollen. Darüber hinaus werden auch bestimmte Verhaltensweisen mit einem Geschlecht in Verbindung gebracht, was sich dann in Äußerungen wie „Das gehört sich für ein Mädchen nicht." offenbart. Diese Erwartungsstrukturen können sich teilweise stark voneinander unterscheiden, da auch sie von der sozialen Klasse und Kultur abhängig sind. Besonders nachhaltig und einschneidend wirkt die physische Inkorporierung habitueller Einschreibungen.[142] Geschlechter werden durch ihr Sitzen, Sprechen und andere Verhaltensweisen geprägt. So werden bereits früh

---

[138] Siehe: Bourdieu (2005), S. 33

[139] Vgl.: Greving (2011), S. 20

[140] Vgl.: Arnold (2008), S. 96

[141] Siehe: Wehner (2010), S. 19

[142] Siehe: Wehner (2010), S. 61

im Rahmen der Habitualisierung die Geschlechterrollen konstruiert, die dann später auch in entsprechenden Berufslaufbahnen münden. So entwickeln sich typisch männliche und weibliche Berufe, in denen wiederum vor allem Frauen oder Männer arbeiten (wie in der Pflege und Medizin). Diese Beispiele sollen deutlich machen, wie der Habitus das Denken, die Wahrnehmung und das Handeln innerhalb eines strukturellen Bezugssystems prägen und gleichzeitig wieder auf dieses System zurückwirken.[143]

Als einen besonderen Teil des Habitus beschreibt Bourdieu die Hexis. Die Hexis entsteht durch Nachahmung von Handlungen und Führen zu einem Haltungsschema, das sich in Gesten, Umgangsformen und Posituren sowie einem bestimmten Ton der Stimme der Individuen zeigt und maßgeblich durch die soziale Klasse bestimmt ist.[144] Damit versteht man unter Hexis die körperlich ausgedrückte und wahrnehmbare Dimension des Habitus.[145] Nicht zu unterschätzen ist auch in diesem Zusammenhang die Bedeutung der Geschlechter. Denn neben den anderen sozialen Strukturen ist die geschlechtsspezifische Sozialisierung auch ein erheblicher Einflussfaktor auf die Hexis, was sich beispielsweise in der Art oder in den Farben der Kleidung zeigt.

In Rahmen der Professionsforschung ist es interessant, dass Angehörige einer Gruppe unter ähnlichen Bedingungen einen gemeinsamen Habitus ausbilden, den so genannten professionellen Habitus.[146]

3.4.1 Der professionelle Habitus

Der professionelle Habitus als Teil des individuellen Habitus bildet sich aus der Persönlichkeit und der beruflichen Kompetenz, die durch die spezifische Ausbildung erworben wurde.[147] Michaela Pfadenhauer versteht den professionellen Habitus als einen professionellen Stil einer Berufsgruppe, der sich im weitesten Sinne auf die Art und Weise bezieht, in der sich die Profession durch bestimmte Symbole oder Handlungen von anderen abgrenzt.[148] Das bedeutet, dass Professionen sich bilden, indem sie durch ihren Habitus ihre professionellen Stile entwickeln und sich voneinander unterscheiden und abgrenzen.

---

[143] Vgl.: Wehner (2010), S. 27

[144] Vgl.: Bourdieu (1979), S. 190

[145] Siehe: Holder (2009), S. 125

[146] Siehe: Rehbein (2011), S. 96

[147] Vgl.: Ehlert (2010), S. 56

[148] Siehe: Pfadenhauer (2009), S. 9

Der professionelle Habitus darf dabei aber nicht als allgemeines Repertoire von Antworten verstanden werden. Er stellt vielmehr ein Grundmuster für ein bestimmtes Denkschema auf.[149] Diese Grundmuster werden durch ein wissenschaftlich akademisches Studium herausgebildet und führen zu einem intuitiven Handeln der Professionellen. Jedoch können nicht alle erforderlichen Fähigkeiten nur durch theoretische Inhalte erworben werden, weshalb eine enge Verzahnung von Theorie und Praxis in der Ausbildung erforderlich ist, um die Novizen in die spezifische professionelle Haltung einzuführen.[150] Wissenschaftliches Wissen kann erst dann habitualisiert werden, wenn es erfahrbar gemacht wird.[151] In der (Alltags-) Praxis hilft der professionelle Habitus mit seiner Mischung aus ausbildungsbezogenen Kenntnissen sowie beruflichen und persönlichen Erfahrungen. Die Herausforderungen bewegen sich für professionelles Handeln im Rahmen dieser Analyse zwischen Regelanwendung und Fallverstehen.[152] Ein professioneller Habitus setzt also ein bestimmtes Verständnis des Theorie-Praxis Verhältnisses voraus.[153] Darunter versteht man das individuelle Fallverstehen. Dieses Konzept überträgt dem wissenschaftlichen Wissen weiterhin eine große Bedeutung, stellt es aber nicht mehr in den Mittelpunkt der professionellen Personen, wie es noch in den 1970er Jahren war. Vielmehr ist es die Mischung aus beiden Anteilen, die aus einem Beruf eine Profession macht. Für mehrere Autoren stellt der professionelle Habitus den Königsweg des professionellen Handelns dar.[154] Der (professionelle) Habitus als Ort der Vermittlung von Theorie und Praxis scheint sogar die Lösung aller theoretischen Probleme in der Professionalisierungsdebatte zu sein.[155] Dabei ist die Bedeutung der Organisation, in der der Professionelle agiert, nicht zu unterschätzen, denn der professionelle Habitus muss durch institutionelle Strukturen unterstützt werden.[156] Damit ist der Habitus eng mit seinem Feld verbunden.

---

[149] Siehe: Pfadenhauer (2009), S. 11

[150] Vgl.: Knoll (2010), S. 101

[151] Siehe: Knoll (2010), S. 102

[152] Siehe: Schneider (2011), S. 124 f.

[153] Siehe: Schneider (2011), S. 125

[154] Vgl.: Lenz (2011), S. 118

[155] Vgl.: Graßhoff (2011), S. 248

[156] Vgl.: Schneider (2011), S. 133

3.4.2 Das soziale Feld und das Kapital

Komplementär zum Habitus nennt Bourdieu die sozialen Felder. Sie sind die objektiven Strukturen, die sich dialektisch mit den inneren Mustern der Personen bedingen.[157] Das bedeutet, dass die objektiven Strukturen den Habitus beeinflussen, genauso wie der Habitus das soziale Feld beeinflusst. Demnach bildet sich der Habitus in einem sozialen Feld, in dem die Akteure begrenzt sind und denen der Habitus Sinn gibt.[158] Dabei folgt jedes Feld seiner eigenen Logik und benutzt seine eigene Sprache, um seine spezifischen Interessen zu verfolgen.[159] Ähnlich wie in anderen Theorien wird auch im sozialen Feld die Wirklichkeit als sozial konstruiert beschrieben. Damit existieren soziale Strukturen erst durch das praktische Handeln und bedürfen einer ständigen Legitimation, Reproduktion und Verfestigung.[160] Ein Feld ist analog dem Konzept von „System" bei N. Luhmann zu verstehen. So kann, ohne dass jeder Einzelne dies bewusst tut bzw. Einfluss nehmen kann, sich ein Feld immer weiter reproduzieren; so sorgt es für sein Überleben und kann kaum durchbrochen werden, was auch für die „Schwerfälligkeit" des Habitus spricht.[161] Trotzdem unterliegt das Feld einem ständigen internen Wandel – dies ist durch den laufenden Strukturwechsel des Kapitaleinsatzes zu erklären ist. Die Felder grenzen sich dabei voneinander ab, indem die dort aktiven Protagonisten bestimmte Zugangsregeln definieren.[162] Bei den Professionen kann dies beispielsweise das Fachwissen sein.

Das Feld darf aber nicht als homogener Raum verstanden werden. Vielmehr ist es ein hierarchischer Raum, der durch die Konkurrenz der Akteure geprägt ist, die bestrebt sind, ihre Zugehörigkeit zu legitimieren und sich eine bestmögliche Position im Feld zu erkämpfen. In einem sozialen Feld kann sich durch die Veränderung eines Kapitaleinsatzes bzw. die Veränderung des Wertes dieses Kapitals das Kräfteverhältnis im Feld oder sogar die Zugehörigkeit zum Feld ändern. Damit sind der soziale Rang und die damit verbundene Macht im Feld von dem Besitz des spezifischen Kapitals in der sozialen Beziehung abhängig.[163] Denn durch die Macht der Akteure, die eine gute Position vertreten, wird versucht, das soziale Feld so zu beeinflussen, dass die eigene Position nicht gefährdet ist.

---

[157] Siehe: Wehner (2010), S. 51

[158] Vgl.: Becker-Lenz/ Müller (2009), S. 14

[159] Siehe: Bourdieu (2005), S. 13

[160] Siehe: Wehner (2010), S. 53

[161] Vgl.: Greving (2011), S. 21

[162] Vgl.: Wehner (2010), S. 143

[163] Vgl.: Bourdieu (1982), S 191; Rehbein/ Saalmann (2009a), S. 135

Das Kapital hat damit eine strukturierende Bedeutung im Feld und umfasst alle Ressourcen, die gesellschaftlich wertvoll sind.[164] Dabei ist das Kapital immer feldspezifisch zu verstehen. So hat das Kapital eines Fußballspielers, die „Ballkunst", beim Eishockey keinerlei Bedeutung. Damit gilt das Kapital als eine individuelle Ressource des Feldes und ist genau wie der Habitus nicht unabhängig vom Feld zu denken. Kapital als akkumulierte Arbeit sorgt dafür, dass nicht alles gleich möglich oder unmöglich ist.[165]

Das Kapital kann dabei in vier grundlegende Kategorien unterschieden werden, mit denen die spezifischen Felder differenziert werden.

Das **ökonomische Kapital** versteht sich als materieller Besitz, den man direkt in Geld konvertieren kann und mit dem Eigentumsrecht institutionalisiert wird.

Das **kulturelle Kapital** versteht sich als Informationskapital. Es besitzt eine kulturelle Eigenlogik. Dadurch lässt es sich nicht unmittelbar in ökonomisches Kapital umwandeln. Es werden drei Formen unterschieden:

A) Bücher und Gemälde verstehen sich als kulturelles Kapital im objektivierten Zustand. Sie können durch Geld erworben werden und besitzen dadurch einen bestimmten objektiven Wert.

B) Sämtliche kulturelle Fähigkeiten, Fertigkeiten und Wissensformen, die an Personen gebunden sind, befinden sich in einem inkorporierten Zustand. Sie entstehen durch die individuelle Bildung der Akteure und sind Bestandteil des Habitus und damit eine dauerhafte Disposition des Organismus.

C) Die Institutionalisierung ist der letzte Zustand des kulturellen Kapitals. Hier werden durch das inkorporierte Kapital Bildungstitel vergeben, die eine bestimmte Berufslaufbahn legitimieren. Es liefert gleichzeitig ein Beispiel für das symbolische Kapital, das aus der Wirkung der gesellschaftlichen Anerkennung resultiert.

Grundsätzlich sind damit die meisten Eigenschaften des kulturellen Kapitals körpergebunden und setzen eine Verinnerlichung voraus. Damit hat Bildung einen entscheidenden Einfluss auf das kulturelle Kapital.[166] Dies führt dazu, dass dieses inkorporierte Kapital fest mit dem Habitus verbunden ist. Bourdieu beschreibt,

---

[164] Vgl.: Rehbein/ Saalmann (2009a), S. 134

[165] Vgl.: Bourdieu (2005), S. 50

[166] Vgl.: Bourdieu (2005), S. 53

dass beim ökonomischen und kulturellen Kapital vor allem Zeit einen bedeutenden Faktor darstellt und damit als Bindeglied zwischen den beiden Kapitalarten fungiert.[167]

Das **soziale Kapital** beruht auf der Zugehörigkeit zu einer Gruppe und bildet damit die Gesamtheit der aktuellen und potenziellen Ressourcen.[168] Die dadurch entstehenden Netzwerke können im Bedarfsfall eingesetzt werden und entscheiden mitunter über die Profitchancen bei der Reproduktion von ökonomischem und kulturellem Kapital. Diese untrennbare Verknüpfung führt dazu, dass in Beziehungsnetze investiert wird, die bewusst oder unbewusst auf die Schaffung und Erhaltung von Sozialbeziehungen gerichtet sind, die früher oder später einen unmittelbaren Nutzen versprechen.[169] Das soziale Kapital wirkt stets als **symbolisches Kapital**, da es ausschließlich der Logik des Kennens und Anerkennens folgt.[170] So wie das soziale Kapital wirken auch die anderen Arten von Kapital als symbolisches Kapital, da sie zur Akzeptanz oder Wertschätzung verwendet werden und damit zur Durchsetzung von Machtansprüchen im Feld genutzt werden können.

Diese Ausführungen bestätigen noch einmal, dass jedes Feld seine eigenen Regeln hat und seiner eigenen Logik folgt. Die feldspezifischen Kapitalarten und der Habitus sind dadurch eng mit dem Feld verbunden, können sich aber durch gewisse Einflüsse oder Machtverschiebungen verändern. Aber nicht nur das soziale Feld selbst ist dynamisch, sondern auch die Grenzen des Feldes sind variabel und werden feldintern gesetzt. Kurz gesagt, das Feld endet dort, wo die Feldeffekte und damit die Einflüsse des Feldes aufhören.

3.5   Zwischenfazit

Die Zusammenstellung der verschiedenen Theorien lässt erkennen, dass es schwer ist, eine Theorie isoliert zu betrachten, da das professionelle Handeln von vielen verschiedenen Faktoren beeinflusst wird bzw. verschiedene Auswirkungen auf das gesellschaftliche Leben hat. Teilweise ergänzen sich die einzelnen Konzepte sogar bzw. nutzen nur andere Begrifflichkeiten für gleiche oder zumindest sehr ähnliche theoretische Konstrukte. Alle Theorien vereinigt die Aussage, dass die Professionen ein neues Prinzip der gesellschaftlichen Differenzierung

---

[167] Vgl.: Bourdieu (2005), S. 58
[168] Vgl.: Bourdieu (2005), S. 63
[169] Vgl.: Bourdieu (2005), S. 65
[170] Vgl.: Wehner (2010). S. 56 ff; Rehbein (2011), S. 112 ff.

darstellen, die sich vor allem durch die Industriegesellschaft ergeben hat.[171]
Neben dem merkmaltheoretischen Ansatz, der als veraltet gilt, aber sich in allen
Theorien mindestens anteilig wiederfindet, geht es in allen Theorien der Neuzeit vor allem um professionelles Handeln. Professionelles Handeln im engeren
Sinne ist gekennzeichnet durch den Bezug auf eine spezifizierte Wissensbasis,
die Erklärungs- und Handlungswissen bereitstellt und durch fachliche Standards
für ein angemessenes Verhalten sorgt.[172] Dabei scheint genau dieses abstrakte
wissenschaftliche Wissen auch das entscheidende Merkmal dafür zu sein, dass
sich eine Berufsgruppe als Profession bezeichnen kann.[173] Das dadurch entstehende Expertenwissen sorgt für ein unabhängiges Handeln der Professionen.
Zur Operationalisierung nutzen die Professionen Diagnosen[174] und Therapie-
Verschreibungen, deren Feststellung und Festlegung unter ihrem Vorbehalt liegen.
Das dies auch nur durch die jeweilige Profession festgelegt wird, ist in sehr vielen Fällen staatlich über Zertifikate oder Gesetze geregelt und begründet sich
durch das spezielle Wissen der Profession. Diese besondere Freiheit erhalten
die Professionen aufgrund ihrer Gemeinwohlorientierung, die wiederum zu einer
besonderen Stellung in der Gesellschaft führt.[175] Hier nehmen die Ärzte eine
besondere Rolle ein, da sie als eine der drei Gründungsprofessionen gelten und
damit über einen ausgeprägten Handlungsbereich verfügen. So orientieren sich
viele Theorien auch an ihrem Handeln und setzen dieses als Maßstab.[176] Das
professionelle Handeln findet immer in einem bestimmten Feld oder (Funktions-)
System statt, in dem nur eine Profession die Definitionsmacht hat. Im Gesundheitswesen sind es seit längerem die Ärzte, die das Berufsfeld kontrollieren. Die
Profession definiert die feldinternen Spielregeln und Prinzipien und beherrscht
damit auch die anderen Berufsgruppen.[177] Die neuen Theorien beschreiben im
Gegensatz zu der merkmalsorientierten Theorie, dass sich auch andere Expertenberufe bzw. Semiprofessionen im Feld professionalisieren und damit im Rang der
Berufe-Hierarchie aufsteigen können.

---

[171] Vgl.: Schottler (2020), S. 341; Combe/ Helsper (1996), S. 54

[172] Siehe: Kalkowski/ Paul (2012), S. 6

[173] Vgl.: Klatetzki (2012), S. 168

[174] Anmerkung: Diagnosen stellen dabei eine Kategorisierung der Probleme oder Bedürfnisse der Patienten dar, die auch nur durch die zuständige Profession zugeordnet werden
darf.

[175] Vgl.: Stichweh (2008), S. 336

[176] Vgl.: Knoll (2010), S. 97

[177] Vgl.: Wehner (2010), S. 38

Gegenüber der Medizin wird der Pflege der Rang einer Semi- oder Paraprofession zugeordnet.[178] Die Semiprofessionen erfüllen im Vergleich zu den Professionen nur einige Professionalisierungskriterien und -merkmale.[179] Vor allem die kürzere und geringer qualifizierte Ausbildung sowie der Mangel an spezialisiertem Wissen und die mangelnde Unabhängigkeit in der Berufsausübung stellen wesentliche Merkmale der Semiprofessionen dar.[180] Auf den Status der Pflegeberufe als Semiprofession wird später noch eingegangen.

Ergänzend dazu hat das Phänomen der Geschlechtlichkeit bei allen Theorien eine nicht unerhebliche Bedeutung, da es bis heute auf die Entwicklung der Professionen einwirkt. In der Geschichte wurde vor allem das weibliche Geschlecht bei der Entwicklung von Professionen benachteiligt und damit auch die Berufe, die vor allem durch Frauen ausgeübt wurden. Diese von Frauen besetzten Arbeitsgebiete werden häufig als Semiprofessionen bezeichnet und damit im Verhältnis zu den Professionen abgewertet.[181] Dabei sind diese Unterscheidungen zwischen den Geschlechtern und damit die Benachteiligung nicht biologisch begründet, sondern vor allem Konstruktionen der Gesellschaft.[182]

Aus Sicht des Autors ist es das Habituskonzept von P. Bourdieu, das am geeignetsten erscheint, das professionelle Handeln und damit die Professionen zu verstehen und die elementarsten Teile der anderen Theorien in sich zu vereinen. So greift es beispielsweise das Machtverständnis von Foucault genauso auf wie Anteile der Inszenierungstheorie nach Goffman und lässt Parallelen zur Luhmann'schen Systemtheorie erkennen.

Professionen verstehen sich nach diesem Konzept als eine Berufsgruppe, die aufgrund ihrer wissenschaftlichen Ausbildung und entsprechender praktischer Ausbildungsphasen problemspezifische Wahrnehmungen institutionalisieren und auf eine gewisse Art auch standardisieren. Aufgrund dieser Ausbildung haben die Professionen ein Fallverstehen entwickelt, das nur sie anwenden können und dass der Laie nicht mehr nachvollziehen kann. Da ein fundiertes und tiefgehendes wissenschaftliches Wissen derzeit nur an Hochschulen erworben werden kann, gilt die akademische Ausbildung auch im Habituskonzept als ein Merkmal der Professionalisierung. Professionen agieren als prädisponierte Akteure in einem Feld, z. B. dem Gesundheitswesen, in dem sie es durch Anwendung ihres professionellen Habitus geschafft haben, Machtstrukturen zu ihrem Vorteil zu nutzen und sich

---

[178] Siehe: Arnold (2008), S. 37

[179] Vgl.: Schottler (2020), S. 349

[180] Vgl.: Arnold (2008), S. 37

[181] Vgl.: Sanders (2009), S. 22

[182] Vgl.: Sanders (2009), S. 20

von anderen Berufen abzugrenzen. Abgrenzung meint in diesem Fall die Stellung im System (Feld), begründet durch habitualisierte Verhaltensweisen der Professionellen. Diese Abgrenzung zeigt sich unter anderem auch darin, dass es Berufen im Gegensatz zu den Professionen viel leichter fällt, ihren Alltag von ihrem Erwerbsleben zu trennen.[183] So ist im Habitus die Identität mit dem Handeln des Individuums verknüpft, was dann dazu führt, dass man seine professionelle Identität nie ablegen kann. Der professionelle Habitus zeigt sich in jedem sozialen Vollzug. Beispielsweise werden Mediziner auch in ihrer Freizeit mit ihrem Titel „Herr Doktor" angesprochen, was vor allem den professionellen Habitus des Arztes würdigen und die (herausgehobene) soziale Stellung verdeutlichen soll. Der Habitus versteht sich demnach als eine allgemeine Grundhaltung bzw. eine Disposition gegenüber der Welt.[184] Die Professionellen vollziehen dabei ihre professionellen Handlungen vor allem durch Kommunikation in ihrem Feld. Das habitualisierte professionelle Handeln zeigt sich intuitiv, ist aber durch wissenschaftliches Wissen begründet.[185] Wie wichtig den klassischen Professionen die Ausbildung eines Habitus war, zeigte sich bereits im Mittelalter. So waren die ersten Universitäten primär an der Ausbildung einer Habitusformation ihrer Studenten interessiert und weniger an Forschungsarbeiten.[186] Die Basis für die Habitusformung im Studium war bereits durch die Auswahl der Studenten gegeben. Die Studenten gehörten nämlich einem bestimmten Milieu an, in dem sie durch ihre äußere Umwelt geprägt wurden und so schon eine (elitäre) Qualität des Lebens anstrebten.[187] Um den professionellen Habitus aber vollständig ausbilden zu können, war auch eine Autonomie in der Wissenschaft notwendig, die sich im Nachgang entwickelte und dann wechselseitig auch zu einer Autonomisierung der Praxis führte, weil sie nicht mehr von extern kontrolliert werden konnte.[188]

Das Gesundheitswesen ist für das professionelle Handeln ein sehr gutes Beispiel. Die Medizin gilt als Inbegriff einer Profession und kann ihre Machtposition schon seit Jahrhunderten im Gesundheitssystem verteidigen.[189] Seitdem die Mediziner den gesellschaftlichen Auftrag bekommen haben, sich um das Problem der Krankheit zu kümmern, obliegt ihnen die Definitionsmacht über Gesundheit und Krankheit. Um diesem Auftrag zu entsprechen, haben sie die Organisation

---

[183] Vgl.: Schottler (2020), S. 351

[184] Vgl.: Bremer (2005), S. 56

[185] Vgl.: Knoll (2010), S. 81

[186] Vgl.: Combe/ Helsper(1996), S. 94

[187] Vgl.: Bremer (2005), S. 57

[188] Vgl.: Combe/ Helsper(1996), S. 102

[189] Siehe: Schubert (2008), S 146

Krankenhaus für sich entsprechend umgestaltet und konnten so das Funktionssystem mit dem Codewert krank/gesund entwickeln, an dem sich alle anderen Berufe oder Professionen im System auch orientieren mussten.

Bei dieser Entwicklung spielte auch das Thema der Geschlechtlichkeit eine bedeutende Rolle. So waren es doch zu Beginn der Professionalisierung ausschließlich Männer, die Medizin studierten und damit den Rang einer Profession erwerben konnten. Aufgrund dieser Ausgrenzung blieb für die Frauen in dem System nur die Übernahme anderer, vermeintlich der weiblichen Natur näherer Tätigkeiten. Damit wurde die Pflege mit der weiblichen Arbeitsleistung verbunden. Viele Jahre funktionierte das Funktionssystem nach dieser Logik und verteilte so die Machtverhältnisse im Krankenhaus zugunsten der Ärzte. Allein der Habitus der Mediziner prägte die Organisation Krankenhaus in einem so erheblichen Maße, dass die Profession nicht mehr von der Organisation Krankenhaus zu trennen war. Sie wurde zur zentralen Institution der medizinischen Leistungserbringung und Ausbildung. Die Definitionsmacht war dabei so stark, dass sogar der politische Versuch ein ökonomisches Anreizsystem zu implementieren, sich der Systemlogik unterordnen musste. Die Ärzte sorgten bei der Verteilung der Ressourcen dafür, dass vor allem medizinische Prozeduren besser vergütet wurden und die Leistung der anderen Protagonisten im Krankenhaus nur als „Anhängsel" mitfinanziert wurde. Aber diese Leistungen waren disponibel und konnten somit problemlos eingespart werden. Das bedeutete wieder eine Benachteiligung des weiblichen Arbeitsvermögens, indem vor allem bei den Pflegenden gespart wurde.

Jedoch zeigt sich in den letzten Jahren ein deutlicher Wandel bei der Definierung von geschlechtsabhängiger Arbeitsleistung und in der Krankenversorgung im Allgemeinen. Diese Entwicklungen führen zu einem Diskurs über Veränderungen und Verschiebung von Machtverhältnissen zwischen den beiden Hauptprotagonisten im Krankenhaus. Einerseits zeigen sich aus unterschiedlichsten Gründen eine Deprofessionalisierungstendenz der Mediziner und andererseits eine Professionalisierungstendenz der Pflegenden. Diese Tatsache wird auch von Berufsverbänden der Mediziner beobachtet, die versuchen, diesen Prozess durch verschiedene Maßnahmen zu unterbinden oder mindestens zu verlangsamen. Dabei spielt vor allem der gesellschaftliche Diskurs über die Geschlechterdiskriminierung eine Rolle, bei der die Vorgänge zu identifizieren sind, die die hierarchischen Unterschiede der Geschlechter auf der Handlungsebene und auf der Ebene des Arbeitsmarktes führen.[190] Es ist davon auszugehen, dass die zunehmende akademische Bildung der ehemals weiblichen Berufe und das sich damit verändernde

---

[190] Vgl.: Arnold (2008), S. 65

inkorporierte Kapital im Feld zu neuen Spielregeln im Krankenhaus bzw. in der Krankenversorgung führen werden. Des Weiteren zeigt sich bereits, dass der steigende Bedarf an einer pflegerischen Versorgung auch zu einem steigenden Bedarf an pflegerischer Kompetenz im Feld führt.

Die Erkenntnisse des ersten Kapitels lassen einen ersten Rückschluss darauf zu, warum die Demenzerkrankung im Krankenhaussystem nicht anschlussfähig ist. So zeigt sich, dass vor allem der Habitus der Mediziner mit seiner Handlungslogik nicht auf die Bearbeitung der Problemstellung ausgelegt ist. Die starke Verknüpfung des medizinischen Habitus mit der Organisation Krankenhaus sorgt zusätzlich für eine Nichtanschlussfähigkeit im Funktionssystem der Krankenbehandlung. Dabei zeigt sich, dass die größte Problematik nicht in der Ökonomisierung oder in der Chronifizierung liegt. Vielmehr scheint die Verschiebung von medizinischen Fragestellungen hin zu pflegerischen Versorgungsbedarfen ein Hemmnisfaktor für die Anschlussfähigkeit zu sein. Diese Tatsache führt zu einem potenziellen Verlust der Deutungsmacht der medizinischen Profession in der Krankenbehandlung, was als Bedrohung angesehen und daher verhindert wird. Diese Entwicklungen lösen aktuell Veränderungsprozesse bei den Professionen ein. In diesem Zusammenhang wird von einer Deprofessionalisierung der Ärzte und einer Professionalisierung der Pflege gesprochen.

Im Folgenden wird näher auf die Tendenzen der beiden Professionen eingegangen und herausgestellt, wie die Veränderungsprozesse auf die Kultur des Krankenhauses einwirken und welchen Einfluss diese auf die einzelne Profession und auf die Zusammenarbeit haben.

Wandel im Gesundheitswesen – die Professionen Medizin und Pflege im Rahmen der gesellschaftlichen Veränderungenss

4

Das Gesundheitswesen durchläuft gegenwärtig einen tiefgreifenden Wandel. Dieser ist vor allem in den Krankenhäusern zu spüren. Neben der Tatsache, dass sich die Rahmenbedingungen der Vergütung der Krankenhausleistungen ständig ändern, entsteht durch den demographischen Wandel und das damit veränderte Krankheitspanorama der Bedarf, die Systemlogik der Krankenbehandlung zu verändern. Durch diese Veränderungen im System ergeben sich beachtenswerte Veränderungen in der Struktur der Gesundheitsberufe. Besonders betroffen sind davon die Ärzte und die Pflegenden, die dabei gegenläufige Trends aufweisen. Diese Trends führen dazu, dass die bereits schwierige Beziehung zwischen den beiden Professionen noch weiter eskaliert und teilweise sogar in einem Kampf der Professionen mündet, in dem es um Definitionsmacht und Unabhängigkeit geht. In diesem Kapitel werden die Veränderungen bei den beiden Hauptprotagonisten des Krankenhauses, den Ärzten und den Pflegenden, genauer beleuchtet. Dabei ist zu erkennen, dass die im vorangegangenen Kapitel beschriebenen Professionstheorien auch als Erklärungsgrundlage für die Veränderungstendenzen der beiden Professionen dienen können. In diesem Veränderungsprozess spielt das Thema der Geschlechtlichkeit der Berufe eine bedeutende Rolle. Stichworte wie „Feminisierung der Medizin" und „Entfeminisierung der Pflege" tragen zur Veränderung der beiden Berufsbilder bei und verdeutlichen, wie stark immer noch der Einfluss des Genders bei der Entwicklung eines professionellen Habitus ist.

4.1 Die Entwicklung des Ärztestandes

Um die aktuellen Ereignisse im Gesundheitswesen und die damit verbundene These der Deprofessionalisierung besser verstehen zu können, soll an dieser Stelle noch einmal kurz auf die historischen Prozesse eingegangen werden, die dazu

© Der/die Autor(en), exklusiv lizenziert an Springer Fachmedien Wiesbaden GmbH, ein Teil von Springer Nature 2023
J. Kurmann, *Demenz als Störfaktor?*, Vallendarer Schriften der Pflegewissenschaft 14, https://doi.org/10.1007/978-3-658-42191-5_4

führten, dass sich die Medizin zur Profession entwickeln konnte. Heilkunde und ärztliches Handeln sind (…) so alt wie die Menschheit selbst.[1] Auch wenn es in den Urzeiten keinen Arzt nach unserem heutigen Verständnis gab, so hatte der „Heiler" oder „Medizinmann" eine einflussreiche Stellung in der Gesellschaft und war oft gleichzeitig der Stammeshäuptling oder König.[2]

Am prägendsten für unser heutiges Verständnis der ärztlichen Tätigkeit war die griechische Antike. So wird allgemein konstatiert, dass die Medizin, so wie sie sich heute versteht, auf den griechischen Philosophen Hippokrates von Kos (460–375 vor Christus) zurückzuführen ist. Er gilt als einer der ersten Ärzte, der wissenschaftliche Aspekte bei seiner Behandlung mit einbezog und damit priesterliche Aspekte dem ärztlichen Handeln unterordnete. Dieses ethische Verantwortungsbewusstsein mündete im „Hippokratische Eid", der Jahrhunderte von allen Ärzten zum Abschluss der Ausbildung geleistet wurde. Wenngleich er heute nicht mehr geleistet wird, wirken seine Formulierungen noch heute in modernen Alternativen.[3] Mit diesem Eid wurde erstmals eine Leitlinie für das ärztliche Handeln und die Ausbildung definiert. Durch diesen Eid wird eine klare Abgrenzung zu anderen Heilern vollzogen und eine gewisse Zugangsbeschränkung zum Medizinertum definiert. Beides sind erste Merkmale zur Herausbildung einer Profession nach dem heutigen Verständnis. Zu dieser Zeit konnten die Mediziner noch nicht autonom agieren, da sie ihr spezialisiertes Wissen im Rahmen einer Dienstleistung anboten und nur für den Behandlungserfolg bezahlt wurden. Damit konnten die Mediziner ihr Handeln nicht weiter professionalisieren. Diese erfolgsbasierte finanzielle Abhängigkeit hielt noch lange an.

Zu Beginn des Mittelalters verschlechtere sich die Situation für den Ärztestand sogar noch, da das sich immer weiter ausbreitende Christentum nur das Gebet, die Beschwörung und das Handauflegen erlaubte.[4] Erst mit dem Bekanntwerden des Matthäusevangeliums, das die Taten Jesu als Heilkunst interpretierte, änderte sich die Haltung gegenüber den Medizinern.[5] Von nun an wurden die Ärzte mit Jesus als Christus Medicus assoziiert. Übersetzt heißt das „Jesus, der Arzt" und es soll die Funktion des gütigen Heilers bei Jesus von Nazareth hervorheben. Diese Rolle war früh prägend für Jesus, da er den Kontakt zu Kranken und Leidenden suchte und seine Heilkünste aus reiner Nächstenliebe anbot. Das mit dem

---

[1] Siehe: Laib (2017), S. 47

[2] Vgl.: Laib (2017), S. 47

[3] Vgl.: Schönwälder (2009), S. 6 f

[4] Vgl.: Laib (2017), S. 51

[5] Vgl.: Laib (2017), S. 51

Begriff verbundene Bild des göttlichen Heilers prägte das Bild der Ärzte in dieser Zeit ganz besonders und wirkt zum Teil auch noch in den heutigen Habitus der Ärzte hinein. Diese durch christlichen Glauben geprägte Zeit erhält damit für die Beziehung zwischen dem Arzt und dem Patienten eine besondere Bedeutung. Sie wird durch die Beziehung mit Gott zu sich selbst begründet, was dem Arzt eine ganz besondere Funktion zuschreibt.[6] Zwar wird dem Arzt die Rolle des Heilers zugeschrieben, aber im Arzt-Patienten-Verhältnis geht es nicht zwingend um die Gesundung, sondern vielmehr um die Therapie. Da auch die Krankheit oder der Tod als Gott gegeben angesehen werden, schöpfen sowohl der Arzt als auch der Patient aus genau dieser Haltung ihre Kraft.[7] Damit blieb den Ärzten die exponierte Stellung als unantastbare Heiler im Mittelalter gesichert, obwohl sie kaum Heilerfolge zu bieten hatten und sich das medizinische Wissen kaum weiterentwickelte.[8] Trotz dieser bereits früh entstandenen besonderen Stellung in der Gesellschaft war der Arzt im Mittelalter lange Zeit eine Randerscheinung. Vielmehr spielten die Pflegenden eine bedeutendere Rolle in der gesellschaftlichen Wahrnehmung, waren sie es doch, die in den Krankenhäusern die Sorge um Arme und Fremde übernahmen.[9] Neben den Pflegenden hatten zu der Zeit auch die Mönche ein hohes medizinisches Wissen, da sie sich mit den Schriften der griechischen Antike von Galen und Hippokrates auseinandersetzten und dieses Wissen auch im praktischen Klosterleben umsetzten.[10] Erst mit dem Praxisverbot für Mönche und Kanoniker im 12. Jahrhundert wurde der Ausbau der weltlichen Schulmedizin beschleunigt und dies bot den Ärzten wieder mehr Möglichkeiten, sich einzubringen.[11]

Zum Ende des Mittelalters und mit Anfang der Renaissance gewann die Medizin wieder an Bedeutung, indem die Qualität des Studiums durch verschiedene Maßnahmen verbessert wurde und am Ende dieser Ausbildung ein Staatsexamen abgenommen wurde. Des Weiteren wurden Regelungen und Verordnungen zum heilberuflichen Spektrum verfasst.[12] Eine solche Regelung war dringend notwendig geworden, denn neben den akademisch ausgebildeten Ärzten hatte sich eine Vielzahl medizinischer Berufe herausgebildet. Zu nennen sind

---

[6] Vgl.: von Engelhardt (2001), S. 39
[7] Vgl.: von Engelhardt (2001), S. 39
[8] Vgl.: Rohde (1974), S. 80
[9] Vgl.: Rohde (1974), S. 65
[10] Vgl.: Eckart (2017), S. 52 f.
[11] Vgl.: Eckart (2017), S. 53 f.
[12] Vgl.: Eckart (2017), S. 97

hier allen voran die Chirurgen, Bader und Barbiere, aber auch Bruch und Stein-schneider, Starstecher, Zahnbrecher, Hebammen und natürlich die Apotheker.[13] Ergänzend wendeten sich die Ärzte immer mehr der Naturwissenschaft und der empirischen Forschung zu.[14] Die Anatomie wurde im 16. und 17. Jahrhundert zur medizinischen Leitwissenschaft.[15] Durch diese neue Erkenntnishaltung konn-ten auch neue Forschungsziele formuliert werden, die nicht mehr dogmatisch, sondern modern naturwissenschaftlich interpretiert wurden.[16] Gleichzeitig fand immer mehr praktische Arbeit der Ärzte in den „neuen" Krankenhäusern statt, was zu einem steigenden Wissenszuwachs führte und vor allem zu frühen prak-tischen Erfahrungen. Neben den Entwicklungen im Mittelalter waren vor allem die Entwicklungen im 19. Jahrhundert für die heutige Stellung der Mediziner prägend.[17] Einerseits gehen die Entwicklungen auf die Veränderungen in den Entwicklungs- und Konzeptionslinien der reinen Naturwissenschaften und der Medizin- und Biowissenschaften zurück, aber andererseits auch auf die radikalen Veränderungen des Wirtschafts- und Soziallebens.[18] So schafften es die Ärzte, die Krankenhäuser für sich zu erobern, da die Volksgesundheit im Rahmen der Indus-trialisierung immer wichtiger wurde und die Ärzte diesem Bedürfnis aufgrund der neuen Bezugswissenschaften gerecht werden konnten.[19] Dazu formierten sie sich zu einer standespolitischen Organisation und verlagerten ihre Ausbildung aus-schließlich an Universitäten. Auch die stärkere Praxisorientierung führte zu einer besseren Ausbildung am Krankenbett und damit zu einer steigenden Relevanz der Medizin.[20] Die damit verbundenen Veränderungen und Ausdifferenzierungen führten zu einem Wissensvorsprung für die Ärzte und zu einem Kompetenzver-lust der Patienten.[21] Zu dieser Zeit verfestigte sich auch das Gesundheitsideal in der Bevölkerung. Krankheit wurde dabei als Schwäche, Bestrafung oder als Herausforderung angesehen, die es schnell abzulegen galt.[22] Mit dieser Haltung erklärt sich auch die Entwicklung des binären Codes im Krankenbehandlungs-system, der noch bis heute Gültigkeit hat. Die Krankheit, die es zu besiegen

---

[13] Siehe: Eckart (2017), S. 97

[14] Vgl.: Rohde (1974), S. 77

[15] Siehe: Laib (2017), S. 55

[16] Vgl.: Eckart (2017), S. 104

[17] Vgl.: Schönwälder (2009), S. 9 ff.

[18] Vgl.: Eckart (2017), S. 173

[19] Vgl.: Eckart (2017), S. 174 ff.

[20] Vgl.: Eckart (2017), S. 231 f.

[21] Vgl.: Schönwälder (2009), S. 12

[22] Vgl.: von Engelhardt (2001), S. 44

galt, wurde als Gegenstück zur Gesundheit angesehen. Mit ihrem Wissen über diese Erkrankungen und ihre Heilung wurde den Ärzten die Definitionsmacht und damit die Vorherrschaft über das Feld der Krankenbehandlung logischerweise übergeben. Die anderen in dem Feld tätigen Berufsgruppen wie bspw. die Pflegenden, aber auch die Patienten mussten sich damit den Ärzten unterordnen. Dadurch entwickelte sich ein Machtmonopol, welches sich 1883 mit Einführung der Krankenversicherung und der damit verbundenen auch staatlich übertragenen Definitionsmacht von Krankheit sowie der Verantwortung für die staatliche Gesundheitsfürsorge weiter festigte.[23]

Doch diese sehr gefestigte Vormachtstellung scheint zunehmend bedroht zu sein. Die alternde Gesellschaft führt zu neuen gesellschaftlichen Herausforderungen und Krankheitsbildern. Das Alter bringt eine große Zahl an chronischen Alterserkrankungen mit sich, die vor allem mit einem erhöhten Bedarf an pflegerischen Leistungen verbunden sind. Dabei gilt das Gesundheitsideal in der Gesellschaft mehr denn je. Es gilt als erstrebenswert, jung, vital und gesund zu sein. Es wird sogar versucht, den physiologischen Alterungsprozess durch medizinische Eingriffe zu verlangsamen, da Altern in der heutigen Leistungsgesellschaft mit geringer Leistungsfähigkeit und Schwäche verbunden wird. Also scheint auch weiterhin der Code krank/gesund im Feld der Krankenbehandlung wirksam zu sein. Betrachtet man die Presse, ist auch hier weiterhin der Arzt als Heros und Heiler mit seinen Fähigkeiten im Fokus, so etwa im ‚Stern‘ vom 23.12.2019, in dem über die wichtigsten Waffen des Mediziners im Kampf gegen den Krebs berichtet wird.[24] Der Arzt steht hier weiterhin als alleiniger Kämpfer gegen die Krankheit, die den Patienten bedroht. Der Arzt verkörpert demnach im metaphorischen Sinne weiterhin den Helden im Kampf gegen das „Böse". Was sind also die Veränderungen im Gesundheitswesen, die eine Deprofessionalisierung verursachen und damit die Machtposition der Ärzte in Gefahr bringen? Diese Aspekte werden im Folgenden näher beleuchtet.

4.1.1 Ursachen der Deprofessionalisierung

Für die Deprofessionalisierung der Mediziner werden verschiedene Ursachen benannt, die im Folgenden kurz beschrieben werden sollen. Deprofessionalisierung darf dabei nicht als eine Abqualifizierung des ärztlichen Handelns verstanden werden. Diese bleibt weiterhin hoch qualifiziertes Expertenhandeln

---

[23] Vgl.: Schönwälder (2009), S. 14
[24] Vgl.: Helms (2019)

und behält auch weiterhin eine wichtige Rolle in der Gesellschaft, wie auch in dem Artikel zu lesen ist. Vielmehr wird damit der Übergang von der Profession zum normalen Beruf beschrieben und die damit einhergehenden Veränderungen im gesellschaftlichen Ansehen sowie ihre Zusammenarbeit mit anderen Berufen (wie bspw. den Semiprofessionen).[25] Die Deprofessionalisierung der Mediziner geht mit dem Verlust der Deutungsmacht in ihrem Feld einher und führt damit gleichzeitig zu einem Hierarchieverlust der Berufsgruppe. Dieser Machtverlust der vorher maßgebenden Berufsgruppe führt zu einem Bedeutungsgewinn aller anderen Berufe im Feld, in diesem Fall vor allem dem der Pflege, worauf später noch eingegangen wird. Ganz allgemein kann aber konstatiert werden, dass sich das Ansehen des Arztes in den letzten Jahrzehnten von einem Arzt als Heilperson und als paternalistischem, omnipotentem Vertrauten hin zu einem Arzt als Dienstleister im komplexen Gesundheitsmarkt gewandelt hat. Dazu kommt, dass es seit einigen Jahren eine Reihe von Veränderungen in den Rahmenbedingungen des medizinischen Bereichs gibt, die die ärztliche Praxis beeinflussen und so als Indikatoren der Deprofessionalisierung interpretiert werden können.[26]

4.1.1.1   Verlust der eigenständigen Wissensgenerierung und der Definitionsmacht

Die Orientierung der Medizin hin zur Naturwissenschaft war der bedeutendste Aspekt der Ärzte, um ihren Professionalisierungsprozess einzuleiten. Neben einem deutlichen Effektivitätsgewinn sorgte diese Orientierung auch für einen ständigen Zuwachs an wissenschaftlichen Erkenntnissen über den menschlichen Organismus und die Nosologie. Diese Flut von Erkenntnissen wurde mit der Zeit immer spezieller, sodass sie fortan nur noch mit Hilfe von nicht-medizinischen Experten, wie z. B. Mikrobiologen, tiefgründiger und detaillierter erforscht werden konnten. Auch eine Therapie konnte teilweise nur noch mit Hilfe von hoch spezialisierten Geräten erfolgen, die durch Techniker entwickelt werden mussten. So werden die Mediziner immer abhängiger von Wissen, welches von anderen erarbeitet und dann zur Verfügung gestellt wird, u. a. auch deshalb, weil das immer komplexere Wissen im Medizinstudium nicht mehr angemessen vermittelt werden kann.[27] Diese Tatsache führt wiederum zu einer sinkenden Fachkompetenz der Mediziner, da sie sich nicht mehr eigenständig Wissen generieren, sondern immer mehr in die Abhängigkeit von anderen Berufsgruppen geraten und damit einen Teil ihrer ärztlichen Kontrolle verlieren. Heutzutage ist bspw. bereits

---

[25] Vgl.: Schönwälder (2009), S. 32, Bollinger/Hohl (1981), S, 443

[26] Vgl.: Schönwälder (2009) S. 2

[27] Vgl.: Schönwälder (2009), S. 34; Unschuld (2011), S. 73

in vielen Einrichtungen der Einsatz von Medizintechnikern selbstverständlich und notwendig, um die Mediziner in Geräte einzuweisen und den korrekten Einsatz zu kontrollieren.

Ergänzend dazu führt der Perspektivenwechsel der Gesellschaft[28] – weg von der Pathogenese hin zur Salutogenese – dazu, dass der Mediziner sich mit einem nicht begrenzbaren Feld von Krankheiten konfrontiert sieht. Dabei verliert der Arzt die Herrschaft über seinen Zuständigkeitsbereich, die Diagnosestellung, sowie die Definitionsmacht über die Krankenrolle.[29] In seiner neuen Funktion als Gesundheitsberater muss er jede neue Abweichung der Gesundheit behandeln und ein Maß finden, wie er die Gesundheit wiederherstellen kann. Durch diese Veränderung verliert er die Macht über die Definition von Krankheit und wird beauftragt, Gesundheit wiederherzustellen, auch wenn die Veränderung ihm ggf. zunächst nicht als Erkrankung erscheint. Dieser Aspekt ist einer der relevantesten Kriterien zum Kompetenzverlust der Ärzte. Wenn nicht mehr der Arzt definiert, was eine Krankheit ist und was nicht, sondern der Patient selbst, entstehen dadurch Veränderungen im Behandlungssystem. Wie erfolgreich die neuen Ansprüche der Patienten sind, erkennt man bspw. sehr gut an den Möglichkeiten, eine plastische Operation durch die Krankenkasse bezahlen zu lassen. Bei der Entscheidung spielen vor allem das Empfinden des Patienten und seine Haltung zu seinem Körper die bedeutendste Rolle. Gibt der Patient an, durch die körperliche Abnormität psychische Leiden zu haben, bezahlt die Krankenkasse den Eingriff. Zwar muss das Leiden durch einen Arzt bescheinigt (diagnostiziert) werden, was sich für den Arzt aber oft schwierig gestaltet, da auch hier die Belastung des Einzelnen schwer zu ergründen ist. Hinzu kommt ein sich veränderndes Krankheitsspektrum mit einer deutlichen Zunahme an chronischen Krankheiten.[30] Diese chronischen Erkrankungen, die immer prominenter im gesamten Krankheitsspektrum werden, können nicht mehr allein durch die Mediziner versorgt werden und führen dementsprechend zu einem weiteren Kompetenzeinbruch der Ärzte. Durch diese Entwicklungen ist der Arzt abhängig von anderen Protagonisten im Krankenbehandlungssystem und wird zur Kooperation mit diesen genötigt, obwohl dies nicht seinem Habitus und seiner Stellung entspricht.

---

[28] Anmerkung: Die WHO definiert Gesundheit: Gesundheit ist ein Zustand vollkommenen körperlichen, geistigen und sozialen Wohlbefindens und nicht allein das Fehlen von Krankheit und Gebrechen. (WHO 1947)

[29] Vgl.: Schönwälder (2009) S. 35

[30] Vgl. Schönwälder (2009) S. 35

4.1.1.2 Spezialisierung der medizinischen Expertise

Doch nicht nur die nicht-medizinischen Berufe werden immer relevanter bei der Behandlung von Krankheiten. Der Wissenszuwachs in der Medizin führte zu einer enormen Ausdifferenzierung der Medizin. Hatte in der Vergangenheit noch jeder Patient seinen Arzt, dem er sein ganzes Vertrauen entgegenbrachte und mit dem man eine lange andauernde Beziehung aufbauen konnte, stellt sich die heutige Situation anders dar. Der Arzt wird zunehmend anonymisiert. Der Generalist in Form des Hausarztes wird immer mehr durch Spezialisten abgelöst, die sich nur auf ein bestimmtes Organ oder einen bestimmten Bereich konzentrieren, aber die anderen Bereiche nicht mehr behandeln können. Besonders gut lässt sich diese Entwicklung im Krankenhaus beobachten.

Dort ist durch die steigende Komplexität und Rationalität die Notwendigkeit der Spezialisierung und Arbeitsteilung schon weit fortgeschritten und perfektioniert.[31] Der Patient wird nicht mehr als ganze Person wahrgenommen, sondern der spezialisierte Mediziner kümmert sich nur um sein Spezialgebiet und damit nur um das erkrankte Organ des Patienten, das in seinen Bereich fällt. Erkennt er ein weiteres Problem oder eine andere Erkrankung, zieht er einen weiteren Spezialisten hinzu. Die Spezialisierung der Ärzte und die damit verbundene Zerstückelung des Patienten in verschiedene Zuständigkeitsbereiche soll die Qualität der Versorgung der Patienten optimieren, führt aber zu einer Zerstörung der Arzt-Patienten-Beziehung und stellt die Verantwortung eines Arztes für die Versorgung des Patienten im komplexen Gefüge Krankenhaus in Frage. Besonders deutlich zeigt sich die Spezialisierung der Medizin, wenn man sich die (Muster-)Weiterbildungsordnung 2018 der Bundesärztekammer ansieht. Dort stehen 34 Gebiete, in denen ein Arzt seinen Facharzt machen kann und allein das Gebiet der Inneren Medizin ist in zehn weitere Facharztabschlüsse unterteilt.[32] Diese Entwicklung wird durch die verschiedenen medizinischen Fachgesellschaften unterstützt, indem sie sich durch ihre Positionspapiere und Leitlinien immer weiter von den anderen Spezialgebieten abgrenzen und damit auch ihre Spezialisierungen legitimieren.

Durch diese Entwicklung wird die Arzt-Patienten-Beziehung, die ein wichtiger Aspekt der professionellen Arbeit der Mediziner war, immer weiter in den Hintergrund gerückt. Das traditionelle Patienten-Arzt-Verhältnis geht verloren und auch der Patient kann anders als früher kein lang andauerndes Vertrauensverhältnis aufbauen.[33] Die Entwicklung ermöglicht es den Patienten, verschiedene

---

[31] Vgl.: Schönwälder (2009); S. 40 f.

[32] Vgl.: Bundesärztekammer (2021)

[33] Vgl.: Schönwälder (2009), S. 40

Spezialisten aufzusuchen und deren Meinung zu erfragen. Damit führt der Patient selbst die Erkenntnisse der verschiedenen Ärzte zusammen und macht sich sein eigenes Bild über seine Erkrankung. Am Ende wählt er die Therapie aus, die ihm am besten gefällt, und nicht die, die aus medizinischer Sicht am sinnvollsten wäre. Für die Krankenkassen entstehen durch dieses Ärztehopping erhöhte Kosten. Aus diesem Grund empfehlen immer mehr Krankenkassen ihren Kunden einen Hausarztvertrag. Mit diesem Vertrag wird der Hausarzt wieder zum Verteiler der Patienten, da der Patient nur nach einer Visitation des Hausarztes einen Spezialisten aufsuchen darf. Auch wenn dieser Hausarztvertrag vor allem aus ökonomischen Gründen entwickelt wurde, kann er die Entfremdung der Medizin vom Individuum etwas verlangsamen. Wobei auch mit diesem Konzept die Expertise der Spezialisten weiterhin gefragt ist. Auch die aktuelle Krankenhausplanung des Landes NRW fokussiert die notwendigen Fachärzte für die Planung der einzelnen Fachgebiete und beschleunigt dabei die Zerteilung der Medizin.

4.1.1.3 Verrechtlichung der Medizin

Die Medizin sieht einer steigenden Anzahl von Klagen und damit einer zunehmenden Verrechtlichung entgegen. Dies liegt u. a. darin begründet, dass die Anzahl der ärztlichen Behandlungsfehler stetig steigt, diese auch in der Presse veröffentlicht werden und dadurch die Patienten das Vertrauen in die ärztliche Behandlung verloren haben.[34] Aus diesem Grund ist auch die Bereitschaft gestiegen, die Mediziner mit Hilfe von juristischen Verfahren für ihr Handeln zur Rechenschaft zu ziehen und einen entsprechenden Schadensersatz einzufordern. Mit Hilfe von Leitlinien, Qualitätsstandards und Vorschriften wie beispielsweise der Aufklärungspflicht werden medizinische Kategorien rechtlich anschlussfähig und bieten damit eine Möglichkeit, die fachärztliche Behandlung auch durch andere Instanzen oder Berufe beurteilen zu lassen.[35]

Im Rahmen der medizinischen Standardisierung muss an dieser Stelle eine Entwicklung besonders erwähnt werden: die evidenzbasierte Medizin (EBM).

Die EBM wurde durch die Mediziner selbst eingeführt und sollte dem Erkenntnisgewinn bei der Patientenbehandlung dienen, um die Therapieentscheidungen für den individuellen Patienten zu verbessern, auf wissenschaftliche Weise die Effektivität der Behandlung darzustellen und damit auch unwirksame und schädliche Behandlungen zu verringern.[36] Sie beantwortet darüber hinaus aber

---

[34] Vgl.: Bollinger/Hohl (1981), S. 442
[35] Vgl.: Schönwälder (2009), S. 42; Bollinger/Hohl (1981), S. 442 f.
[36] Vgl.: Klemperer (2006), S. 68 f.

auch Fragen der Bevölkerung nach vorzeigbaren Erfolgen für mögliche Behandlungen und wurde daher gerne als Bewertungsmaßstab genutzt. So konnte die Wirksamkeit von Therapien überprüft werden, da die alleinige Behauptung der Ärzte den Patienten nicht mehr ausreichte und sie sich vor Quacksalberei schützen wollten.[37] In diesem Sinne erleichtert EBM auch den Zugriff der Juristen auf die fachlichen Aspekte der Medizin wesentlich.[38] Auch diese Entwicklung hat einen entscheidenden Einfluss auf die Arzt-Patienten-Beziehung, da eine Abweichung von Leitlinien vom Patienten mit Misstrauen wahrgenommen wird. Dadurch wird indirekt die Entscheidungsfreiheit der Ärzte eingeschränkt, vor allem da heutzutage im Rahmen von einfachen Internetsuchen das standardisierte Wissen der Mediziner abrufbar ist.

Diese Entwicklung zwingt die Ärzte, ihre Therapieentscheidung besser und ausführlicher zu begründen und vor allem ausreichend zu dokumentieren, um im Falle einer Rechtsstreitigkeit entsprechend vorbereitet zu sein. Ergänzend zu den Forderungen der Patienten müssen in dem Zusammenhang auch die Ansprüche der Krankenkassen erwähnt werden. Auch hier besteht der Bedarf die ärztliche Leistung ausführlich zu dokumentieren, um diese bei der Krankenkasse abrechnen zu können. Mittlerweile bestehen auch zwischen Ärzten, Krankenhäusern und Krankenkassen verschiedene rechtliche Auseinandersetzungen in Bezug auf Vergütung und Abrechenbarkeit der Leistungen. Diese Entwicklung ist vor allem ein Ergebnis der Kosteneinsparungstendenzen, auf die nun eingegangen werden soll.

4.1.2 Ökonomisierung des Gesundheitswesens

Neben dem Eindringen anderer Protagonisten in die Handlungsautonomie der Ärzte stellt der Einzug von marktwirtschaftlichen Handlungslogiken in der Patientenversorgung einen weiteren Machtverlust dar. Mit der Annahme einer Kostenexplosion im Gesundheitswesen reagiert die Politik ab Mitte der 70er Jahre mit verschiedenen Gesetzesnovellen. Diese gesetzliche Neuausrichtung sollte primär die Ausgaben im Gesundheitswesen reduzieren und seit den letzten Reformen auch die Qualität der Versorgung verbessern.[39] Zu den Maßnahmen gehörte u. a. die Einführung des diagnosebezogenen Fallpauschalensystems (DRG) im Krankenhaus im Jahr 2003, das einen sparsameren Einsatz von

---

[37] Vgl.: Klemperer (2006), S. 63
[38] Siehe: Vogd (2002), S. 298
[39] Vgl.: Klemperer (2006), S. 74

Ressourcen in der stationären Patientenversorgung einfordert. Trotz der immer noch bestehenden hohen moralischen Vorstellung, dass ökonomische Aspekte aus der Arzt-Patienten-Beziehung herausgehalten werden müssen, sehen sich die politischen Akteure gezwungen, die Ausgaben zu reduzieren, um weiterhin eine flächendeckende Gesundheitsversorgung der Gesellschaft zu gewährleisten. Durch diese Einflussnahme werden die Ärzte von ihrer Verantwortung gegenüber der Gesellschaft zum Teil entbunden. Der Staat übernimmt wieder die Fürsorgepflicht der Bürger und tritt den Ärzten als Verhandlungspartner entgegen. Die medizinische Versorgung wurde unter den Kautelen der Kosten-Nutzen-Rechnungen begutachtet und bewertet. Hierdurch wurde mehr Profitabilität und Produktivität von den Ärzten gefordert.[40] Diese Regelungen stehen aber im direkten Konflikt mit der professionellen Unbeeinflussbarkeit durch äußere Vorgaben. Sie lassen die Gesellschaft skeptisch werden, wem die Ärzte folgen, dem Diktat des Gewissens oder dem des Geldes. Das wiederum bringt die vertraglichen Grundlagen von Profession und Gesellschaft in Gefahr.[41]

Ergänzend dazu schränken die oben erwähnten Leitlinien, Qualitätsstandards u. a. die Entscheidungsfreiheit der Ärzte auch unter ökonomischen Gesichtspunkten ein. Es lässt sich erkennen, dass Entscheidungen nicht immer dem medizinischen Aspekt folgen, sondern auch dem ökonomischen, was wiederum das Misstrauen der Gesellschaft bzw. der Patienten rechtfertigt.[42] Diese Standardisierungsbestrebungen laufen aber genau dem entgegen, was integraler Bestandteil einer Profession zu sein hat.[43] Das eigentlich Ärztliche besteht gerade darin, dass der Arzt sich der unverwechselbaren Person des Patienten zuwendet und eine Therapieentscheidung fällt, die eben nur auf diese Person zugeschnitten ist und die nicht eine Therapie von der Stange sein kann.[44] Der damit verbundene Verlust der Patientenorientierung und Steigerung der Ökonomieorientierung wird in der Literatur als eine der wichtigsten Gründe der Deprofessionalisierung genannt. Diese ökonomisierte Gesellschaftsorientierung verlagert die professionelle Praxis der Ärzte weg von den medizinischen Behandlungsroutinen hin zur Einführung ökonomischer Prinzipien. Es stellt sich zu Recht die Frage, ob sich dadurch die Kriterien des professionellen Selbstverständnisses verändern werden müssen.[45] Die Frage nach der Proletarisierung und Deprofessionalisierung des

---

[40] Siehe: Schönwälder (2009), S. 48
[41] Vgl.: Schönwälder (2009), S. 48 f.
[42] Vgl.: Maio (2012), S. A805, Vogd (2002), S. 304, Unschuld (2011), S. 78
[43] Siehe: Maio (2012a), S. 4
[44] Siehe: Maio (2012a), S. 4
[45] Vgl.: Atzeni/von Groddeck (2016), S. 70

Ärztestandes ist dabei zentral.[46] Dass der Gesetzgeber an marktwirtschaftlicher Logik festhält und ein Nicht-Einhalten dieser Logik noch stärker sanktionieren möchte, sieht man in der aktuellen Gesetzgebung. Im MDK-Reformgesetz vom 14. Dezember 2019 entzieht er der Selbstverwaltung Kompetenzen und schärft die Sanktionsmöglichkeiten. Damit übernimmt der Staat noch weitere Aufgaben, um im Sinne des Patienten zu handeln, und stellt das bestehende System mit der Autonomie der Mediziner in Fragen. Wir haben es im Zuge der Ökonomisierung hier mit einer politisch gewollten Deprofessionalisierung der Ärzteschaft zu tun, an deren Ende der Verlust der Vertrauenswürdigkeit des Arztberufs steht.[47] Dass die Ökonomisierung bereits Auswirkungen auf die Kultur des Krankenhauses genommen hat, ist durch die stark prozessorientierten Abläufe zu erkennen.

4.1.3   Feminisierung der Medizin

Die Gründung der Professionen ging vor allem von Männern aus und führte zur Ausgrenzung der Frauen. Der Grund dafür war die gesellschaftliche Aufteilung der Arbeitsleistung nach weiblich und männlich und dem festen Glauben, dass die Geschlechter jeweils nur für bestimmte Aufgaben gemacht waren. Bei dieser biologischen Zuschreibung wurden vor allem Frauen diskriminiert.[48] Dies trifft auch auf das Funktionssystem der Krankenbehandlung zu. Mit der steigenden Anzahl von Ärztinnen ist eine Auflösung der eindeutigen geschlechtlichen Besetzung der Berufe zu beobachten.[49] Folgt man den Zahlen der Studierende in der Humanmedizin, so ist zu erkennen, dass der Anteil der Studentinnen immer weiter steigt. So waren im Studienjahr 2018/19 insgesamt 62 % der eingeschriebenen Studierenden weiblich.[50] Die Tendenz ist seit Jahren steigend. Diese Entwicklung wird von der Ärzteschaft zwiegespalten gesehen. Einerseits braucht man mehr Ärzte, um den Bedarf an Versorgung der immer älter werdenden Bevölkerung zu gewährleisten. Andererseits werden Frauen als nicht gleichwertig in ihrer Leistung wahrgenommen. Dies liegt vor allem an dem höheren Teilzeitanteil unter den Frauen, der immer durch die überwiegend durch Frauen übernommene Kindererziehung und -betreuung begründet ist. So wird kolportiert, dass drei Ärztinnen notwendig seien, um zwei männliche Ärzte in der Versorgung zu

---

[46] Vgl.: Atzeni/von Groddeck (2016), S. 70
[47] Siehe: Maio (2012a), S. 5
[48] Siehe: Arnold (2008), S. 65
[49] Vgl.: Sanders (2009), S. 16
[50] Siehe: Statista (2020)

ersetzen.[51] Dies ist ein Irrglaube, der zeigt, wie groß die Vorbehalte sind, Frauen in den „Männerberuf" zu lassen und Prestige-Einbrüche zu erleben. Besonders eindrücklich präsentiert sich die Benachteiligung der Frauen, wenn man sich die Auswertung der Frauen und Gleichstellungsbeauftragten der Charité Berlin im Internet anschaut.[52] Liegt der Frauenanteil im ärztlichen Dienst insgesamt noch bei 46,9 % und überwiegt der Anteil der Frauen bei den Fachärztinnen sogar mit 54,3 %, sind nur noch 29,7 % der Oberärzte und nur noch 25,7 %. der Chefärzte weiblich. Diese Statistik zeigt, dass trotz des immer größer werdenden Frauenanteils bei den Medizinern, nur sehr wenige Frauen eine Führungsposition in der Medizin erhalten. Dieser Sachverhalt bestärkt die These, wie sehr Frauen generell, aber vor allem im Gesundheitswesen benachteiligt werden und dass eine Hierarchisierung der Geschlechter allgegenwärtig ist.

4.1.4 Der emanzipierte Patient

Die aufgeführten Veränderungen haben auch Einfluss auf die Haltung und das Verhalten der Patienten gegenüber den Medizinern. Versteckte sich der Patient früher in seiner passiven und regressiven Krankenrolle und überließ dem paternalistischen Arzt alle Entscheidungen zur Behandlung, hat sich der heutige Patient aus seiner passiven Rolle emanzipiert und versteht sich als gleichberechtigter Entscheidungspartner im Behandlungsprozess.[53] Dabei sind vor allem zwei Aspekte zu benennen, die kurz dargestellt werden sollen.

Zum einen haben sich der Wissensvorsprung der Ärzte und damit auch die Machtposition verringert.[54] Wissen ist heutzutage schnell, aktuell und problemlos durch verschiedene Medien abzurufen. Dies und die Tatsache, dass Medizin immer mehr als Dienstleistung wahrgenommen wird, stellt den Mediziner vor die Herausforderung, dass der Patient mündig wird und selbst entscheiden möchte, welche Behandlung er erfährt bzw. wann er sich eine weitere Meinung zur Therapie einholt. Der Patient versteht sich mehr und mehr als Partner, er möchte in die Therapieentscheidung einbezogen werden und äußert seine eigenen Vorstellungen

---

[51] Vgl.: Bühren/Eckert (2011), S. A1168

[52] Vgl.: Team der Frauen- und Gleichstellungsbeauftragten der Charité (2019)

[53] Vgl.: Bollinger/Hohl (1981), S. 451; Weidner (2004), S. 39 f.

[54] Siehe: Schönwälder (2009), S. 51

im Therapiezusammenhang.[55] Verstärkt wird diese Tendenz durch die Ökonomisierung der Medizin, da Medizin als ein Gut wahrgenommen wird, für das bezahlt wird und dessen Leistung dann auch (mit-)bestimmt werden möchte.[56]

Zum anderen ist durch das veränderte Krankheitsspektrum eine Einbeziehung des Patienten notwendig. Waren es im 19. Jahrhundert vor allem noch Infektionskrankheiten, die der Arzt behandeln musste, sind es jetzt vor allem degenerative und chronische Erkrankungen.[57] Diese Tatsache verlangt auch vom Arzt ein Umdenken, da der Patient in der Regel nicht geheilt werden kann, sondern den Rest seines Lebens mit seiner chronischen Erkrankung leben muss. Damit sollte der Patient heute aktiv mit in den medizinischen Prozess einbezogen werden und gilt als Partner der Therapie. Diese Bewegung wird oft unter dem Begriff „shared decision making" diskutiert und soll dem Patienten mehr Verantwortung aus Sicht der Mediziner erlauben. Dabei müssen aber alte Muster verändert werden und das Individuum muss gezielt in den medizinischen Prozess mit einbezogen werden, wobei der Patient auch seine passive Rolle verlassen muss.[58]

Beide Aspekte betrachten den gleichen Sachverhalt, aber aus zwei verschiedenen Perspektiven. Doch egal aus welcher Perspektive man den Sachverhalt des emanzipierten Patienten auch beobachtet, so ist klar, dass Ärzten das Mitspracherecht des Patienten aufoktroyiert wird und Behandlungsstrategien nicht mehr durch den Arzt vorgegeben werden können, sondern im Dialog mit dem Patienten erarbeitet werden müssen. Um eine entsprechende Basis zu haben, muss der Arzt dabei seine professionelle Überlegenheit abbauen und sich mit der Position des Patienten nivellieren.[59] Dadurch kann es passieren, dass der Patient die Meinung des Arztes infrage stellt und seine Therapieempfehlung anzweifelt. Für den Patienten ist der Arzt nicht mehr die für- und vorsorgliche Autorität, der er sich vorbehaltlos überlässt, sondern der Vertragspartner, von dem er eine Leistung erwartet, mit der er ihn beauftragt hat.[60] Diese Veränderungen haben auch einen Einfluss auf die berufliche Wahrnehmung der Ärzte selbst. Die fehlende professionelle Distanz und die Beeinflussung der ärztlichen Tätigkeit durch Dritte führen mehr zu einer steigenden Unzufriedenheit bei den Ärzten.[61]

---

[55] Vgl.: Schönwälder (2009), S. 51; Klemperer (2006), S. 71
[56] Vgl.: Schönwälder (2009), S. 52
[57] Vgl.: Schönwälder (2009), S. 39
[58] Vgl.: Schönwälder (2009), S. 39
[59] Vgl.: Schönwälder (2009), S. 39
[60] Siehe Schönwälder (2009), S. 80
[61] Vgl.: Schönwälder (2009), S. 89

4.2 Zwischenfazit

Alle diese Entwicklungen und Veränderungen in der Gesellschaft bedingen sich stark gegenseitig und fördern die Deprofessionalisierung der Ärzte. Aus Sicht der Ärzte werden vor allem die politischen Entscheidungen als Forcierung der Deprofessionalisierung empfunden. Obwohl dabei die sogenannte Ökonomisierung einen entscheidenden Einfluss hat, darf die laufende Dynamik nicht darauf reduziert werden.[62] Denn neben den ökonomischen Regelungen hat die Medizin auch noch weitere standespolitische Entscheidungen[63] von der Politik auferlegt bekommen, die eine Unabhängigkeit der Profession Medizin in Frage stellt. Neben der Politik und den Ökonomen bedrängen auch andere Gruppen, zu denen auch die Fachpflegenden gehören, immer mehr die ärztliche Kompetenz, wodurch die Entscheidungsbefugnisse im ärztlichen Tätigkeitsbereich immer mehr verloren gehen.[64] Auch die Profession selbst ist an dem Deprofessionalisierungstrend nicht ganz unschuldig. So werden die Krankheiten der Bevölkerung, in der Orientierung an EBM, auf das Zähl- und Messbare reduziert. Durch diese Orientierung an Standardisierung und den Verlust den Menschen als Ganzes wahrzunehmen, beschränken die Mediziner ihren Blick nur noch auf Teilbereiche des Körpers, die repariert werden.[65] Besonders deutlich wird dieser Wandel im Krankenhaus, da die Strukturen mittlerweile genau auf diese Tailormedizin ausgelegt sind und auch durch die Fachgesellschaften, die Politik und die Krankenkassen eingefordert werden.[66] Doch auch wenn die oben beschriebenen Veränderungen Hauptmerkmale der Deprofessionalisierung sind, so ist damit noch lange nicht jegliche Entwicklung aufgeführt, die eine Deprofessionalisierung der Ärzte vorantreibt.

So zeichnet sich der Verlust des Vertrauens der Gesellschaft in die Medizin auch darin ab, dass immer häufiger alternative oder asiatische Heilverfahren Anwendung finden, da die klassische Medizin keine Lösungen für die Probleme der Patienten anzubieten hat. Vor allem bei chronischen Erkrankungen scheinen

---

[62] Siehe: Schmitz/Berchtold (2016), S. 88

[63] Anmerkung: Dazu zählt beispielsweise die Festsetzung des Pensionsalters und die Senkung des Numerus clausus zum Studium, sowie die Kontrolle über die Form und Menge der fachärztlichen Weiterbildung.

[64] Vgl.: Schönwälder (2009), S. 1

[65] Vgl.: Schönwälder (2009), S. 33

[66] Anmerkung: Der Facharztstandard definiert eine ärztliche Versorgung nah dem aktuellen und gesicherten Standard der Medizin. Diese werden durch die unterschiedlichen Fachgesellschaften definiert und könnten nur durch einen entsprechenden Facharzt erbracht werden. Dieses Qualitätsniveau wird von unterschiedlichsten Instanzen eingefordert und gilt auch bei juristischen Auseinandersetzungen als Maßstab der Versorgung.

diese neuen Verfahren immer häufiger eine Alternative darzustellen. Auch der entstandene Konkurrenzdruck, der im Rahmen der marktwirtschaftlichen Strukturen im Gesundheitswesen bei den Medizinern entstanden ist, führt in vielerlei Hinsicht zur Deprofessionalisierung. Ganz besonders schädlich ist dabei die Werbung der Ärzte, mit der sie auf ihre Medizin aufmerksam machen wollen, um so einen Wettbewerbsvorteil zu erreichen; dies schadet dem Ansehen der Mediziner in der Gesellschaft außerordentlich.[67] Durch diese Maßnahme wird vor allem der Verlust der Vertrauenswürdigkeit der Medizin verstärkt, da die Nutzung von Werbung im Grunde nicht mit dem Selbstverständnis einer freien Profession vereinbar ist.[68] Durch diese multizentrischen Steuerungsprozesse erleidet die ärztliche Profession einen Bedeutungsverlust, der den Arzt nur noch zum Teil und nicht mehr zum Besitzer des Prozesses macht.[69] Die ärztliche Hilfe ist damit nur noch ein qualitätsgesichertes Produkt unter vielen.[70] Bollinger und Hohl prognostizieren sogar, dass die Deprofessionalisierung der Ärzte langfristig auch Auswirkung auf die Ethik des ärztlichen Handelns haben wird.[71] Erste Anzeichen dafür sind im Krankenhausalltag schon zu erkennen. So ist bereits bei jungen Medizinern eine Veränderung im professionellen Habitus zu erkennen, da aus dem Arzt-zentrierten-System immer mehr ein kooperatives-integratives-System wird, in dem sie aufwachsen.[72] Diese Entwicklung führt aber zu einer Aufwertung der nicht-ärztlichen Gesundheitsberufe und fördert damit zusätzlich die Deprofessionalisierung der Medizin.[73] Damit scheinen erstmals die Emanzipationsversuche dieser Berufsgruppen erfolgreich zu sein, sich der Kontrolle der Mediziner zu entziehen und sich als eigenständige Profession zu behaupten. Als besonders erfolgreich werden die derzeitigen Bestrebungen der Pflegeberufe empfunden.

---

[67] Vgl.: Unschuld (1999), S. A-36
[68] Vgl.: Maio (2012a), S. 5
[69] Vgl.: Vogd (2005), S. 198
[70] Vgl.: Maio (2012a), S. 6
[71] Vgl.: Bollinger/Hohl (1981), S. 463
[72] Vgl.: Schönwälder (2009), S. 106 f.
[73] Vgl.: Schönwälder (2009), S. 44 f.

4.3 Die Professionalisierung des Pflegeberufs

Die Professionalisierung der Pflegeberufe wird in Deutschland erst seit den 1960er Jahren intensiver diskutiert und erlangte in den 1990er Jahren durch die deutsche Wiedervereinigung[74] und die einsetzende Akademisierung noch einmal neuen Schub. Vor allem durch die wissenschaftlich fundierte Ausbildung und die höher qualifizierten Führungskräfte professionalisiert sich die Pflege immer mehr.[75] Im Vergleich zu anderen Ländern ist diese Entwicklung in Deutschland stark verzögert. Um zu verstehen, warum sich der Diskurs in Deutschland viel später entwickelte als beispielsweise in den USA oder in England, soll ergänzend zu den vorherigen Ausführungen an dieser Stelle kurz auf die Besonderheiten der historischen Entwicklungen der Pflege in Deutschland eingegangen werden.

Auch wenn Pflege und speziell die Krankenpflege schon eine viel längere Tradition hat, bildete sich der heutige professionelle Pflegeberuf in Deutschland erst im 19. Jahrhundert heraus, als sich die Medizin mehr der Naturwissenschaft zuwendete und der Prozess der Professionalisierung und Spezialisierung in der Medizin eintrat. Die Pflege entwickelte sich in diesem Zuge zu einem Assistenzberuf der Medizin und übernahm Aufgaben, die ursprünglich dem ärztlichen Handlungsraum entsprangen. Daher verwundert es auch nicht, dass die ersten Ausbildungscurricula durch Ärzte entwickelt wurden und das Pflegepersonal damals überwiegend durch Ärzte ausgebildet wurde. Bis zur Gesetzesnovelle 1985 hatten die Ärzte weiterhin noch starken Einfluss auf die Ausbildung der Krankenschwestern, da die Krankenpflegeschulen nur durch einen Arzt geleitet werden durften.

Neben den dominierenden Ärzten spielten zusätzlich die Kirche und die Ordensgemeinschaften eine wesentliche Rolle in der Geschichte der Krankenpflege. So wurde die Krankenpflege in Deutschland stark durch christliche Werte und Traditionen wie die Sorge um Hilfsbedürftige und die hingebende Opferbereitschaft geprägt.[76] Krankenpflege verstand sich als weibliche Liebestätigkeit am Nächsten, welche keiner Entlohnung bedurfte und auch keiner besonderen Qualifizierung, da die Pflege nach der Weiblichkeitsideologie des Bildungsbürgertums in der Natur der Frau lag.[77] Die pflegerische Versorgung in den Krankenhäusern

---

[74] Anmerkung: Durch die deutsche Wiedervereinigung war das deutsche Bildungssystem dazu gezwungen, sich mit dem System der DDR zu befassen und Veränderungen bzw. Anpassungen in der bundesdeutschen Ausbildung vorzunehmen.

[75] Vgl.: Sanders (2009), S. 16

[76] Vgl.: Dörge (2009), S. 22; Sewtz (2006), S. 133, Weidner (2004), S. 76

[77] Vgl.: Dörge (2009), S. 22

wurde lange Zeit nur von Ordensgemeinschaften organisiert. Diese Tatsachen führten letztendlich dazu, dass die Pflege überwiegend durch Frauen[78] durchgeführt wurde und auch noch bis heute durchgeführt wird. Die damit erwartete und erforderliche Demutshaltung gegenüber der „männlichen" Medizin, die u. a. auch konstitutiver Bestandteil der traditionellen Ordenspflege war, führte dazu, dass die pflegerische Leistung hinter der des Arztes verschwand.[79] Genauso verhinderten die konfessionellen Verbände durch ihre Organisationseinheiten, wie Mutterhäuser oder Diakonissenanstalten, eine Qualifizierung und Modernisierung der Pflegeberufe.[80]

Dies zeigte sich u. a. darin, dass die ersten Vorschriften zur staatlichen Prüfung in der Krankenpflege, die 1906 beschlossen wurden, keine bedeutenden Veränderungen für die Pflege beinhalteten, da die Ausbildung weiterhin stark durch die kirchlichen Organisationen gesteuert wurde. Bedeutende Veränderungen traten erst durch die Verabschiedung des Krankenpflegegesetzes 1957 in Kraft. Dort wurde erstmals eine dreijährige Ausbildung festgelegt, die eine fachgerechte Pflege ermöglichen sollte und Kernkompetenzen definierte. Seit den 1960er Jahren gibt es auch den eigenständigen Beruf der Altenpflegerin. War die Ausbildung zur Altenpflegerin aufgrund der Verantwortlichkeit der Bundesländer zu Beginn unterschiedlich in Dauer und Qualität geregelt, gibt es seit dem Jahr 2000 eine bundeseinheitliche Regelung.[81] Der Altenpflege wurde dabei aufgrund ihrer fehlenden Nähe zur Medizin immer eine geringere Qualifikation unterstellt. Eine Angleichung der Krankenpflege an das europäische Niveau[82] erfolgte erst durch die Gesetzesnovelle 1985.[83] Bis dahin galt keine pflegerische Ausbildung in Deutschland gleichwertig zu den anderen pflegerischen Ausbildungen in ganz Europa. Etwa zur gleichen Zeit entwickelte sich bei den Pflegenden ein berufliches Selbstverständnis und erstmals wurde die berufliche Unterordnung unter die Medizin und die damit verbundene hierarchische Arbeitsteilung problematisiert.[84]

Dieser Diskurs führte zu einer weiteren Gesetzesnovelle 2004, die der Krankenpflege mehr Verantwortung in der Behandlung der Patienten gab und das

---

[78] Anmerkung: Bis ins 20. Jahrhundert wurden überwiegend Ordensschwestern oder Diakonissen zur pflegerischen Versorgung in den Krankenhäusern eingesetzt.

[79] Siehe: Hutwelker (2005), S. 154

[80] Vgl.: Arnold (2008), S. 47, Sewtz (2006), S. 133

[81] Vgl.: Krampe (2009), S. 17

[82] Anmerkung: Diese Angleichung und damit die Durchlässigkeit war aber nur für die Krankenpflege gegeben. Die Kinderkrankenpflege und Altenpflege wurden und werden auch heute nicht als gleichwertig im europäischen Kontext anerkannt.

[83] Vgl.: Sewtz (2006), S. 133

[84] Vgl.: Sewtz (2006), S. 135

Aufgabenfeld um das Gebiet der Gesundheitsfürsorge erweiterte, was auch mit der neuen Bezeichnung „Gesundheits- und Krankenpfleger/in" zum Ausdruck gebracht werden sollte. Es wurde aber weiterhin versäumt, Vorbehaltsaufgaben für die Krankenpflege zu definieren. Diese wurden erst im Gesetz zur Reform der Pflegeberufe (Pflegeberufegesetz) vom 17. Juli 2017 definiert. Das sehr umstrittene Gesetz, das zum 01.01.2020 in Kraft getreten ist, gilt als die bedeutendste Ausbildungsreform in der Pflege. Vor allem die Generalistik und damit das Aufgeben der einzelnen Ausbildungen (Gesundheits- und Kinderkrankenpflege, Altenpflege und Gesundheits- und Krankenpflege) wurde vor der Umsetzung scharf kritisiert. Interessensvertreter sahen in der Auflösung der Altenpflege und der Gesundheits- und Kinderkrankenpflege ein großes Risiko hinsichtlich der Qualität der Versorgung und Probleme bei der Ausbildung.[85] Dagegen befürworteten vor allem die pflegerischen Berufsverbände die Entwicklung zur Generalisitik und die damit verbundene Auflösung der bekannten Pflegeberufe ausdrücklich. Dennoch konnten sich die Kritiker durchsetzen, indem die Spezialisierungsmöglichkeiten zur Alten- bzw. Kinderkrankenpflege in das Gesetz eingearbeitet wurden. Trotz dieses politischen Kompromisses ist die generalistische Ausbildung zum Pflegefachmann/zur Pflegefachfrau ein Weg, die Qualität in der Pflege weiter zu verbessern und die Attraktivität des Pflegeberufs zu erhöhen, da dieser Abschluss europäisch anerkannt ist und die demographischen Veränderungen in der Gesellschaft berücksichtigt. Des Weiteren wird im neuen Pflegeberufegesetz erstmals das grundständige berufsqualifizierende Studium ermöglicht, womit weiteres pflegewissenschaftliches Wissen in die Praxis eingebracht werden kann. Dies ist auch als Maßstab zur Professionalisierung zu sehen. Unabhängig von diesen Punkten ist die Einführung der Vorbehaltlichen Aufgaben, die im § 4 des Pflegeberufegesetzes definiert sind, ein Meilenstein in der Entwicklung der deutschen Pflege.

Dennoch gibt es einige Bereiche, die keiner oder nur einer unzureichenden Qualitätsanforderung entsprechen. Der Weiterbildungssektor in der Pflege wurde niemals einheitlich geregelt und ist weitgehend den Anbietern überlassen, dabei werden die Inhalte oft durch Interessensgruppen wie der Deutschen Krankenhausgesellschaft und anderen definiert.[86] Darüber hinaus ist bei Weiterbildungen oft unklar, wie die Finanzierung gestaltet wird. Oftmals müssen Pflegende die Kosten für ihre Fort- und Weiterbildung selbst tragen.[87] Hinzu kommt, dass es wenig Anreize für Pflegende gibt, diese Weiterbildung zu absolvieren. Auch

---

[85] Vgl.: Haufe Online Redaktion (2020)

[86] Vgl.: Krampe (2009), S. 20 f.

[87] Vgl.: Krampe (2009), S. 21

wenn es bis heute keine verpflichtenden Weiterbildungen in der Pflege gibt, so ergeben sich in jüngster Zeit, vor allem in den Krankenhäusern, immer mehr Qualifikationsvorgaben. Diese werden bspw. vom G-BA definiert und müssen anschließend von den Krankenhäusern umgesetzt werden, um entsprechende Gelder zu generieren oder bestimmte Fallpauschalen abrechnen zu können. Auch die jetzt möglichen Zusatzqualifikationen in Form eines (Fach-)Hochschulstudiums haben bisher keine Auswirkung auf institutionalisierte Ansprüche an berufliche Positionen oder eine entsprechende Bezahlung gezeigt, nimmt man die Schulleitung und die Lehrenden aus.[88] Dies liegt vor allem daran, dass es keine bindenden Vorschriften dafür gibt, wer wen wann und wo pflegt, weshalb auch häufig niedrig qualifizierte Helfer und Auszubildende in der Pflege zur Versorgung der Menschen eingesetzt werden.[89] Einzig das Verhältnis der Helfer zu professionell Pflegenden wurde in der stationären Pflege definiert. Neuerdings gibt es in einigen Bereichen im Krankenhaus ein festgeschriebenes Verhältnis zwischen Patienten und Pflegefachpersonen durch die Pflegepersonaluntergrenzen.

Diese Ausführungen sollen deutlich machen, dass die Krankenpflege in Deutschland im Vergleich zur Medizin noch eine junge Disziplin ist, die in den letzten 200 Jahren durch kirchliche Organisationen und durch die Medizin fremdbestimmt arbeitete und vor allem in den letzten fast 40 Jahren versucht, sich von dieser Abhängigkeit zu lösen. Genau diese Tatsache, dass die Pflegeberufe noch als junge Disziplin verstanden werden, kann ein Grund dafür sein, weshalb die Anerkennung als Profession und damit der Professionalisierungsprozess in Deutschland so umstritten ist.[90]

4.3.1   Pflege als Frauenberuf

Auf die Genderproblematik wurde bereits weiter oben (siehe Abschnitt 3.3) hinlänglich eingegangen. Dennoch seien an dieser Stelle einige ergänzenden Punkte erwähnt, da der Pflegeberuf als Frauenberuf verstanden wird und dazu führte, das bürgerliche Frauenbild zu konstruieren, indem die Tätigkeit Pflege als natürlich weiblich beschrieben wurde.[91] Unter dem Aspekt der geschlechtsabhängigen Fähigkeiten wurde den Frauen der Zugang zum Medizinstudium verwehrt und dies ermöglichte es den Männern, ihre Machtposition im Gesundheitsbereich

---

[88] Siehe: Krampe (2009), S. 20 f.

[89] Vgl.: Krampe (2009), S. 21

[90] Vgl.: Weidner (2004), S. 34

[91] Vgl.: Krampe (2009), S. 35

immer weiter auszubauen. Pflege hingegen galt als hausarbeitsnahe (niedere) Tätigkeit und implizierte damit eine Verbindung zum weiblichen Arbeitsvermögen, welches zur Unterstützung der Ärzte genutzt werden sollte. Diese Tatsache erklärt das vorherrschende Verständnis im 18. und 19. Jahrhundert, dass angehende Krankenschwestern keine fachlichen Kenntnisse erlernen mussten, sondern vielmehr im Charakter geformt werden sollten, um den Ärzten als gute Helferinnen zu dienen. Diese weibliche Stereotypisierung der Pflege ist eine wesentliche Erklärung für ihren geringen beruflichen Status, das geringe Gehalt und die Unterordnung unter die Ärzte.[92] Damit entspricht diese Aufteilung der Rollen dem bürgerlichen Verständnis von Familie und wird gesellschaftlich akzeptiert und auch gefördert. Gleichzeitig prägten auch die katholischen Orden das Bild der Krankenschwester in Deutschland. Jahrhundertelang definierte sich die Rolle der Krankenschwester durch ihre karitative Betätigung und verstand sich als Tätigkeit aus religiösen Motiven heraus.[93] Dieses Rollenverständnis änderte sich erst mit der industriellen Kultur und Gesellschaftsrevolution, in deren Verlauf sich die Frauen aus ihren tradierten Rollen emanzipierten.[94] Das zeigt, wie eng die Rolle der Frau auch mit der beruflichen Entwicklung der Krankenschwester verbunden war und auch noch weiterhin ist. Wie tief dieses Bild verwurzelt ist, zeigt der bereits oben zitierte Artikel von Haufe Online. Dort wird „die Verwässerung der Qualifizierung" der Kinderkrankenschwester als Skandal beschrieben, weil man so viele engagierte junge Frauen verlieren wird.[95] Es wird nicht von Menschen oder Fachkräften geredet, sondern von „jungen Frauen", was in diesem Zusammenhang sogar eine diskreditierende Funktion hat. Der Terminus jung bedeutet in diesem Zusammenhang klein und beschreibt den Blick der Ärzte auf die Gesundheits- und Kinderkrankenpflegerinnen. Erst durch die Emanzipationsbewegungen der Frauen und damit auch die Gleichberechtigung der Frauen in der Gesellschaft war es dem Pflegeberuf möglich, sich von seiner tradierten Funktion zu lösen und Bestrebungen zur Professionalisierung aufzunehmen. Durch die Professionalisierung möchte sich die Pflege entfeminisieren und aus der Abhängigkeit der Medizin befreien, um zu einer Profession mit eigenem Wissen und eigener Wissenschaft zu werden.[96] All diese Äußerungen bestätigen, wie alltäglich noch das Bild der weiblichen Pflegefachkraft in der Wahrnehmung verhaftet ist und mit welcher Selbstverständlichkeit die professionelle (weibliche)

---

[92] Siehe: Arnold (2008), S. 66
[93] Vgl.: Rohde (1974), S. 42
[94] Vgl.: Rohde (1974), S. 43
[95] Vgl.: Haufe Online Redaktion (2020)
[96] Siehe: Arnold (2008), S. 17

Arbeit herabqualifiziert wird.[97] Dies ist auch nur möglich, weil es gesellschaftlich mehrheitlich so akzeptiert ist und Pflege nicht als professionelle Tätigkeit wahrgenommen wird.

4.3.2 Der Pflegeberuf als Semiprofession

In der Literatur wird der Pflegeberuf in Deutschland häufiger als Semiprofession beschrieben.[98] Als semiprofessionell wird ein Beruf bezeichnet, der halb aber noch nicht voll professionalisiert ist. Diesen Status haben neben der Pflege auch die Soziale Arbeit und der Lehrerberuf.[99] Betrachtet man diese Berufe genauer, erkennt man, dass diese Berufe überwiegend durch Frauen besetzt sind und dem vermeintlich weiblichen Arbeitsvermögen entsprechen. Damit wird den Frauenberufen zwar eine gewisse Fachlichkeit zuerkannt sie werden aber nicht dem Status der männlichen Professionen gleichgesetzt. Dies entspricht dem Frauenbild des 18. Jahrhunderts – Frauenarbeit ist wichtig, kann aber nicht so bedeutend sein wie eine männliche Arbeitsleistung. Dieser Sachverhalt beweist, dass die Rollenbilder des 18. Jahrhunderts heute immer noch wirken und dass Frauen weiterhin benachteiligt sind.

Semiprofessionen haben im professionstheoretischen Verständnis schon einige Merkmale von Professionen erreicht, ihnen fehlt es vor allem an Autonomie und an wissenschaftlicher Expertise.[100] Des Weiteren sind sie durch einen geringen berufspolitischen Organisationsgrad gekennzeichnet. Bezogen auf die Pflegenden ist zu konstatieren, dass diese beschriebenen Merkmale auch nicht vorhanden sind. Jedoch gibt es in der jüngsten Vergangenheit Bestrebungen, sich von der Abhängigkeit der Ärzte zu lösen und eine eigenständige Wissensbasis zu schaffen sowie eine Interessenvertretung in Form von Pflegekammern zu gründen. Diese Ausführungen zeigen, dass durch Emanzipationsbewegungen bereits erste Professionalisierungsbestrebungen erfolgreich waren, aber die Wirkungen des Doing Gender immer noch starken Einfluss auf den Pflegeberuf hat, sodass eine komplette Professionalisierung nicht leicht zu erlangen ist. Vor allem das Erreichen der Autonomie zeigt sich als besondere Herausforderung, da die Ärzte dies versuchen zu verhindern. Eine selbständige Pflege im Krankenbehandlungssystem

---

[97] Vgl.: Ayaß (2008), S. 18 f.

[98] Vgl.: Arnold (2008), S. 37; Sewtz (2006) S. 142

[99] Vgl.: Arnold (2008), S. 37; Weidner (2004), S. 35

[100] Vgl.: Sewtz (2006) S. 142

wäre aus Sicht der Ärzte das Ende der eigenen Profession oder würde mindestens zu starken Machteinbußen führen. Dagegen scheinen sich der Zuwachs an wissenschaftlichem Wissen und die damit verbundene Akademisierung deutlich schneller und leichter zu entwickeln.

4.3.3 Akademisierung der Pflegeberufe

Vor allem der Akademisierung und der damit entstehenden Kompetenzen und Möglichkeiten für die Pflegeberufe wird eine große Bedeutung beigemessen. Auch wenn eine Akademisierung allein noch keiner Professionalisierung des Berufsstandes gleichkommt, stellt sie doch eine bedeutende Säule im Prozess der Professionalisierung des Pflegeberufs dar, da durch sie die wissenschaftliche Expertise ausgebaut werden kann. Erste Ansätze zur Akademisierung der Pflege gab es bereits Ende des 19. Jahrhunderts; diese wurden jedoch schnell wieder aufgegeben. Damals bemühten sich Ärzte um eine wissenschaftliche Fundierung der Krankenpflege.[101] Von der Pflege selbst wird der Diskurs zu Anfang des 20. Jahrhunderts aufgenommen und setzt sich dann nach großen Unterbrechungen Ende des Jahrhunderts endgültig durch.[102] Weitere Bemühungen, Pflege in Deutschland zu akademisieren, gab es bereits kurz nach dem 2. Weltkrieg und nochmals Ende der 70er Jahre. Diese Bestrebungen wurden aber nicht weiterverfolgt, da unter anderem die Berufsverbände und die Gewerkschaften an den bewährten Bildungssystemen festhalten wollten.[103] Durch die Politik wurde die Akademisierung erst Anfang der 1990er Jahre forciert, um die Ausbildung der Pflegeberufe und die Arbeitszufriedenheit in der Pflege zu verbessern und damit einem drohenden Pflegepersonalmangel entgegenzuwirken. Doch auch dieser Akademisierungsprozess setzte sich nur langsam durch. In diesem Prozess ist besonders die Hochschule in Osnabrück zu erwähnen. Dort wurde 1987 die erste Professur für Krankenpflege in Deutschland eingerichtet und kurze Zeit später wurden zwei Weiterbildungsstudiengänge implementiert. Dabei wurde zu Beginn der Fokus auf die Akademisierung des Managements und der Pädagogik gelegt, da diese Funktionen als wichtige Voraussetzungen für die Professionalisierung einer Berufsgruppe identifiziert wurden. Erst im zweiten Schritt sollte dann die grundständige Pflege akademisiert werden. Auch die Robert Bosch Stiftung formuliert in ihrer Denkschrift zur Eliteförderung, dass unter Professionalisierung vor allem

---

[101] Vgl.: Krampe (2009) S. 82
[102] Siehe: Krampe (2009) S. 82
[103] Vgl.: Lücke (2013), S. 305

die Verbesserung der Qualifikation von Lehr- und Leitungskräften, die den veränderten Rahmenbedingungen im Gesundheitswesen angemessen entsprechen kann, zu verstehen ist.[104]

Von diesem Zeitpunkt an wurden in ganz Deutschland Pflegestudiengänge gegründet, so dass heute an fünf Universitäten und an etwa 40 Fachhochschulen Pflegewissenschaft, Pflegemanagement und Pflegepädagogik studiert und an drei Universitäten promoviert werden kann.[105] Die erste grundständige Ausbildung verbunden mit einem Hochschulstudium entstand 2004 und wurde als Modellstudiengang in Berlin implementiert. Aufgrund des Bologna-Prozesses werden diese Studiengänge jetzt als Bachelor-Abschlüsse angeboten und dauern zwischen acht und zehn Semester.[106]

Weiter bestätigt wurde die Akademisierung der Pflegeberufe, nachdem sich der Wissenschaftsrat im Juli 2012 klar dafür ausgesprochen hat, dass jedes Jahr 10 % bis 20 % eines Ausbildungsjahrgangs mit einem Bachelor in Pflege qualifiziert werden sollen.[107] Leider zeigt die Praxis derzeit nur vereinzelt Konzepte für den Einsatz von akademischen Pflegefachpersonen. Auch die angestrebten Quoten der Akademisierung werden bei weitem nicht erreicht. Aufgrund dieser fehlenden Durchdringung ist es im Diskurs nicht immer allen Protagonisten klar, welche Gründe es für die Akademisierung der Pflegenden gibt, die auch einen Mehrwert für die Krankenversorgung der Gesellschaft hat.

4.3.3.1 Gründe der Akademisierung

Neben den berufspolitischen Zielen zur Professionalisierung wird häufig die Verbesserung der pflegerischen Qualität und der Effizienz als Grund zur Akademisierung benannt.[108] Hauptursache für diesen Bedarf stellen der demographische Wandel und die damit verbundene Häufung von chronischen Erkrankungen in der Bevölkerung dar. Diese chronischen Erkrankungen bedürfen einer längeren Begleitung und einer veränderten Versorgung der Betroffenen durch Pflegepersonal in den verschiedensten Sektoren.[109] Diese Begleitung und Versorgung wiederum bedingt eine erweiterte Handlungskompetenz und Befugnis, aus der eine notwendige höhere Qualifizierung resultiert. Diese soll erreicht werden,

---

[104] Vgl.: Krampe (2009) S. 163

[105] Vgl.: Arnold (2008), S. 37; Sewtz (2006) S. 142, Lücke (2013), S. 302 ff.

[106] Siehe: Simon (2012), S. 554

[107] Siehe: Lücke (2013), S. 307

[108] Vgl.: Simon (2012), S. 548

[109] Vgl.: Krampe (2009), S. 107

indem das pflegerische Handeln anhand von evidenzbasiertem Wissen begründbar wird und die Pflegenden auf analytische und konzeptionelle Weise an die Aufgaben und Probleme herangehen können. Als gewollter Nebeneffekt soll der Prozess der Akademisierung die Attraktivität des Pflegeberufs steigern und auch den Berufstand verbessern und damit einen Fachkräftemangel verhindern. Dieser beschriebene Nebeneffekt wird auch in der Untersuchung von Lorenz dokumentiert. Dort wird festgestellt, dass infolge größerer Eigenverantwortung in der pflegerischen Arbeit Informiertheit, Zufriedenheit und Mitsprachemöglichkeiten im Pflegeberuf zunehmen.[110] Zusätzlich sollen die Pflegeberufe auch neue, nicht klassische pflegerische Tätigkeiten wie z. B. Beratung von Patienten und Angehörigen und die Fallsteuerung (Case Management) übernehmen, um die Versorgung im deutschen Gesundheitswesen zu verbessern. Erste zu erwähnende Konzepte, die diesem Anspruch folgen, sind u. a. das Primary Nursing Konzept und das Advanced Nursing Practice Konzept (ANP). Diese Pflegekonzepte finden im Ausland schon häufiger Anwendung und führen zu einer erweiterten und eigenverantwortlichen Pflegepraxis und zu einer besseren Versorgung der Patienten.[111] Die notwendigen Kompetenzen, um dieses erweiterte Aufgabenportfolio wahrnehmen zu können, werden in der jetzigen Berufsausbildung nicht ausreichend vermittelt. Daher wird allgemein ein Bachelorstudium als notwenige Basis angesehen, um diese Kompetenzen zu erlangen und damit die Basis zu haben, die o. g. Konzepte umsetzen zu können.[112] Vor allem die Arbeit nach dem ANP-Konzept findet in Deutschland immer mehr Anklang. Dies liegt wahrscheinlich an der erweiterten pflegerischen Praxis, die sich in der direkten Patientenversorgung zeigt und damit Versorgungslücken schließt.[113] Aufgrund der Komplexität der Tätigkeit wird in der Regel der Abschluss eines grundständigen Masters in Pflege verlangt. Somit zeigt das Konzept eine erste Perspektive für die Pflegenden, wie Akademisierung in der direkten Patientenversorgung aussehen kann und gleichzeitig die Versorgungsqualität durch evidenzbasierte Pflege gesichert werden kann.[114]

Auch das neue Pflegeberufereformgesetz beschreibt neue Aufgabenfelder für hochschulisch ausgebildete Pflegefachpersonen. So beschreibt der § 37 unter Absatz 3 des Gesetzes die Kompetenzen, die vor allem durch eine hochschulische Ausbildung erlernt werden sollen.

---

[110] Vgl.: Sewtz (2006), S. 138

[111] Vgl.: Simon (2012). S. 555

[112] Vgl.: SVR (2012), S. 42 ff.

[113] Vgl.: Rached (2021), S. 22 f.

[114] Vgl.: DBfK (2019), S. 30

So steht dort:
3) Die hochschulische Ausbildung umfasst die in § 5 Absatz 3 beschriebenen Kompetenzen der beruflichen Pflegeausbildung. Sie befähigt darüber hinaus insbesondere

1. zur Steuerung und Gestaltung hochkomplexer Pflegeprozesse auf der Grundlage wissenschaftsbasierter oder wissenschaftsorientierter Entscheidungen,
2. vertieftes Wissen über Grundlagen der Pflegewissenschaft, des gesellschaftlich-institutionellen Rahmens des pflegerischen Handelns sowie des normativ-institutionellen Systems der Versorgung anzuwenden und die Weiterentwicklung der gesundheitlichen und pflegerischen Versorgung dadurch maßgeblich mitzugestalten,
3. sich Forschungsgebiete der professionellen Pflege auf dem neuesten Stand der gesicherten Erkenntnisse erschließen und forschungsgestützte Problemlösungen wie auch neue Technologien in das berufliche Handeln übertragen zu können sowie berufsbezogene Fort- und Weiterbildungsbedarfe zu erkennen,
4. sich kritisch-reflexiv und analytisch sowohl mit theoretischem als auch praktischem Wissen auseinandersetzen und wissenschaftsbasiert innovative Lösungsansätze zur Verbesserung im eigenen beruflichen Handlungsfeld entwickeln und implementieren zu können und
5. an der Entwicklung von Qualitätsmanagementkonzepten, Leitlinien und Expertenstandards mitzuwirken.

Diese Ausführungen lassen zwei Schwerpunkte erkennen. Einmal ist es die Versorgungsqualität von Menschen mit hochkomplexen Pflegeprozessen, die den hochschulisch ausgebildeten Pflegefachpersonen zugeschrieben werden. Offensichtlich soll das hochschulische wissenschaftliche Wissen dazu beitragen, besonders schwierige Versorgungssituationen zu bewältigen. Des Weiteren liegt ein Fokus auf dem pflegewissenschaftlichen Wissen und wie dieses in der Praxis implementiert und auch weiterentwickelt wird. Damit zeigt sich, welche Bedeutung der Akademisierung des Pflegeberufs von dem Gesetzgeber beigemessen wird und dass die Veränderungen der Berufsgruppe vor allem aus der Berufsgruppe selbst und aus der Praxis erbracht werden sollen. Aufbauend auf den Bachelorstudiengang sollen zukünftig weitere Masterstudiengänge entwickelt werden, um den spezialisierten Funktionen – wie bspw. im APN Konzept – den spezialisierten Funktionen der Pflege gerecht zu werden und damit die Versorgung der Bevölkerung zu verbessern. Jedoch ist in diesem Bereich die deutsche Hochschullandschaft noch sehr schlecht aufgestellt. Doch genau diese Masterarbeiten sowie die darauf aufbauenden Dissertationsschriften tragen zur Erweiterung der pflegewissenschaftlichen Wissensbasis und der dadurch entstehenden Professionalisierung bei.

4.3.3.2 Bildung einer eigenen Wissensbasis

In der Pflegewissenschaft und der dazu gehörenden Forschung geht es um die wissenschaftliche Fundierung pflegerischen Handelns und einer eigenständigen Problemdefinition, die die Besonderheiten des Hilfe- und Pflegebedarfs in den Fokus nimmt, um damit eigenes pflegewissenschaftliches Wissen zu generieren.[115] Zu Beginn der Pflegeforschung wurde der Schwerpunkt auf die Gestaltung der Ausbildung und die Arbeitsorganisation innerhalb der Pflege und mit anderen Berufsgruppen gesetzt.[116] Erst später rückte das pflegerische Handeln selbst in den Fokus des Forschungsinteresses. Da es in Deutschland zu Beginn aber an Datenmaterial fehlte, beschäftigte sich die Pflegewissenschaft anfänglich mit Pflegetheorien aus den USA.[117] In letzter Zeit werden aber immer häufiger das deutsche Versorgungssystem und das pflegerische Handeln in Deutschland im Rahmen von Bachelor-, Master- oder Promotionsarbeiten sowie in geförderten Forschungsprojekten beleuchtet, so dass mittlerweile schon auf eigenes Datenmaterial zurückgegriffen werden kann. Ziel der gesamten pflegewissenschaftlichen Forschungen ist es, das pflegerische Wissen zu systematisieren und damit die Basis für ein professionelles und begründbares pflegerisches Handeln zu bilden. Mit diesen Maßnahmen soll die Pflegepraxis wissenschaftlich belegbar und von der Medizin unabhängig werden.[118] Auch wenn es von verschiedensten Protagonisten immer mehr gefordert wird, ist der Umsetzungsgrad des erworbenen evidenzbasierten Wissens in der Praxis äußerst gering. Erste pflegerische Qualitätsstandards, die diesem Anspruch genügen sind die Expertenstandard des Deutschen Netzwerk für Qualitätsentwicklung in der Pflege. Aktuell gibt es dort 10 pflegerische konsentierte Standards und einen Standard zur Geburtshilfe. Umso wichtiger ist die Zielsetzung für hochschulischen Pflegefachpersonen im neuen Pflegeberufereformgesetz. Sie lässt hoffen, dass sich die Wissensbasis der Pflegeberufe in den kommenden Jahren deutlich erweitert.

---

[115] Vgl.: Hutwelker (2005), S. 156 f.; Dunkel (2005), S. 161

[116] Vgl.: Sewtz (2006), S. 152

[117] Vgl.: Krampe (2009), S. 84

[118] Siehe: Krampe (2009), S. 103

4.3.4 Veränderte Rahmenbedingungen im Gesundheitswesen und Anforderungen an die Pflegeberufe

Neben der tiefgreifenden Ausbildungsreform im Jahr 2020 sieht sich der Pflegeberuf genau wie die Mediziner mit vielen weiteren veränderten Rahmenbedingungen im Gesundheitswesen konfrontiert. Im Gegensatz zu den Medizinern nehmen die Pflegenden diese Veränderung eher als Chance wahr und versuchen damit ihren Professionalisierungswunsch durchzusetzen. Aus diesem Grund werden in den Modernisierungsvorstellungen der Pflege direkt schon Kosteneinsparungen mitbedacht und dienen weiterhin als Argumentationsgrundlage, um neue Konzepte durchzusetzen.[119] Diese Entwicklung wird selbstverständlich durch die Politik begrüßt und unterstützt daher die Professionalisierungsbemühungen der Pflegenden. Dies zeigt sich u. a. in der aktuellen Gesetzgebung zur Ausbildungsreform und auch zur Finanzierungsreform der Pflegekräfte im Krankenhaus. Auch die Bemühungen der Politik, den Patienten immer mehr in die Entscheidungsprozesse zu integrieren, entsprechend dem pflegerischen Verständnis von professionellem Handeln.

4.3.4.1 Rechtliche Problemstellung im Zusammenhang pflegerischen Handelns

Doch trotz aller Bemühungen der Berufsgruppe selbst und vielfacher Unterstützung aus der Politik stellt die rechtliche Situation der Versorgungspraxis in Deutschland weiterhin ein Problem für die Pflegeberufe dar. So gibt es laut § 1 HeilprG und § 2 BÄO keinen arztfreien Bereich. Diese Formulierung macht die professionell Pflegenden, vor allem im Krankenhaus, von ärztlichen Anordnungen abhängig. Streng genommen unterliegt damit sogar die Grundpflege der ärztlichen Verantwortung. Auch wenn diese Tatsache schon lange nichts mehr mit der täglichen Praxis zu tun hat, scheinen sich alle gesetzgebenden Protagonisten und auch die ärztlichen Interessenvertreter schwer damit zu tun, diesen Sachverhalt gesetzlich zu ändern. Auch der Sachverständigenrat spricht in seinen Gutachten nur von einer Delegation der Aufgaben, um die Versorgung im Gesundheitswesen zu verbessern und empfiehlt unterschiedliche Projekte zur Verbesserung der stationären und ambulanten Versorgung.[120] Die aktuelle Novelle der pflegerischen Ausbildung vom 17. Juli 2017 mit Wirkung zum 1.1.2020 scheint erstmals

---

[119] Vgl.: Krampe (2009), S. 137 f.
[120] Vgl.: SVR (2012), S. 35, S. 38

Möglichkeiten zur Lösung des Rechtsdilemmas zu bieten, da in der Ausbildungsreform Vorbehaltsaufgaben für die Pflegeberufe definiert sind. So beschreibt der
§ 4 Abs. 2 PflBRefG folgende vorbehaltende Tätigkeiten:
Die pflegerischen Aufgaben im Sinne des Absatzes 1 umfassen:

1. die Erhebung und Feststellung des individuellen Pflegebedarfs nach § 5
   Absatz 3 Nr. 1 Buchstabe a, (Anmerkung des Verfassers: Damit ist auch die
   Pflegeplanung gemeint.)
2. die Organisation, Gestaltung und Steuerung des Pflegeprozesses nach § 5
   Absatz 3 Nr. 1 Buchstabe b sowie
3. die Analyse, Evaluation, Sicherung und Entwicklung der Qualität der Pflege
   nach § 5 Absatz 3 Nr. 1 Buchstabe d.[121]

Diese definierten Vorbehaltsaufgaben ermöglichen damit erstmals ein eigenstän-
diges professionelles Handeln der Pflegeberufe und eine Abgrenzung zu den
Medizinern. Damit ist ein Bereich definiert worden, der nicht mehr der ärztlichen Gesamtverantwortung unterliegt und damit auch das ärztliche Eingriffsrecht
in der Krankenhausbehandlung einschränkt. Mit der Möglichkeit des autonomen Handelns der Pflegeberufe ergeben sich automatisch Pflichten und rechtliche
Anspruchsmöglichkeiten.

Die Problematik der steigenden Anzahl von Klagen ist auch bereits jetzt schon
für die Pflege eine ernstzunehmende Entwicklung und kann sich in Zukunft noch
weiter steigern. Hier sind vor allem Klagen zu Sturzgeschehen und Dekubitus in
der stationären Altenhilfe zu erwähnen. Genau wie bei den Ärzten werden zur
Beurteilung des Pflegefehlers nationale Leitlinien herangezogen. Im Krankenhaus
hingegen gibt es aufgrund der noch geltenden ärztlichen Gesamtverantwortung
nur wenig Klagen gegen Pflegende. Es ist aber zu prognostizieren, dass sich dies
aufgrund der geänderten Verantwortungsverteilung ändern wird.

4.3.4.2 Die Auswirkungen der Ökonomisierung auf den Pflegeberuf

Die Ökonomisierung und der damit verbundene Spar- und Rationalisierungs-
druck haben vor allem die Krankenpflege nicht verschont. Da die Personalkosten
im Gesundheitswesen die höchsten Ausgaben sind, wurde in den letzten Jahren in den Krankenhäusern vor allem am Pflegepersonal gespart. Es wurde
versucht, mit den eingeschränkten Ressourcen zu arbeiten, um so die Rendite

---

[121] Siehe: Gesetz zur Reform der Pflegeberufe (PflBRefG) vom 17. Juli 2017

der Wirtschaftsunternehmen möglichst zu erhöhen. So wurde in den ersten Jahren nach Einführung der DRGs bis zu sieben Prozent der Pflegenden in den Krankenhäusern abgebaut (Abbildung 4.1).

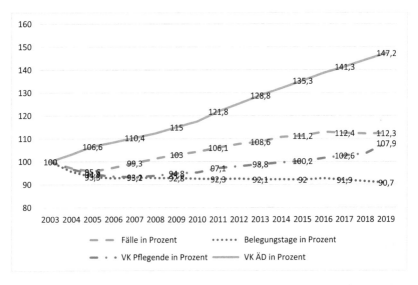

Abbildung 4.1 Prozentuale Personal- und Leistungsentwicklung in allgemeinen Krankenhäusern. (Quelle: Eigene Darstellung[122])

Im Gegenzug dazu wurden vermehrt Ärzte eingestellt, die aus Sicht der Betriebswirte profitabler für das Krankenhaus waren, da nur sie die abrechenbaren Leistungen erbringen konnten (siehe Abschnitt 1.1). Aber anstatt diese Entwicklung kritisch zu hinterfragen, wurden die Sparmaßnahmen von der Pflegewissenschaft und den pflegerischen Organisationen als Chance gesehen, das Professionalisierungsbestreben durchzusetzen. Denn diese ökonomischen Anforderungen führten zu neuen Aufgaben und Anforderungen, die auch eine Modernisierung der Pflegeberufe bedingt und eine Professionalisierung begünstigt.[123] Aus diesem Grund wird die Aufforderung der Politik zur Kosteneinsparung geachtet

---

[122] Vgl.: Augurzky/Finke/Rothe (2021), S. 8
[123] Vgl.: Krampe (2009), S. 103, S. 106

und genutzt, um eigene Vorschläge zu erarbeiten. Grundsätzlich werden die Prinzipien der Kosteneinsparung immer gleich bei neuen Konzepten mitbedacht.[124] Aktuell sind vor allem Konzepte im Fokus, die Ärzte von einigen Tätigkeiten entlasten sollen. Mit diesen Maßnahmen soll vor allem dem Ärztemangel[125] begegnet werden und dem geforderten Einsparungspotenzial entsprochen werden, indem man kostengünstigeres Pflegepersonal für ärztliche Aufgaben einsetzt und damit die Patientenversorgung effektiver und effizienter gestaltet.[126] Die Pflegeberufe unterwerfen sich damit vollkommen dem Diktat der Ökonomie, um sich von dem der Ärzte zu lösen. Eines der ersten Ergebnisse aus dieser Verbindung war die Einführung der PKMS im Jahr 2012. Durch den Prozedurenschlüssel 9–20 wurden erstmals auch pflegerische Tätigkeiten durch ein Zusatzentgelt abrechenbar. Die Vertreter der Pflege erhofften sich durch diese Finanzierung eine Stellenaufstockung, um dem Spartrend entgegenzuwirken. Leider war durch die PKMS keine Ableitung eines Personalbedarfs möglich; auch eine deutliche Personalaufstockung, die auf die PKMS zurückzuführen gewesen wäre, war nicht zu erkennen.[127] Mit dem Pflegepersonal-Stärkungsgesetz (PpSG) vom 11. Dezember 2018 wurde eine tiefgreifende Veränderung des Finanzierungssystems der Krankenhäuser beschlossen. Neben vielen anderen Maßnahmen wurden vor allem die Kosten der Pflegestellen auf den Stationen aus der DRG herausgelöst und in ein eigenes Pflegebudget überführt. Dieses Pflegebudget ist zweckgebunden und soll alle entstandenen Kosten für ausgebildetes Pflegepersonal, welches unmittelbar an der Patientenversorgung auf bettenführenden Stationen arbeitet, erstatten. Dieses Kostendeckungsprinzip soll mittelfristig die Personalsituation auf den Stationen verbessern, da eine Kosteneinsparung an dieser Stelle nicht mehr möglich ist. Dennoch scheint sich die Situation der Pflegenden kurzfristig nicht zu verändern. Vor allem die Bereiche der Service- und Hilfskräfte, die in den vergangenen Jahren aufgebaut wurden, stehen nun auf der Einsparliste der Betriebswirte in den Krankenhäusern. Diese wurden aber vor allem zur Entlastung der Pflegenden eingesetzt. Werden diese Stellen nun abgebaut, wird dadurch voraussichtlich das Pflegepersonal auf den Stationen wieder mehr belastet. Durch diese Maßnahmen werden wieder Aufgaben übernommen, die nichts mit professioneller Pflege zu tun haben. Auf diese Weise und aufgrund der damit einhergehenden

---

[124] Vgl.: Krampe (2009), S. 137

[125] Anmerkung: Betrachtet man den Aufbau der Ärzte in den letzten 20 Jahren, ist der Begriff Ärztemangel etwas merkwürdig, sind aktuell so viel Ärzte im Gesundheitswesen tätig wie noch nie zuvor. Jedoch entsteht aufgrund der Systemlogik tatsächlich ein Mangel an Ärzten, da immer noch mehr für die Leistungen benötigt werden.

[126] Vgl.: Isfort (2012), S. 35

[127] Vgl.: Böcken/Kostera (2017), S. 12, 36

Arbeitsbelastung auch durch die Verweildauerreduzierung und Arbeitsverdichtung bleibt der Beruf der Pflege unattraktiv. Der Ökonomisierungsdiskurs hat sich mittlerweile bei den Pflegenden so stark verfestigt, dass sich auch die entstehende Pflegewissenschaft und die damit einhergehende Akademisierung ökonomischer Argumente bedient, um sich selbst und die aktuellen Entwicklungen zu legitimieren.[128] So findet sich sogar bei der Argumentation zur Akademisierung, wie bspw. dem APN Konzept, die Perspektive, wie Kosten mit Hilfe dieses Konzepts eingespart werden können.[129] Doch trotz dieser sich ergebenden Chancen zur Professionalisierung zeigt dieser Trend wieder sehr eindrücklich, dass auch Maßnahmen zur Förderung der pflegerischen Qualität und Entlastung der Pflegenden im System ausgehebelt werden. Anstatt Kosteneinsparungen ggf. beim ärztlichen Dienst zu suchen, hält das medizingesteuerte System weiterhin den ärztlichen Dienst aus den Sparmaßnahmen heraus und arbeitet mit der schlechteren Stellung des Pflegeberufs. Und wieder bestätigt sich die kulturelle Benachteiligung der weiblichen Arbeitsleistung. Doch genau an dieser Stelle könnte eine starke berufspolitische Stimme den Pflegeberuf unterstützen und das System verändern.

4.3.5   Berufspolitische Entwicklungen des Pflegeberufs

Das Ziel der Professionalisierung wird mittlerweile nicht nur zur Qualitätssicherung der Pflege und zur Vorbeugung eines Fachkräftemangels diskutiert. Vielmehr geht es auch um berufspolitische Ziele wie mehr Eigenständigkeit und politisches Mitsprache- und Entscheidungsrecht. Diese berufspolitischen Ziele zur Professionalisierung werden fast ausschließlich aus merkmalstheoretischer Perspektive betrachtet und weniger nach anderen soziologischen Theorien.

So gelten unter den pflegerischen Berufspolitikern vor allem die

- altruistischen Dienste,
- das akademische Expertenwissen und
- der selbstverwaltende Berufsverband

als notwendige Merkmale, das Ziel der Professionalisierung zu erreichen.

---

[128] Vgl.: Krampe (2009) S. 144
[129] Vgl.: DBfK (2019), S. 16

Da die Pflegeberufe allgemein anerkannt am Gemeinwohl orientiert sind und damit einen altruistischen Dienst leisten und die Akademisierung (zwar langsam) voranschreitet, fokussieren sich die Interessensvertreter vor allem auf die Einrichtung von Pflegekammern auf Länderebene.[130]

Offenbar scheint die Politik auch dieses Projekt zu unterstützen, wie man in Rheinland-Pfalz, Niedersachsen und Schleswig–Holstein erkennen kann. Dort wurden in den letzten Jahren Pflegekammern gegründet, die bereits ihre Arbeit aufgenommen haben. Darüber hinaus ist auch die Errichtung einer Pflegekammer in Baden-Württemberg und Nordrhein-Westfalen beschlossen und in anderen Ländern wird über eine Gründung beraten. Auch wenn die Berufskammern die Interessen der Gesellschaft bzw. der Bevölkerung zu deren Wohl stellvertretend für den Staat wahrnehmen sollen, wird durch die Gründung solcher Kammern auch die Berufsgruppe selbst gestärkt, indem auch die Interessen der Mitglieder vertreten werden. Verkammerte Berufe werden in der Öffentlichkeit und im politischen Raum oft verstärkt wahrgenommen, was man besonders deutlich bei der Ärztekammer und den Ärzten beobachten kann. Mit einer Pflegekammer soll durch regulierte Aus-, Fort- und Weiterbildung die Qualität der pflegerischen Versorgung steigen sowie andere berufliche Belange gefördert und überwacht werden. Durch diese Eigenständigkeit können Prozesse wie Akademisierung und Modernisierung von Ausbildung und Anerkennungsverfahren beschleunigt werden. Dass die Einrichtung einer Pflegekammer kein Selbstläufer ist und dass auch politische Entscheidungsträger wankelmütig sind, zeigen die Entwicklungen zur Pflegekammer in Niedersachsen und Schleswig–Holstein.[131] Hier ist es vor allem der Gewerkschaft Verdi und Arbeitgeberverbänden gelungen, dem Gedanken der Verkammerung mit der dazugehörenden Beitragspflicht eine negative Konnotation zu geben, so dass sich Pflegekräfte, aber vor allem Politiker, schnell gegen die Kammer gestellt und sie so zur Auflösung gezwungen haben. Diese Auflösung ist das Ergebnis von aktivem Lobbyismus und der Angst vor einer zu mächtigen und selbstbewussten Pflege. Auch an dieser Stelle wirken macht- und standespolitische Kräfte gegen eine Emanzipierung des Pflegeberufs, nur diesmal gehen diese nicht von den Medizinern aus.

---

[130] Vgl.: Cassier-Woidasky (2007), S. 74, S. 77
[131] Vgl.: Ärzteblatt (2020), Moiseiwitsch (2021)

4.4   Zusammenfassung

Zusammenfassend lässt sich erkennen, dass sich das Berufsfeld Pflege in den letzten Jahren in Deutschland in Bewegung gesetzt hat. Extern ist der Bedarf gestiegen, gut qualifiziertes Pflegepersonal optimiert und ressourcenschonend einzusetzen. Intern ist der Wunsch der Pflege immer größer geworden, sich von der Medizin zu emanzipieren und mehr eigenverantwortlich arbeiten zu dürfen sowie im politischen Diskurs mehr Aussagekraft zu bekommen.

Die letzten Veränderungen in der Pflege sind auch vor allem darauf zurückzuführen, dass es mittlerweile unumstritten ist, dass durch den demographischen Wandel in Deutschland in den nächsten Jahren ein erhöhter Pflegebedarf bestehen wird. Selbstverständlich erwartet die Bevölkerung dabei Fachkräfte, die einerseits eine wissenschaftliche Wissensbasis in der Ausbildung vermittelt bekommen haben und andererseits das wissenschaftlich fundierte und abstrakte Wissen in konkreten Situationen am Patienten anwenden können.[132]

Der im Jahr 2017 im SGB XI definierte Pflegebedürftigkeitsbegriff war ein erster Schritt, um den Anspruch auf professionelle Pflege genau zu definieren. Jedoch ist damit noch nicht der eigenständige Beitrag der Pflege zur Gesundheitserhaltung der Bevölkerung definiert. Mit dem Wissen, dass zukünftig immer mehr Menschen pflegebedürftig werden und auch die Anzahl der Menschen mit chronischen Erkrankungen, denen nicht mehr mit Methoden der kurativen Medizin geholfen werden kann, steigen wird, ist genau solch eine Definition notwendig.

Die ärztlichen und pflegerischen Berufsverbände diskutieren diesen Sachverhalt meist höchst emotional. So wird vonseiten verschiedener ärztlicher Interessenvertreter vorgeschlagen, dieses Ziel durch mehr Delegation von ärztlichen Leistungen an Pflegepersonal zu erreichen. Die Verantwortung muss ihrer Meinung nach aber weiterhin in ärztlicher Hand liegen, damit die Qualität weiterhin hoch bleibt. Dagegen sind pflegerische Berufsorganisationen davon überzeugt, dass dies nur durch eine Umstrukturierung der Zuständigkeiten im Gesundheitswesen zu erreichen ist; dies wurde in anderen Ländern auch bereits bewiesen. Die Definition der pflegerischen Vorbehaltsaufgaben ist eine Möglichkeit der Pflegeberufe, zu zeigen, dass sie in der Lage sind, im Rahmen von eigenverantwortlichen Arbeitsbereichen die Versorgungsqualität der Betroffenen zu verbessern. Auch wenn diese Standpunkte unterschiedlich sind, sind sie sich doch in einer Sache einig. Das Gesundheitswesen der Zukunft braucht mehr und besser qualifizierte Pflegekräfte, um die immer älter werdende Bevölkerung weiterhin versorgen zu können. Darüber hinaus müssen die Pflegekräfte mehr Aufgaben in

---

[132] Vgl.: Hutwelker (2005), S. 148

der Versorgung übernehmen. Ein Ziel im Professionalisierungsdiskurs der Pflegeberufe ist die Etablierung der Pflege als eigenständiger Heilberuf, der aber aufgrund des fehlenden eigenständigen Beitrags zur Gesundheitserhaltung zu Problemen in der Autonomie führt.[133] Dabei gilt die über allem schwebende ärztliche Gesamtverantwortung als größtes Hindernis in der Autonomie, da sie den Ärzten jederzeit ein Eingriffsrecht in die pflegerischen Maßnahmen gibt.[134] Jedoch ist mit der neuen aktuellen Gesetzgebung im PflBRefG ein erster Bereich definiert worden, der nur den Pflegeberufen vorbehalten ist und erstmals eine Unabhängigkeit von den Ärzten ermöglicht.

Die Akademisierung scheint eine weitere vielversprechende Entwicklung in der Pflege zu sein, die positiv auf den Professionalisierungsdiskurs wirkt. Vor allem durch die Ärztevertreter wird die Angst geschürt, durch die Akademisierung würde die Pflege sich vom Bett wegqualifizieren und damit die Versorgung der Patienten weiter gefährden.[135] Dies ist offensichtlich wieder ein Versuch der Mediziner, ihr Machtsystem zu verteidigen und damit die Pflege weiter zu unterdrücken. Dabei zeigt sich ganz im Gegenteil, dass die Akademisierung mit ihren dazugehörigen Konzepten wie bspw. ANP zu einer deutlicheren Patientenzufriedenheit und als Nebeneffekt auch zu einer erhöhten Motivation und einer deutlichen Berufszufriedenheit bei den Pflegenden führen kann.[136]

Den Professionalisierungsdrang der Pflege unterstützend, findet auch in den Pflegeteams ein Generationswechsel statt, der mit einer veränderten Wertevorstellung und mit Wünschen an den Arbeitsplatz einhergeht.[137]

Daher scheint die Frage an dieser Stelle nicht mehr zu sein, ob sich die Pflege emanzipiert und damit dann professionalisiert, sondern nur noch wann dies geschieht! Die Entwicklungen zeigen, dass der Weg zur Professionalisierung zunehmend geebnet wird.

4.5 Schlussbetrachtung

In diesem Kapitel wurde ein Überblick über die Entwicklung der beiden Berufsgruppen Medizin und Pflege dargestellt. In der Betrachtung wurde deutlich, dass das Krankenbehandlungssystem einem Wandel unterliegt und sich ständig

---

[133] Vgl.: Cassier-Woidasky (2007), S. 68

[134] Vgl.: Cassier-Woidasky (2007), S. 69

[135] Vgl.: Gerst/Hibbeler (2012), S. A 2459

[136] Vgl.: DBfK (2019), S: 16, S. 33

[137] Siehe: Sewtz (2006), S. 160

verändert. Beide Berufsgruppen sind dabei den gleichen Rahmenbedingungen unterworfen, die aber jede Berufsgruppe anders für sich zu nutzen weiß. Vor allem dem Pflegeberuf scheint die derzeitige Lage positiv weiterzuhelfen. So steigt der Systematisierungsgrad des Wissens durch die zunehmende Akademisierung und auch die Pflegeberufekammern in den Ländern mit der damit verbundenen Selbstverwaltung sorgt für einen deutlichen Bedeutungszuwachs im öffentlichen Diskurs. Grundsätzliche bedeutend ist dabei auch die Emanzipierung der Frauen und die damit verbundenen Auswirkungen auf das gesellschaftliche Zusammenleben. Erst durch diese Emanzipierungsbewegungen in der Gesellschaft mit dem Versuch, die beiden Geschlechter gleichzustellen und mehr Toleranz einzufordern, ermöglichen es, auch einen Wandel in den Berufen einzuleiten. Die beiden Berufe Medizin und Pflege sind davon besonders betroffen, weil beide Berufe in der Vergangenheit besonders durch die gesellschaftliche Geschlechtlichkeit geprägt wurden. Ergänzend dazu stehen die gesellschaftlichen Entwicklungen bzw. Herausforderungen, die mit dem demographischen Wandel einhergehen. Diese grundsätzliche Veränderung der Gesellschaftsstruktur führt zu einem erhöhten Bedarf an pflegerischer Kompetenz, sei es in der Versorgung von hochaltrigen Pflegebedürftigen in stationären und ambulanten Settings oder in der Versorgung von chronisch Erkrankten, die mit der steigenden Lebenserwartung ebenfalls zahlreicher werden. Die Tatsache, dass bei der Versorgung der oben genannten größer werdenden Patientengruppen nicht mehr die Heilung Gegenstand aller Maßnahmen ist, sondern es vor allem darum geht, Menschen, die nicht (mehr) alleine für sich sorgen können, entsprechend ihrer jeweiligen gesundheitlichen Einschränkungen zu unterstützen oder sie beim Sterben zu begleiten, zeigt, dass in diesen Fällen die ärztliche Versorgung hinter der pflegerischen zurücktritt.[138] Für diese beiden Bereiche fühlen sich die Ärzte nicht direkt verantwortlich, weil sie nicht der Behandlungslogik krank/gesund folgen und damit nicht in die Behandlungslogik passen. Dies erfordert ein verändertes medizinisches Handeln, was nicht mehr nur mit naturwissenschaftlich begründeten medizinischen Maßnahmen beherrschbar ist.[139]

Sowohl die Pflegenden als auch die Gesellschaft haben dies erkannt, weshalb der Gesetzgeber den Pflegenden in dem Bereich der chronischen Erkrankungen und bei besonders pflegebedürftigen Menschen immer mehr Kompetenzen zuschreibt bzw. versucht, die Rahmenbedingungen der Pflegenden (vor allem im Krankenhaus) zu verbessern. Daraus folgerten die Pflegewissenschaftler, dass

---

[138] Siehe: Krampe (2009) S. 108
[139] Vgl.: Cassier-Woidasky (2007), S. 77 f.

damit auch die Durchführung pflegerischer Maßnahmen von der ärztlichen Verordnung abgekoppelt werden würde.[140] Schließlich eröffnet die demographische Entwicklung mit der zunehmenden Anzahl alter, multimorbider und pflegebedürftiger Menschen einen weiteren Bereich, dessen Herausforderungen mit dem monokausalen und biomedizinischen Krankheitsverständnis und den darauf basierenden Problemlösungsstrategien nicht zu bewältigen sind.[141] Die aktuelle Ausbildungsreform und das damit verbundene Zuschreiben von vorbehaltenen Aufgaben sind dabei ganz besonders zu erwähnen. Mit dieser Entwicklung zeigt sich deutlich der politische Wille, den professionell Pflegenden mehr Verantwortung im Versorgungsprozess zu übertragen. Für die Ärzte sieht die politische Unterstützung hingegen ganz anders aus. In der politischen Diskussion wird den Ärzten eher mit Misstrauen entgegengetreten. Sie erfahren durch gesetzliche Maßnahmen weitere Kontrolle, natürlich zum Missfallen der Ärzte selbst. Die Tatsache, dass sich die Finanzierung der Pflegekräfte im Krankenhaus deutlich geändert hat, aber der ökonomische Druck auf die Krankenhäuser weiterhin bestehen bleibt, verschärft die Situation für die Ärzte noch mehr. Eine aktuelle Initiative von drei Stiftungen, die im Rahmen einer Stiftungsallianz ein Positionspapier veröffentlicht haben, fordert, dass die Rahmenbedingungen für die professionelle Pflege deutlich verbessert werden müssen.[142] Die Stiftungsallianz fordert vor allem, dass der professionellen Pflege mehr Kompetenz zugesprochen werden soll, um die zukünftige Versorgung der Gesellschaft zu sichern. Damit unterstreicht dieses Positionspapier die derzeitige Entwicklung in Deutschland und macht deutlich, auf welche gesellschaftliche Unterstützung der Pflegeberuf derzeit zurückgreifen kann. Trotz dieses großen Zuspruchs und der verschiedenen Initiativen den Pflegeberuf zu akademisieren und zu professionalisieren, bleibt der ökonomische Druck bestehen. Denn auch wenn die Finanzierung der professionellen Pflege mittlerweile kostendeckend geregelt ist, so führt der Abbau von eingeführten Entlastungsstrukturen (wie bspw. Servicekräften, Transportdienste, etc.) zwangsweise wieder zu einer erhöhten Belastung der Pflegenden. Dennoch bleibt die aktuelle Finanzierung für die Professionalisierung der Pflege äußerst positiv, führt aber zu einer Steigerung der Konflikte mit dem ärztlichen Bereich. Auch wenn die Gesellschaft den Pflegekräften mehr Kompetenzen zuschreibt, heißt dies nicht, dass die Ärzte diese auch ohne Kampf abgeben. Besonders deutlich wird dieser Machtkampf, wenn man sich den § 63 Absatz 3c SGB V

---

[140] Siehe: Krampe (2009) S. 108
[141] Siehe: Cassier-Woidasky (2007), S. 78
[142] Vgl.: Stiftungsallianz (2020), S. 78

ansieht. Hier ist bereits seit über 10 Jahren die Möglichkeit geregelt, im Rahmen von Modellprojekten heilkundliche Tätigkeiten an Pflegefachpersonen zu übertragen. Bis heute gibt es dazu kein einziges Projekt, weil die Interessensvertreter der Ärzte dies standhaft verhindern. Wie groß das Interesse der Politik aber an diesem Projekt ist, zeigt sich darin, dass der § 14 PflBRefG die Ausbildung im Rahmen von genau diesen Modellvorhaben noch einmal geregelt hat. In der Zukunft wird es die größte Herausforderung sein, diese Arbeitsmodelle mit beiden Berufsgruppen abzustimmen, um damit die Versorgung der Patienten, aber auch die Zusammenarbeit der beiden Berufsgruppen zu verbessern. Dass dies schwierig ist, liegt auch an der Tatsache, dass die Professionalisierung der Pflege, mit entsprechend angestrebtem Statusgewinn der Pflege, auf einen derzeit festzustellenden Autonomieverlust der medizinischen Profession im Krankenhaus trifft.[143]

Die Sehnsucht nach der Befreiung von der beruflichen-inhaltlichen und der hierarchischen Unterordnung unter der Medizin durchzieht den Diskurs auf allen Ebenen und in allen diskursiven Strängen.[144] Die Anzahl der Menschen, die an einer chronischen Erkrankung leiden und denen nicht mehr mit den Methoden der kurativen Medizin geholfen werden kann, steigt zunehmend.[145] Mit dieser Entwicklung geht auch das Interesse der Mediziner an dieser Gruppe verloren und bietet dem Krankenbehandlungssystem die Möglichkeit, einen weiteren Zentralwert neben dem der Gesundheit einzuführen – die Selbstpflegefähigkeit.[146] Mit der Einführung eines neuen Orientierungswertes im Krankenbehandlungssystem würde erstens die bestehende Kodierung krank/gesund verändert werden müssen und zweitens würden die Ärzte einen erheblichen Teil der Deutungsmacht verlieren. Dies führt wiederum zu weiteren Machtkämpfen im System. Vor allem seit den Umstrukturierungen im Gesundheitswesen in den 1990er Jahren und dem Versuch, die bestehenden Machtkonstellationen aufzuheben, gibt es bei Veränderungsprozessen immer wieder Blockadehaltungen unterschiedlichster Interessengruppen.[147] In diesem Zusammenhang stellt sich mittlerweile die Frage, ob diese Machtkämpfe im System nicht mittlerweile Teil der Habitualisierung der beiden Berufe sind, also im Rahmen der gemeinsamen beruflichen Sozialisation so tief verankert sind, dass diese gar nicht mehr verändert werden können. Das würde aber auch bedeuten, dass die Ökonomisierung und die

---

[143] Vgl.: Sanders (2009), S. 17

[144] Siehe: Krampe (2009) S. 139

[145] Vgl.: Cassier-Woidasky (2007), S. 78

[146] Vgl.: Cassier-Woidasky (2007), S. 78

[147] Vgl.: Krampe (2009), S. 10 f.

Perspektive der geschlechtlichen Rollenverteilung nur vorgeschobene Argumente sind. Das folgende Kapitel widmet sich genau diesem Aspekt und soll darstellen, welche Faktoren eine gelingende Kooperation und Kommunikation ausmachen und welche Hindernisse es bei der Kooperation und Kommunikation der beiden Berufsgruppen gibt.

Kooperation und Kommunikation im Krankenhaus

5

Leistungserbringung im Gesundheitswesen erfolgt arbeitsteilig.[1] Das bedeutet, dass die Versorgung der Patienten nur durch eine intensive Zusammenarbeit gelingen kann. Dabei spielt die Kooperation und Kommunikation vor allem bei Medizinern und Pflegefachpersonen im Krankenhaus eine bedeutende Rolle. Beide Professionen übernehmen im Behandlungsprozess der Patienten unterschiedliche Aufgaben und müssen diese regelmäßig miteinander abstimmen bzw. den Behandlungserfolg gemeinsam evaluieren. Nur durch eine funktionierende interprofessionelle Kommunikation und eine eng abgestimmte Zusammenarbeit kann der Patient, auch unter den heutigen wirtschaftlichen und rechtlichen Zwängen, im Krankenhaus erfolgreich und zufriedenstellend behandelt werden. Dabei unterteilt sich die Arbeit der beiden Professionen grundsätzlich in die Behandlung durch die Ärzte, und die Betreuung durch die Pflegenden.[2]

Trotz dieses Wissens zeigt sich vor allem bei Medizinern und Pflegefachkräften, dass es in der Kommunikation und in der Zusammenarbeit immer wieder Probleme gibt. Laut Experten lassen sich etwa 70 % aller Fehler am Arbeitsplatz auf mangelnde Kommunikation zurückführen.[3] So dokumentiert beispielsweise eine in australischen Krankenhäusern durchgeführte retrospektive Studie, dass Kommunikationsprobleme die häufigsten Ursachen von vermeidbaren Behinderungen oder Todesfällen sind und doppelt so häufig vorkommen wie medizinische Fehler.[4] Damit steckt vor allem in der strukturierten Kooperation und Kommunikation dieser beiden Berufsgruppen ein enormes Potenzial, um die

---

[1] Siehe: Schmitz et al. (2020), S. 184

[2] Vgl.: Schmitz et al. (2020), S. 184

[3] Vgl.: Fitzgerald (1998), S. 6

[4] Siehe: Maier/Fotuhi (2007), S. 137

© Der/die Autor(en), exklusiv lizenziert an Springer Fachmedien Wiesbaden GmbH, ein Teil von Springer Nature 2023
J. Kurmann, *Demenz als Störfaktor?*, Vallendarer Schriften der Pflegewissenschaft 14, https://doi.org/10.1007/978-3-658-42191-5_5

Ergebnisqualität der Patientenversorgung im Krankenhaus zu verbessern. Auch die WHO veröffentlichte diese Vorteile bereits 2010 in ihrer Leitlinie zur interprofessionellen Ausbildung und Zusammenarbeit.[5] So wird dort beschrieben, dass die interprofessionelle Kooperation eine signifikante Rolle bei der Reduzierung vieler Probleme im Gesundheitswesen auf der ganzen Welt bedeuten kann.[6] Doch auch diese eindeutigen Ergebnisse und Empfehlungen ändern nichts an der mangelnden Kommunikation und Kooperation der beiden Berufsgruppen im Alltag. Warum ist das so?

Das folgende Kapitel befasst sich mit den Gründen für die konfliktbehaftete Zusammenarbeit beider Professionen und zeigt Lösungsmöglichkeiten auf. Dazu beschreibt der Autor Grundsätzliches zum Thema Kommunikation und Kooperation, um anschließend den Spezialfall im Krankenhaus zu erläutern.

5.1 Kommunikation

Der Begriff Kommunikation entstammt dem lateinischen Wort „Communicare" und wird übersetzt mit gemeinsam machen, vereinigen, zusammenlegen, teilen, mitteilen, teilnehmen lassen, Anteil nehmen übersetzt.[7] Diese sehr unterschiedlichen Übersetzungsmöglichkeiten könnten eine erste Erklärung für den teils sehr ungenauen Gebrauch des Begriffs in der deutschen Sprache sein. Denn unter Kommunikation versteht man in der Alltagssprache alles, was mit dem Austausch von Daten zu tun hat (bspw. Telekommunikation), das direkte verbale Gespräch von zwei oder mehr Personen, aber auch das nonverbale Interagieren in einer oder mehreren Gruppen.

Die grundsätzliche Bedeutung im sozialwissenschaftlichen Sinn beschreibt einen Austausch oder die Übertragung von Informationen, die verbal, nonverbal oder kombiniert auftreten kann.[8] Idealerweise sollten diese Äußerungen (verbal und nonverbal) kongruent sein, damit die Information von den Kommunikationspartnern als wahr und authentisch wahrgenommen wird. Zu einer Kommunikation gehören mindestens zwei Personen, die ihre Informationen gegenseitig austauschen und damit interagieren. Doch genau in dieser Tatsache liegt auch schon die erste Schwierigkeit, denn es ist nicht immer sichergestellt, dass genau das übertragen wird, was intendiert wird.

---

[5] Vgl.: WHO (2010), S. 13
[6] Vgl.: WHO (2010), S. 11
[7] Siehe: Maier/Fotuhi (2007), S. 137
[8] Vgl.: Bruns/Christ/Richter (2000), S. 9, S. 11; Fitzgerald (1998), S. 9

5.1.1 Die Schwierigkeiten der gelingenden Kommunikation/ Kommunikationstheorien

In der Kommunikation kann man nicht davon ausgehen, dass Informationen eins zu eins übertragen oder ausgetauscht, also kopiert werden. Das bedeutet, dass in der Kommunikation nicht automatisch die Nachrichten beim Empfänger so ankommen, wie sie vom Absender gesendet oder intendiert wurden.[9] Kommunikation wird dabei durch verschiedene Faktoren beeinflusst, vor allem durch die generelle Wahrnehmung der Situation und die individuelle Interpretation der wahrgenommenen Information durch die Kommunikationspartner. Beispielsweise wird die Wahrnehmung durch Erfahrungen, Gefühle, die gegenwärtige Situation und sogar durch zukünftige Erwartungen von Personen beeinflusst.

Watzlawick unterteilt deshalb die Kommunikation in Inhalts- und Beziehungsaspekte. Der Inhaltsaspekt beinhaltet die sachliche Information einer Mitteilung wie beispielsweise Zeiten, Orte und andere Daten. Der Beziehungsaspekt gibt Auskunft darüber, wie der Sender seine Botschaft verstanden haben möchte und wie er seine Beziehung zum Empfänger sieht.[10] Dies wird durch die Wahrnehmungen beider Parteien beeinflusst. In seinem Konzept schreibt Watzlawick dem Beziehungsaspekt mehr Bedeutung zu, da dieser seiner Meinung nach den Inhaltsaspekt erheblich beeinflussen kann. Die Wahrnehmung und die Art der Übermittlung können die reine Information überlagern und somit auch zur Fehlinterpretation der Sachinformation führen. Watzlawick beschreibt in diesem Zusammenhang, dass ein und dieselbe Botschaft je nach Beziehung zum Empfänger neutral, positiv oder sogar negativ empfunden oder verstanden werden kann. Dies erklärt, dass eine gestörte Beziehung zum Kommunikationspartner auch die Kommunikation stört.

Friedemann Schulz von Thun, als bekanntester Kommunikationswissenschaftler, geht in seiner Theorie des Kommunikationsquadrats sogar noch etwas weiter. Er beschreibt, dass jede Nachricht aus vier verschiedenen Aussagen bzw. Botschaften besteht[11]: einer Sachinformation, einer Selbstkundgabe, einem Beziehungshinweis und einem Appell.

Diese vier verschiedenen Äußerungen des Senders treffen wiederum auf entsprechende vier Ohren des Empfängers. Folgt man dieser Theorie, besteht bei jeder Kommunikation die Herausforderung, die Sachinformation so klar und

---

[9] Vgl.: Fitzgerald (1998), S. 10

[10] Vgl.: Maier/Fotuhi (2007), S. 138

[11] Vgl.: Bruns/Christ/Richter (2000), S. 20; Fitzgerald (1998), S. 26 ff.; Schulz von Thun (2014)

verständlich wie möglich zu formulieren und damit keine weiteren Signale zu übermitteln, welche die Sachinformation verfälschen könnten. Zudem muss der Empfänger mit dem richtigen Ohr empfangsbereit sein, damit die Information nicht falsch empfangen und damit falsch interpretiert wird. Damit ist sowohl der Sender als auch der Empfänger dafür verantwortlich, ob Kommunikation erfolgreich gelingt.

Nach dieser Theorie ist eine vernünftige Kommunikation nur schwer zu steuern und lässt oft Missverständnisse in der Kommunikation entstehen, vor allem dann, wenn auf der Beziehungsebene noch ungeklärte Konflikte schwelen bzw. der Empfänger mit dem Sachohr weniger empfangsbereit ist. Dies bedeutet, dass nicht das, was gemeint ist, sondern das, was verstanden wird, den entscheidenden Faktor der Kommunikation darstellt.[12] Bezogen auf die bereits gestörte Beziehung zwischen den Medizinern und den Pflegenden, ist die Gefahr einer ebenso gestörten Kommunikation mit diesem Wissen sehr wahrscheinlich.

5.1.2 Die Sprache

Als eines der bedeutendsten Mittel der persönlichen Kommunikation zählt die Sprache.[13] Genau wie die Kommunikation generell wird auch die Sprache durch verschiedene Faktoren beeinflusst, die wiederum Einfluss auf den Kommunikationspartner nehmen bzw. die Wahrnehmung der Kommunikationsinhalte beeinflussen.

Dazu gehören u. a.:

– Das Lebensalter,
– die Anzahl der Wörter (Wortschatz),
– der Satzbau,
– die Merkmale des Sprechens (Sprachstörungen, Dialekt),
– das Bildungsniveau,
– das Milieu, in dem man aufgewachsen ist/ lebt,
– der Beruf.

Abhängig von diesen beispielhaft aufgeführten Kriterien nutzen die Gesprächspartner Formulierungen oder Wörter, die von dem Gegenüber ggf. nicht oder

---

[12] Vgl.: Vogd (2011), S. 39
[13] Siehe: Bruns/Christ/Richter (2000), S. 9

falsch verstanden werden können und die damit eine erfolgreiche Kommunikation behindern. Vor allem unter den klassischen Professionen wird das Medium Sprache bewusst genutzt, um andere Berufe/Professionen und Laien auszugrenzen. Dies geschieht mit Hilfe der Fachsprache, die in der Medizin ihre Wurzeln im Lateinischen, Griechischen und seit jüngster Zeit auch im Englischen hat. Diese Fremdsprachen wurden in der Vergangenheit gewählt, da sich die klassischen Professionen aus den wohlhabenderen Bevölkerungsschichten rekrutierten. In dieser Bevölkerungsschicht war üblicherweise das Bildungsniveau deutlich höher und so konnten lateinische Grundkenntnisse vorausgesetzt werden. Damit bildete sich neben anderen Merkmalen auch die Sprache als Distinktionsmerkmal der Professionen heraus.

War dieser Sachverhalt zur Abgrenzung in der Entstehungszeit der Professionen aus Macht- und Standesgründen sinnvoll, so sorgt diese fehlende gleiche Sprachbasis heutzutage für deutliche Probleme in der interprofessionellen Kommunikation und Kooperation im Krankenhaus. Dies wird darin begründet, dass auch im Krankenhaus die Sprache als das bedeutendste Mittel in der persönlichen Kommunikation gilt und die täglichen Behandlungsprozesse in dieser persönlichen Kommunikation abgestimmt werden. Erschwerend kommt hinzu, dass von Ärzten die Anwendung einer wissenschaftlichen Ausdrucksweise erwartet wird, da dies mit fachlicher Kompetenz gleichgesetzt wird.[14] Damit befinden sich die Ärzte im Zwiespalt: Wollen sie lieber kompetent auftreten oder auf einer verständlichen Sprachbasis kommunizieren? Meistens entscheiden sich die Ärzte für ein kompetentes Auftreten, vor allem gegenüber dem Patienten, was auch diese Kommunikationsschnittstelle verkompliziert. Im Rahmen der viel diskutierten Persönlichkeits- und Selbstbestimmungsrechte soll der Patient im Sinne des „Informed consent" in die Behandlungsentscheidungen mit einbezogen werden. Dafür muss der Patient aber in die Lage versetzt werden, für sich eine vernünftige Entscheidung zu treffen.[15] Das geht aber nur, wenn der Patient die Ausführungen des Arztes sprachlich und inhaltlich versteht. Diesen Aspekt hat mittlerweile auch das Patientenrechtegesetz aufgegriffen und verlangt von den Ärzten, sich auch in sprachlicher Hinsicht auf den Patienten einzustellen.[16] Somit hat eine einheitliche sprachliche Basis einen erheblichen Einfluss auf die Behandlungsqualität. Gelingende Kommunikation hängt schlussendlich dann von einer aneinander angepassten Sprache bzw. einer abgestimmten Sprachbasis ab. Doch nicht nur

---

[14] Vgl.: Maier/Fotuhi (2007), S. 146
[15] Siehe: Jütte (2018), S. A1324
[16] Vgl.: Jütte (2018), S. A1328

die Sprache beeinflusst die Kommunikation, sondern auch das gesellschaftliche Verständnis von Geschlecht (Gender).

5.1.3 Die Bedeutung von „Gender" in der Kommunikation

Gender als sozial konstruierte Differenzierung der Geschlechter unterliegt bestimmten Normen und Werten, die Ergebnis eines langwierigen gesellschaftlichen Prozesses sind (siehe Abschnitt 3.3). Kommunikation ist an diesen interaktiven Prozessen entscheidend beteiligt.[17] In diesem gesellschaftlichen Zusammenhang kann das Gender sich in der Zusammenarbeit der Berufsgruppen, auf die Beurteilung der Kompetenz der einzelnen Personen oder der einzelnen Berufsgruppe auswirken. Damit sind vor allem die Ausgrenzung und Abwertung von Weiblichkeit bzw. weiblichem Arbeitsvermögen oder typisch weiblichen Berufen verbunden. Nicht zu vernachlässigen ist dabei auch der ständige Kampf der männlichen Berufe um Macht- und Statuserhalt. Fishman stellt in ihrer Untersuchung einen engen Zusammenhang zwischen Macht und Kommunikation her.[18] Sie zeigt, dass Männer auch in alltäglichen Situationen versuchen, die Kontrolle über die Kommunikation zu bewahren und damit auch die Kontrolle über die Arbeitsteilung.[19] Vor allem im Krankenhaus hat die berufstypische Geschlechterverteilung eine lange Tradition und erheblichen Einfluss auf den Dialog zwischen Medizin und Pflege.[20] Die Pflegekräfte, als weiblich konstruierte Berufsgruppe, werden dabei von den Medizinern, als männlich konstruierte Berufsgruppe, immer als rangniedrigerer Gesprächspartner angesehen, die auf die Fachlichkeit der Mediziner vertrauen müssen. Im Rahmen von „doing gender" wurde die paternalistische Führung der Mediziner in den letzten Jahrzehnten auch akzeptiert. Jedoch führten diese Hierarchieunterschiede zu einer eingeschränkten Kommunikation, die vorwiegend von der in der Hierarchie übergeordnete Ebene zur in der Hierarchie untergeordneten Ebene vollzogen wurde, also von Medizinern zu Pflegefachpersonen.[21] Solch eine hierarchische Rollenverteilung führte automatisch zu Kommunikationsdefiziten. Die Pflegekräfte hatten keine Gelegenheit, ihre Erkenntnisse oder Expertise in den Behandlungsprozess einzubringen,

---

[17] Siehe: Ayaß (2008), S. 19

[18] Siehe: Ayaß (2008), S. 68

[19] Vgl.: Ayaß (2008), S. 68

[20] Vgl.: Eckhardt (2004), S. 45

[21] Vgl.: Maier/Fotuhi (2007), S. 151

da sie buchstäblich nicht zu Wort kamen. Damit ergab sich in der Vergangenheit für die pflegerische Berufsgruppe auch nicht die Notwendigkeit, eine eigene Fachsprache mit standardisierten Begriffen zu entwickeln. Es war wichtiger, eine geeignete Kommunikationsbasis mit den Patienten herzustellen, wofür Begriffe nahe der Alltagssprache ausreichten, die auch von berufsfremden Laien verstanden werden konnten.[22] Im Gegensatz dazu weist die Medizin als typischer Männerberuf eindeutig die Merkmale einer Fachsprache auf, ist distanziert, reduziert und sogar international hoch standardisiert, so dass sie von Laien nur schwer oder gar nicht verstanden werden kann.[23] Daher ist häufig eine Übersetzung notwendig, damit der Patient dem Behandlungsverlauf folgen und diesen verstehen kann. Diese Übersetzungsleistung übernehmen nicht selten die Pflegenden.

Vor allem in Konfliktsituationen sind diese Unterschiede sehr deutlich zu erkennen, da beide Professionen durch ihre berufliche Sozialisation gelernt haben, in Konfliktsituationen unterschiedlich zu argumentieren. Aufgrund ihrer Fachsprache und dem damit verbundenen Sprachvermögen nutzen Mediziner tendenziell eher die Sachebene, die persönlich distanziert und reduziert ist, während Pflegekräfte aufgrund des nicht so sehr ausgeprägten fachlichen Sprachstils primär auf der Beziehungsebene argumentieren.[24] Allein dieser Unterschied führt in der Wahrnehmung zu einem Ungleichgewicht der Diskussionsstärke und damit auch zu weiteren Konfliktsituationen. Wenn auf unterschiedlichen Ebenen miteinander diskutiert wird, ist eine Konfliktlösung in der Regel unmöglich. Der Konflikt wird nur weiter angeheizt, mindestens eine Partei wird sich in dieser Diskussion nicht verstanden fühlen und dadurch wird auch die Wahrnehmung beeinflusst. In der Regel wirkt auch bei diesen Konflikten die Hierarchie, da sich die Mediziner durchsetzen, indem sie auf ihre Stellung verweisen. Damit zeigt sich in der Sprache, welchen Einfluss das Gender sowie die Hierarchie auf die Verhältnisse im Krankenhaus haben. Da diese Situation nicht aufgelöst wird, bleibt ständig eine latente Unzufriedenheit bei den Pflegenden. Die Störungen durch das tradierte Bild der Geschlechter und die hierarchische Ordnung sind deutlich spürbar und wirken hemmend auf die Zusammenarbeit.

---

[22] Vgl.: Eckhardt (2004), S. 44

[23] Vgl.: Eckhardt (2004) S. 45 f.; Stratmeyer (2002), S. 105

[24] Vgl.: Isenhardt/Grobe (1998), S. 82

5.2   Kooperation

Gilt Kommunikation auch als die Basis für eine erfolgreiche Kooperation, so sind doch noch weitere Merkmale an eine gelingende Kooperation gekoppelt. Diese sollen an dieser Stelle herausgestellt und auf die Zusammenarbeit im Krankenhaus angewendet werden, um Lösungsstrategien für die problematische Zusammenarbeit zu entwickeln. Dabei ist Kooperation mit Aufwand für die beiden Professionen verbunden, der sich idealerweise für den Patienten auszahlt, indem seine spezifischen Probleme durch die Kooperation besser gelöst werden.[25]

Der Begriff Kooperation stammt auch aus dem Lateinischen (cooperare) und bedeutet so viel wie zusammenarbeiten, mitarbeiten. In der Sozialwissenschaft wird Kooperation eng mit dem Gruppenbegriff verbunden und versteht sich dabei als zweckgerichtetes Zusammenwirken von zwei oder mehr Individuen, die bewusst aufeinander abgestimmt sind, um ein gemeinsames Ziel zu erreichen.[26] Stratmeyer[27] definiert Kooperation als eine Handlung von mindestens zwei Parteien, von denen mindestens eine Fachmensch ist, die sich in einem Kontext professioneller Dienstleistung auf dasselbe Problem beziehen und bezüglich dieses Problems ein Arbeitsergebnis erzielen wollen. Diese Handlungen können mehr oder weniger koordiniert erfolgen, gleichzeitig stattfinden oder kurz nacheinander. Idealerweise führt die Kooperation zu einem Nutzen aller beteiligten, aber das ist nicht zwingend notwendig. Die Parteien können, müssen aber nicht notwendig voneinander Kenntnis nehmen. Die Kooperationsparteien erwarten ein entsprechendes Verhalten, unter dem vor allem ein zielgerichtetes Zusammenwirken der Parteien verstanden wird. Ob dieses zielgerichtete Zusammenwirken nun erfolgreich ist, hängt von der Art (oder Form) der Zusammenarbeit und dem Erfüllungsgrad der Elemente der Kooperation ab. Von Kooperation ist erst dann zu sprechen, wenn spezifische Anstrengungen der wechselseitigen Bezugnahme unternommen werden.[28]

5.2.1   Kooperationsformen

Zusammenarbeit kann in unterschiedlicher Art und Weise stattfinden. Die Form der Kooperation wird vor allem durch die Parteien und deren Partikularinteressen

---

[25] Vgl.: Schmitz et al. (2020), S. 184

[26] Vgl.: Eckhardt (2004) S. 48 f.

[27] Vgl.: Stratmeyer (2002), S. 70

[28] Siehe: Schmitz et al. (2020), S. 184

bzw. deren gemeinsamen Interesse bestimmt. Die Form ist damit die Grundlage für den Erfolg der Kooperation, aber auch ein Zeichen, wie tiefgreifend die Kooperation erfolgen soll und wie sehr sich die Beteiligten mit dem Gegenüber auseinandersetzen möchten. Eckhardt[29] unterscheidet drei Kooperationsformen, die das Erleben der Kooperation beschreiben.

- **Strategische Kooperation**
  Bei dieser Art der Kooperation haben alle Individuen das gleiche Interesse an einer gelingenden Kooperation, da alle den maximalen Gewinn aus der Kooperation ziehen möchten. Allen Beteiligten ist bewusst, dass durch die Kooperation mehr erreicht werden kann als allein. Das Ziel ist klar formuliert und in der Kooperation wird alles getan, um dieses gemeinsame Ziel zu erreichen.
- **Emphatische Kooperation**
  In dieser Kooperationsform findet im Vergleich zur strategischen Kooperation noch eine intensivere Auseinandersetzung mit den gemeinsamen Zielen statt. Nicht nur das Ziel soll gleich sein, sondern auch die Art und Weise wie man das Ziel erreichen möchte. Die Parteien haben bei dieser Form der Kooperation eine starke Bindung zur anderen Partei und eine sehr gute Kommunikationsbasis entwickelt. Solch eine Kooperationsform kann besonders lange andauern.
- **Pseudokooperation**
  Diese Art der Kooperation ist die denkbar schlechteste. Bei dieser Kooperation fehlen gemeinsame Ziele und eine gemeinsame Kommunikationsbasis. Es wird nur noch so getan, als ob man kooperiert. Faktisch findet eine echte Kooperation nicht mehr statt.

Die Form der Kooperation hat damit erheblichen Einfluss auf den Erfolg der Zusammenarbeit und die Zufriedenheit der Teilnehmer. Vor allem die Pseudokooperation kann sich negativ auf die Gesundheit der Teilnehmer auswirken, beispielsweise in Form eines Burn-Outs.[30] Auch wenn die emphatische Kooperation im ersten Moment als wünschenswerteste Form der Kooperation erscheint, ist solch eine tiefe Kooperation nicht immer notwendig. Bei nur kurzen Kooperationen kann auch eine andere Kooperationsform vollkommen ausreichend und zweckmäßiger sein. Die emphatische Kooperation sollte vor allem bei einer längeren Zusammenarbeit in einem Team das Ziel aller sein, da eine funktionierende

---

[29] Siehe: Eckhardt (2004) S. 49 ff.
[30] Siehe: Eckhardt (2004) S. 51

Kooperationsbeziehung die Effizienz der Arbeit steigern kann.[31] Wie solch eine Kooperation aussieht, erkennt man an spezifischen Merkmalen.

5.2.2 Kooperationsmerkmale

Ergänzend zu den Kooperationsformen, die eine grundlegende Haltung der Parteien/Individuen definieren, gibt es Merkmale, die eine optimale Kooperation aufweisen sollte, damit sie gelingt. Dabei unterscheidet man grundsätzlich drei Eigenschaften.

- **Gleichberechtigung**
  Eine gleichberechtigte Stellung der Kooperationspartner führt zu einem effektiven beruflichen Handeln und wird als ein bedeutendes Merkmal zur optimalen Kooperation gesehen.[32] Gleichzeitig soll diese Gleichberechtigung zu mehr Solidarität unter den Partnern führen und die Zusammenarbeit dahingehend fördern, dass diese sich durch abgestimmte Werte, Normen und Ziele leiten lässt. Gleichberechtigung bedeutet dabei auch, dass jeder seinen Verantwortungsbereich eigenständig und selbstbestimmt zu vertreten hat. Alle Partner bleiben bei der Kooperation selbständig in ihren Entscheidungen.
- **Kommunikation und Kommunikationsfähigkeit**
  Kommunikation gilt als Basis jeder Kooperation. Je erfahrener die Parteien in der Kommunikation sind, das heißt, je bewusster den Partnern die Kommunikationsschwierigkeiten und deren Regeln sind, desto effektiver und gleichberechtigter kann Kooperation verlaufen. In Arbeitszusammenhängen in denen nur Informationen weitergegeben werden, fehlt eine echte Kommunikation und es findet keine Kooperation statt.[33] Kooperation bedingt wahre und echte Kommunikation. Dazu gehören auch Feedback und Verständnis. Es kann die Aufgabe der Kooperationspartner sein, entsprechende Instrumente und Kanäle dafür zur Verfügung zu stellen. Es gilt das Prinzip der Offenheit.
- **Gemeinsame Zieldefinition**
  Ohne gemeinsames Ziel kann es auch keine echte Kooperation geben. Oft stellt aber bereits die gemeinsame Zieldefinition eine Hürde dar, die nicht überwunden werden kann. Können sich aber die Partner auf ein gemeinsames Ziel einigen, lässt sich die Leistung der Partner daran messen, wie sehr sie

---

[31] Siehe: Eckhardt (2004) S. 53
[32] Siehe: Eckhardt (2004), S. 54
[33] Siehe: Fitzgerald (1998), S. 7

sich dem Ziel verpflichtet fühlen.[34] Zur gemeinsamen Zieldefinition gehört auch ein entsprechender Aufbau von einer Vertrauensbasis.

An den Formen und Merkmalen der Kooperation lässt sich sehr deutlich erkennen, dass die Kooperation – genauso wie die Kommunikation – sehr komplex ist und der Erfolg abhängig von allen Parteien ist. Sobald einer der aufgeführten Aspekte von den Teilnehmern nicht auf das Gelingen der Kooperation ausgelegt ist, kann dies zu Problemen und zum Teil zu gesundheitlichen Belastungen führen. Vor allem die klare Zieldefinition mit Absprachen über die Aufgabenverteilung ist ein elementarer Erfolgsbestandteil. An dieser Stelle sei deutlich darauf hingewiesen, dass nicht nur die bloße Absicht reicht, eine erfolgreiche Kooperation zu gestalten, sondern die Handlungen erst die Kooperation ausmachen. Jedoch ist die Bekundung der Absicht ein Anfang, der auch nicht unterschätzt werden darf.

5.3 Kooperation im Krankenhaus zwischen Medizin und Pflege

Wie bereits in den vorhergegangenen Kapiteln aufgezeigt, verstehen sich die Mediziner als definierende Profession im Gesundheitswesen und erhielten auf dieser Grundlage von der Gesellschaft einen Auftrag zur Gemeinwohlorientierung. Damit einher ging die Machtposition im Krankenhaus, die den Ärzten auch die Definitionsmacht über die Tätigkeiten aller anderen Berufsgruppe gab. Vor allem die Pflegenden unterstützen die Ärzte bei der Behandlung und Versorgung der Patienten, was zu einer engen Zusammenarbeit führte. Die Mediziner definierten den Behandlungsprozess und die Pflegekräfte sollten die niedrigeren Arbeiten zur Patientenversorgung verrichten. Die tägliche Visite galt dabei als Kontrolle, ob alle Verrichtungen zur Zufriedenheit des Arztes erledigt wurden und sich ein Behandlungserfolg einstellte. Dabei definierte sich der Behandlungserfolg vor allem durch die hohe fachliche Kompetenz der Mediziner und den Einsatz neuester, wissenschaftlich fundierter Behandlungsmethoden.[35] Die Tätigkeiten der Pflegenden als „Hausfrauenarbeit"[36] wurden durch die Mediziner und

---

[34] Siehe: Eckhardt (2004), S. 56

[35] Vgl.: Maier/Fotuhi (2007), S. 142

[36] Anmerkung: Hausfrauenarbeit beschreibt Arbeit, die weitgehend im Verborgenen erledigt wird. Sie gilt als selbstverständlich und erst wenn diese Tätigkeit nicht erledigt wird fällt auf das es sie gibt. Ihr gegenüber steht die Künstlerarbeit.

die Gesellschaft nicht als professionelle Tätigkeit wahrgenommen. Damit war für die Mediziner eine Kooperation mit den Pflegekräften, in der oben beschriebenen Art, genauso wenig notwendig, wie die Patienten in den Behandlungsprozess miteinzubeziehen. Beide Parteien hatten auf die Fachlichkeit der Mediziner zu vertrauen und diese nicht zu hinterfragen. Auch die Kommunikation fand so nur einseitig statt. Dies wird auch durch eine Studie von Schmeling-Kludas bestätigt. Hier wurde festgestellt, dass die beiden Berufsgruppen in einer durchschnittlichen Acht-Stunden-Schicht insgesamt nur 20 min miteinander kommunizieren.[37] Ein Grund für den reduzierten Austausch zwischen den Berufsgruppen kann die individuelle und konkurrenzbetonte Arbeitsweise der Mediziner sein, die durch ihren elitären Monopolanspruch im Krankenhaus noch unterstützt wird.[38] Solch eine Haltung macht einen Austausch mit anderen Protagonisten unnötig.

Auch wenn ein strukturierter Austausch zwischen den Pflegenden und den Ärzten nachgewiesenermaßen nur sehr begrenzt stattfindet, ist vor allem in den letzten zwei Jahrzehnten ein erheblicher Wandel in der Kommunikation zwischen Ärzten, Patienten und Pflegenden festzustellen. Patienten wollen im Rahmen eines „informed consent" besser über die Behandlungen informiert und aufgeklärt werden. Auch die Pflegenden emanzipieren sich in ihrer Kommunikation und artikulieren ihre Meinung zum Behandlungsverlauf der Patienten immer häufiger. Dabei fühlen sie sich vor allem zum Thema der Entlassung berufen, im Sinne des Patienten zu argumentieren und eine adäquate Versorgung nach der Krankenhausbehandlung zu sichern. Auslöser dafür waren vor allem die ersten gesundheitspolitischen Maßnahmen zur Kostenreduktion und Besserstellung der Patienten in der medizinischen Versorgung sowie die aktuellen Entwicklungen zum Thema Entlassungsmanagement und die Neukonzipierung der pflegerischen Ausbildung mit den entsprechenden vorbehaltlichen Aufgaben. Vor allem das Thema des Entlassungsmanagements, welches seit 2017 neu geregelt und für die Krankenhäuser verbindlich ist, bedarf einer strukturierten Abarbeitung. Denn durch den demographischen Wandel wurde es immer wichtiger, ältere Menschen versorgt zu entlassen. Dieser nicht ganz neue, aber immer wichtiger werdenden gesellschaftlichen Auftrags musste sich jemand im Krankenhaus verbindlich annehmen. Hier zeigt sich, dass neben den Sozialarbeitern vor allem die Pflegenden im Rahmen ihrer Professionalisierungsstrategie eine bedeutende Rolle übernehmen.[39]

---

[37] Vgl.: Eckhardt (2004), S. 27

[38] Vgl.: Eckhardt (2004), S. 47

[39] Vgl.: Janzen (2014), S. 179

Dass eine strukturierte Zusammenarbeit zwischen den beiden Berufsgruppen – abgesehen von der Visite – nicht angedacht ist, zeigt der typische Organisationsaufbau in einem Krankenhaus. Einzig im Gremium der Krankenhausleitung sind die beiden Berufsgruppen über den ärztlichen Direktor und den Pflegedirektor miteinander verbunden.[40] Teambesprechungen der einzelnen Bereiche finden in der Regel nur berufsgruppenintern statt, auch wenn die Themen beide Berufsgruppen betreffen. Dabei kann die koordinierte Zusammenarbeit der verschiedenen Berufsgruppen im Krankenhaus als entscheidender Erfolgsfaktor in der Patientenversorgung angesehen werden.[41] Die Anzahl der Fehler, die Mitarbeitenden unterläuft, sinkt.[42] Aufseiten der Mitarbeitenden verbessern sich die Arbeitszufriedenheit und das Wohlbefinden.[43] Wenn also die Kooperation der beiden Berufe so viele Vorteile hat, warum findet sie dann nicht statt? Zusätzlich stellt sich die Frage, wie man das System Krankenhaus verändern muss, um eine Kooperation zwischen den beiden Hauptprotagonisten zu fördern und strukturell zu implementieren. Dieser Fragestellung soll im Folgenden nachgegangen werden.

5.3.1 Aktuelle Entwicklungen im Krankenhaus

Ausgelöst durch ökonomische Rahmenbedingungen, zeigen die derzeitigen Entwicklungen im Gesundheitswesen einen erhöhten Veränderungsdruck im System, der auch zu einer Neuordnung der (Macht-)Verhältnisse im Gesundheitswesen und damit auch im Krankenhaus führt. Auf die einzelnen Deprofessionalisierungstendenzen der Mediziner und die dazu parallel entstehenden Professionalisierungsbestrebungen der Pflegekräfte wurde bereits ausführlich hingewiesen. Dennoch sei an dieser Stelle nochmals erwähnt, dass diese Entwicklungen dazu führen, dass die gesellschaftliche Rolle der Gemeinwohlorientierung nun nicht mehr allein der Medizin zugeschrieben wird, sondern auch durch andere Berufsgruppen beansprucht wird.[44]

Durch diese Systemevolution werden alte Strukturen und Sichtweisen in Frage gestellt und ein Umdenken im Gesundheitswesen wird von verschiedenen

---

[40] Vgl.: Eckhardt (2004), S. 27
[41] Vgl.: Maier/Fotuhi (2007), S. 143
[42] Siehe: Pfisterer-Heise (2020), S. 199
[43] Siehe: Pfisterer-Heise (2020), S. 199
[44] Vgl.: Vogd (2011), S. 27

Protagonisten gefordert. So haben diese aktuellen Entwicklungen die Machtverhältnisse geändert und zu einer deutlichen Relativierung der früheren klaren
(Unter-)Ordnung der Pflege geführt.[45] Aus gesellschaftlicher Sicht scheinen die
beiden Professionen auf dem Weg der Gleichberechtigung zu sein. Es muss
aber eingeräumt werden, dass diese Relativierung der ständischen Ordnung nicht
gleichzeitig zu einer verbesserten Kommunikation und Kooperation im Krankenhaus geführt hat. Vielmehr provoziert diese Veränderung Berufsgruppenrivalitäten
in einem bisher nicht gekannten Ausmaß. Es werden Verteilungskämpfe geführt,
die nicht patientenorientiert sind, sondern vielmehr die jeweilige Berufsgruppe
besserstellen soll. Durch diese Abgrenzungs- und Machtkämpfe entstehen Fehler
und Konflikte, die einen erheblichen Einfluss auf die Qualität der Patientenversorgung haben. War die interprofessionelle Kommunikation zwischen Pflegenden
und Ärzten generell schon sehr selten, führen die aktuellen Machtkämpfe zusätzlich zu einer weiteren Reduzierung, die beide Seiten extrem frustrieren.[46] Die
hierarchischen Strukturen im Krankenhaus fördern zusätzlich den reduzierten
Austausch auf der inhaltlichen Ebene, der sich bis zu Informationsblockaden
auswirken kann und damit auch die Effizienz des Systems reduziert.[47]

Erschwerend kommt hinzu, dass das System Krankenhaus durch immer neue
und immer schneller entstehende wissenschaftliche Erkenntnisse (medizinisch
und pflegewissenschaftlich) und durch den dazugehörenden Wissenszuwachs
zunehmend komplexer wird und sich dadurch weiter ausdifferenziert. Diese Tatsache führt zu einer weiteren Ausdifferenzierung der Medizin und damit zu immer
neuen medizinischen Spezialisten. Die antagonistisch habitualisierten Ärzte sehen
darin noch weitere Konkurrenten im System, von denen sie sich weiter abgrenzen
müssen, was die schlechte Kooperationskultur im Krankenhaus weiter fördert.
Durch diese Komplexitätssteigerung im Gesundheitssystem und die damit einhergehenden Ausdifferenzierung sieht Stratmeyer erhebliche Probleme bei der
Kooperation, die sogar zu Inkompatibilitäten in der Zusammenarbeit führen können, da sich Medizin und Pflege nur ihren Sinnsystemen verpflichtet fühlen und
nicht mehr der Kooperation.[48] So denkt jeder nur noch an sich und seinen eigenen
Vorteil, wodurch der Patient verloren geht.

---

[45] Vgl.: Maier/Fotuhi (2007), S. 152 f.
[46] Vgl. Pfisterer-Heise (2020), S. 204
[47] Vgl.: Eckhardt (2004), S. 29
[48] Vgl.: Stratmeyer (2002), S. 71 f.

5.3.2 Ökonomie als Auslöser der Kooperationsprobleme

Das DRG-System und der damit verbundene Einzug von marktwirtschaftlichen Logiken führten zu einer erheblichen Arbeitsverdichtung im Krankenhaus. Diese Entwicklungen betrafen zunächst nicht direkt die Ärzte, da mit der ärztlichen Leistung Geld verdient werden kann. Es ist die Ärzteschaft, die verordnet, es ist vor allem die Ärzteschaft, die befundet, es ist die Ärzteschaft, die Auslöser und Garant für die Verrechenbarkeit der Leistungen ist, und es ist die Ärzteschaft, die die juristische Verantwortung beansprucht.[49] Einsparungen konnten damit nur in allen anderen Bereichen wie pflegeentlastenden Berufen oder zum Teil auch den Pflegeberufen umgesetzt werden. Die damit verbundene Überlastungssituation führte dazu, dass die Pflegekräfte ihre Tätigkeiten immer mehr von denen der Ärzte abgrenzten.[50] Dies führte im Umkehrschluss auch bei den Ärzten zu einer weiteren Arbeitsverdichtung, was die bedeutendste organisatorische Schnittstelle im Krankenhaus erheblich störte. Denn Mediziner, die im Wesentlichen das Leistungsgeschehen unmittelbar und mittelbar beeinflussen und Pflegekräfte, deren Tätigkeiten den Medizinern unmittelbar vor-, zu- und nachgeordnet sind, benötigen ein hohes Maß an Kooperation und Arbeitsteilung.[51] Behalten sich die Pflegekräfte vor, einige Tätigkeiten nicht durchzuführen, führt das zwangsläufig zu erheblichen Neustrukturierungen im ärztlichen Dienst und damit auch dort zu einer Arbeitsverdichtung und steigender Unzufriedenheit. Die Tatsache, dass die Grenzen und Verantwortlichkeiten der beiden Berufsgruppen nicht eindeutig definiert sind, führt zusätzlich zu Problemen bei der Abgrenzung der Tätigkeiten. Dies wird durch die Pflegekräfte immer dann als problematisch angesehen, wenn durch ärztlich priorisierte Tätigkeiten die originären pflegerischen Tätigkeiten zurückgestellt werden müssen. Besonderen Anlass für Kooperationsprobleme bieten die strittigen Dienstleistungen wie z. B. die Beschaffung von Krankenakten, die immer dann als diskriminierend wahrgenommen werden, wenn Mediziner deren Übernahme ablehnen, weil es vermeintlich zu niedere Tätigkeiten sind.[52] Die aktuelle Gesetzgebung mit der veränderten Vergütung im DRG-System und der Ausgliederung des Pflegebudgets hat auch bereits Auswirkungen auf die Arbeitsverteilung im Krankenhaus. So wurden in vielen Einrichtungen bereits

---

[49] Siehe: Schmitz et al. (2020), S. 185 f.

[50] Anmerkung: Diese Abgrenzung entstand vor allem in der Zeit, als die Pflegekosten noch nicht in einem extra Budget vergütet wurden, sondern ein Teil der DRG waren. In dieser Zeit konnte die Pflegekräfte noch mehr als Einsparfaktor angesehen werden.

[51] Vgl.: Stratmeyer (2002), S. 17

[52] Vgl.: Stratmeyer (2002), S. 29

die Hilfskräfte, die Pflegende von pflegefernen Tätigkeiten entlasten sollten, wieder abgeschafft, da diese im System nicht refinanziert werden. Nur in wenigen Einrichtungen werden ärztliche Tätigkeiten auf nun refinanzierte Pflegekräfte delegiert, um damit ärztliches (nicht kostendeckend refinanziertes) Personal einsparen zu können. Dass auch diese Entwicklungen konfliktbehaftet sind, liegt auf der Hand. Dennoch führen beide Entscheidungen weiterhin zu einer erhöhten Belastung der Pflegenden und damit nicht zu dem erhofften Effekt der Entlastung. Auch die Einführung der Pflegepersonaluntergrenzen und die dadurch entstehende Abhängigkeit von der Anzahl der Pflegefachpersonen führen zu einer Verschiebung der Entscheidungskriterien in den Krankenhäusern. Durch diese beiden neuen gesetzlichen Regelungen werden neuerdings ökonomische Entscheidungen auf der Basis pflegerischer Rahmenbedingungen gefällt und nicht aufgrund medizinischer Entscheidungen. Auch dieser Sachverhalt führt zu einer weiteren Anspannung des Verhältnisses zwischen Ärzten und Pflegenden.

5.3.3   Zeitmangel als Kooperationshindernis

Vor allem das durch die Stellenreduzierung oder den Personalmangel verursachte reduzierte Zeitbudget und das damit verbundene Überlastungsempfinden wird von den Pflegekräften als erhebliches Problem wahrgenommen und als Ursache für den reduzierten Informationstransfer sowie für reduzierte Kooperationsmöglichkeiten angesehen.[53] Die Pflegenden sehen sich aufgrund ihres knappen Zeitkontingents nicht in der Lage ihre Zeit zur Abstimmung mit den Medizinern zu verschwenden. In der pflegerischen Prioritätensetzung werden die Patienten vor die Mediziner gesetzt, was im begrenzten Maße auch ein Ausspielen von Macht darstellt. Ergänzend dazu wirkt sich die umfassende Weisungsbefugnis der Mediziner konfliktverstärkend auf die Zusammenarbeit aus. Dies wird immer besonders dann sichtbar, wenn inkompetente Ärzte ihre Unerfahrenheit im Fachlichen durch rigorose und unausgegorene Anordnungen zu überspielen versuchen und damit auf erfahrene kompetente Pflegekräfte treffen.[54] Wenn dann artikulierte Einwendungen nicht ernst genommen werden und damit die Kompetenz nicht anerkannt wird, empfinden Pflegekräfte dies als Entwertung ihrer eigenen Arbeit. Leider werden diese Konflikte nicht geklärt, da von allen Beteiligten antizipiert

---

[53] Vgl.: Loos (2006), S. 269 f.; Stratmeyer (2002), S. 29
[54] Siehe: Stratmeyer (2002), S. 35

wird, dass bei dem vorherrschenden Handlungsdruck mit dem bereits reduzierten Zeitbudget kein Raum zur Klärung solcher Dispute ist.[55] Und genau aus diesem Grund sind bereits weitere Konflikte und standespolitische Machtkämpfe vorprogrammiert. Trotz dieses Wissens und der ständigen aufreibenden Konflikte scheint kein Interesse zu bestehen, Raum zur Klärung dieser Konflikte zu schaffen.[56] Augenscheinlich werden in der Kommunikation die Chiffren „Zeitmangel" und „Arbeitsüberlastung" verwandt, um Statuskonflikte zu verschleiern.[57]

5.3.4 Gemeinsame Zielsetzung

Wie bereits unter den Kooperationsmerkmalen aufgeführt, ist die Definierung eines gemeinsamen Zieles wichtig, um eine gelingende Kooperation zu gestalten. Leider muss aber konstatiert werden, dass unter beiden Berufsgruppen kein einheitliches Verständnis davon existiert, was die Qualität der Arbeit im Krankenhaus ausmacht und wie diese erreicht werden kann.[58] Das vermeintliche Ziel der optimalen Patientenversorgung und das damit verbundene Wohlergehen der Patienten werden nur in Ausnahmefällen von beiden Berufsgruppen erwähnt.[59] Jedoch scheint die Tatsache des fehlenden Ziels nicht von beiden Berufsgruppen als gleichwertig problematisch angesehen zu werden, da es in der ärztlichen Diskussion nicht oder nur selten auftaucht, in der Pflege aber einen großen Raum einnimmt. Belastend ist für die Pflegenden vor allem häufig, dass die Ärzte dem vermeintlichen Ziel der optimalen Patientenversorgung nicht nachkommen und für sie keine Möglichkeit zur formalen Anweisung besteht. Aus diesem Grund nutzt die Pflege die einzige Möglichkeit, die sie hat, und zeigt deutlich Kritik gegenüber den Medizinern, wenn die Mediziner aus Sicht der Pflegekräfte ihre Aufgaben nicht im ausreichenden Maß wahrnehmen.[60] Die Pflegekräfte sehen sich dabei selbst als Anwälte der Patienten und versuchen in dieser Rolle ärztliche Fehlentscheidungen vom Patienten fernzuhalten.

Besonders kritisch ist dabei die seltene Anwesenheit der Mediziner auf der Station, die enorme Störungen im Ablauf verursacht.[61] Dieser Konflikt entsteht

---

[55] Vgl.: Stratmeyer (2002), S. 121
[56] Vgl.: Loos (2006), S. 270
[57] Vgl.: Loos (2006), S. 274
[58] Siehe: Stratmeyer (2002), S. 30 f.
[59] Vgl.: Loos (2006), S. 270
[60] Vgl.: Stratmeyer (2002), S. 38
[61] Vgl.: Isenhardt/Grobe (1998), S. 73; Stratmeyer (2002), S. 19

auch hier durch die unterschiedlichen Zielsetzungen der Berufsgruppen. Während für die Mediziner der Verbleib auf einer Station Stagnation im beruflichen Werdegang bedeutet und daher die Anwesenheit dort eher als Durchgangsetappe angesehen wird, ist es für die Pflegekräfte ganz normal, ihren Arbeitstag auf der Station im Team zu verbringen. Daher ist es nur logisch, dass für die Mediziner die Stationsarbeit eher unerwünscht ist. Dies führt bei den Ärzten zu einem ständigen Mitarbeiterwechsel, der die Zusammenarbeit mit der Pflege erschwert und damit müssen Beziehungskonstruktionen immer wieder mühselig ausgehandelt werden.[62] An dieser Stelle muss betont werden, dass der professionell agierende Mediziner ein hochgradig autonomer Charakter sein muss und sich damit von allen anderen Berufen im Gesundheitswesen grundlegend unterscheidet, die nämlich vor allem Teamplayer sein müssen.[63] Diese komplett unterschiedlichen Zielsetzungen in der Sozialisation und die damit verbundene kontrakooperative Einstellung, verbunden mit dem elitären Monopol- und Machtanspruch der Mediziner, erklären schon allein die erheblichen Schwierigkeiten in der Kooperation, da damit eine Partei gar nicht die Zielsetzung besitzt, mit anderen Personen zu kooperieren.[64] Besonders interessant und wichtig ist in dem Zusammenhang der aktuelle Diskurs über die interprofessionelle Fallbesprechung. Bei der Abrechnung einiger Fallpauschalen, wie in der Geriatrie oder auch in der Palliativmedizin, wird eine regelmäßige interprofessionelle/ multidisziplinärer Fallbesprechung gefordert.[65] Diese Treffen dienen zur Besprechung der einzelnen Patienten, bei dem jede Berufsgruppe seine Einschätzung zum Patienten beitragen soll. Durch diese verbesserte Zusammenarbeit entsteht ein erheblicher Nutzen für den Patienten, aber auch für die Arbeits- und Lernkultur in der Abteilung.[66] Im Rahmen einer Studie wurde aber sichtbar gemacht, dass über 80 % der Befragten noch an keiner interprofessionellen Fallbesprechung teilgenommen haben, aber ca. 95 % der Befragten dieses Instrument als wichtig beurteilen.[67] Das zeigt sehr deutlich, dass dieses Instrument in der Praxis noch nicht angekommen zu sein scheint, obwohl genau hier eine gemeinsame Zielsetzung vor allem zwischen den Ärzten und Pflegenden hergestellt werden könnte. So offensichtlich die Vorteile für den Patienten zu sein scheinen, so

---

[62] Vgl.: Isenhardt/Grobe (1998), S. 71; Stratmeyer (2002), S. 21, S. 28

[63] Vgl.: Vogd (2011), S. 217

[64] Vgl.: Eckhardt (2004), S. 47

[65] Vgl.: für Palliativ: Deutsche Gesellschaft für Palliativmedizin (2018) und für Geriatrie: Bundesverband Geriatrie (2021)

[66] Vgl.: Prescher/Wiesner/Weimann-Sandig (3.2021), S. 44

[67] Vgl.: Prescher/Wiesner/Weimann-Sandig (3.2021), S. 42

eindeutig sind auch die berufspolitischen Interessen der beiden Professionen in diesem Zusammenhang, die auch hier zu einem Machtkampf führen und damit zum Boykott des Instruments.[68] Denn durch dieses Instrument würde die Profession der Pflege auf eine Ebene mit den Medizinern gehoben, was faktisch zu einem Deutungsverlust führen und als Eingeständnis der Ärzte verstanden werden könnte. Sogar die ökonomischen Anreize, wie bspw. die Komplexpauschen in der Palliativmedizin, führen weiterhin eher zu einer arztzentrierten interprofessionellen Fallbesprechung, sodass es dabei mehr um die korrekte Dokumentation und Abrechenbarkeit geht als tatsächlich um eine multiprofessionelle Perspektive auf den Patienten.[69] Der Mediziner behält bei der Behandlung das letzte Wort und die anderen „Partner" im interdisziplinären Team dürfen nur beratend agieren. Damit stehen vornehmlich machtpolitische Faktoren einer Umsetzung von interdisziplinären Strukturen im Weg und keine ökonomischen.

5.4 Konkurrenz und Machtansprüche unter den Kooperationspartnern – Informationspolitik als Machtinstrument

Wissen ist Macht! Den aus dem Englischen übersetzten Spruch hat Francis Bacon im 16. Jahrhundert geprägt. Er hat heute noch eine genauso große Bedeutung wie damals. Denn bis heute gilt, wer Einfluss auf Wissen bzw. Informationen hat, kann dieses zielgerichtet einsetzen, indem er dieses Wissen teilt – oder eben nicht teilt und damit anderen Menschen vermeintlich wichtige Informationen vorenthält. Historisch bedingt gilt das Krankenhaus als eine Organisation mit sehr ausgeprägten Hierarchien und ritualisierten Strukturen, die trotz aller Veränderungsprozesse im Gesundheitswesen weiterhin hartnäckig bestehen bleiben. Durch diese Veränderungen und die starren Strukturen stehen unterschiedliche Erwartungshaltungen der Berufsgruppen einander gegenüber, die zu interprofessionellen Konflikten und Kommunikationsdefiziten führen.

---

[68] Vgl.: Prescher/Wiesner/Weimann-Sandig (3.2021), S. 43
[69] Vgl.: Prescher/Wiesner/Weimann-Sandig (3.2021), S. 44

Maier und Fotuhi beschreiben dabei folgende Auslöser für die Kommunikations- und Kooperationsdefizite zwischen Medizin und Pflege, die zu Konflikten führen:[70]

- Arroganz, Desinteresse an gegenseitigen Problemen
- Kompetenzstreitigkeiten, Zuständigkeitsdiskussionen
- Berufsgruppenrivalitäten, Machtfragen, Antizipation von Konflikten
- Verlust der gemeinsamen Arbeitsteilung und Berufsphilosophie
- Auseinanderentwicklung der Berufe, zum Beispiel eine Rivalität der ärztlichen Versorgungsweise entgegen der Pflegelogik

Des Weiteren führt die stark hierarchische Organisation beider Berufsgruppen zu Nachteilen, die sich vor allem in der Frequenz der berufsgruppenübergreifenden Kommunikation widerspiegelt.[71] So ist beispielsweise neben der Visite kein formaler berufsgruppenübergreifender Austausch im Krankenhausalltag vorgesehen (Die Ausnahme bilden die Fallbesprechungen in wenigen Abteilungen). Vielmehr sorgen beide Berufsgruppen bei ihren internen Übergaben dafür, dass möglichst kein Vertreter der anderen Berufsgruppe teilnehmen kann. Besonders erwähnenswert ist dabei die pflegerische Übergabe. Dort werden die Mediziner vehement ausgegrenzt, vor allem deshalb, weil diese regelmäßig als Störung wahrgenommen werden. Außerdem werden teilweise bewusst Informationen nicht an die andere Berufsgruppe weitergegeben, um damit die eigene professionelle Position zu stabilisieren.[72] Andererseits würden Pflegende gerne Empfehlungen zu den Behandlungszielen der Patienten abgeben, vermeiden dies aber oft wegen ihrer fehlenden Autorität und der Unsicherheit.[73] Auch wenn sie ihre Empfehlungen abgeben, werden sie auch von den Ärzten ignoriert oder sogar trivialisiert. Diese Art der Kommunikation hat nichts mit einer Patientenorientierung zu tun, sondern vielmehr mit Machtorientierung des jeweiligen Berufsstandes. Daraus kann abgeleitet werden, dass der Grad der hierarchischen Strukturen und damit das Ausmaß der Konkurrenz in und zwischen den Berufsgruppen für das Maß an Kooperation und Effizienz ausschlaggebend ist.[74] Je hierarchischer die Struktur, desto weniger Kooperation ist möglich!

---

[70] Vgl.: Maier/Fotuhi (2007), S. 153

[71] Vgl.: Eckhardt (2004), S. 27

[72] Vgl.: Loos (2006), S. 273

[73] Vgl.: Pfisterer-Heise (2020), S. 205

[74] Vgl.: Eckhardt (2004), S. 29

Trotz des Wissens um die Defizite in der Informationsweitergabe und deren Gründe dafür führt keine der beiden Parteien (Medizin und Pflege) offen eine Diskussion oder Verhandlung darüber, diese neu zu strukturieren, da dies mit dem Risiko einhergehen würde, den Status der jeweiligen Partei und damit die hierarchische Struktur zur Diskussion zu stellen.[75] Da eine solche Diskussion über die mangelhafte Kommunikation und Kooperation nicht geführt wird, entstehen nachgewiesenermaßen immer wieder Belastungssituationen und Mängel im Arbeitsergebnis.

5.5   Fazit

Die Kooperationsproblematik zwischen Medizinern und Pflegefachkräften hat mittlerweile eine lange Tradition und stellt das zentrale Problem der internen Organisation des Krankenhauses dar.[76] Vor allem werden die unterschiedlichen Kulturen der beiden Professionen seit vielen Jahren thematisiert.[77] Auch erste Studienergebnisse belegen, dass eine schlechte Kooperation und Kommunikation mehr Komplikationen in der Patientenversorgung verursacht als medizinische Fehlentscheidungen. Den Patienten wird durch eine schlechte Kooperation bei der Behandlung sogar geschadet. Damit entsteht der Eindruck, dass beiden Berufsgruppen dem macht- und standespolitischen Aushandlungsprozess mehr Bedeutung beimessen als dem Wohlergehen der Patienten. Auch wenn von den Pflegekräften die Patientenorientierung und die Funktion des Advokaten für den Patienten proklamiert werden, wollen offensichtlich auch sie nichts an dieser Situation verändern.

Dabei sollte vor allem die Pflege kommunikations- und kooperationsfähig sein, da Kommunikation als konstitutiver Anteil der pflegerischen Tätigkeit verstanden wird. Diese Fähigkeit wird aber häufig nicht für die Kooperation mit den Medizinern genutzt, sondern nur zur Versorgung der Patienten. Ganz im Gegenteil nutzen die Pflegekräfte ebenso wie die Mediziner in ihren Arbeitsabläufen häufig Informationsblockaden, um damit die eigene Position im berufspolitischen Machtkampf zu festigen. Kommunikation kann somit bewusst zur Ausgrenzung eingesetzt oder unbewusst durch Metakommunikation beeinflusst werden. In der Organisation Krankenhaus treffen beide Möglichkeiten zu, was die

---

[75] Vgl.: Loos (2006), S. 274

[76] Vgl.: Stratmeyer (2002), S. 18; Wilkesmann (2009), S. 75

[77] Vgl.: Schmitz et al. (2020), S. 185

Kommunikation erheblich erschwert und häufig zu Konflikten zwischen den Professionen führt. Mittlerweile geht man sogar davon aus, dass ein Großteil der Gesamtbelastung im Krankenhaus durch Kommunikationsprobleme innerhalb der Berufsgruppen und zwischen den Berufsgruppen verursacht wird.[78] Auch der Kooperationszwang, der aufgrund der starken Vernetzung der Tätigkeiten und der gegenseitigen Abhängigkeiten beider Professionen besteht, fördert nicht automatisch eine gute Zusammenarbeit. Vielmehr lässt sich die Zusammenarbeit als Pseudokooperation verstehen, da zentrale Elemente zu einer anderen Kooperationsform fehlen. Die Professionen stehen sich dabei nicht gleichwertig gegenüber, sondern befinden sich in einem historisch gewachsenen, strukturell-hierarchischen Zusammenhang.[79] Es scheint so, dass das immer noch stark wirkende hierarchische System im Krankenhaus und die immer noch wirkenden sozial konstruierten Abwertungsmechanismen von Gender und die berufspolitischen Positionskämpfe mehr Einfluss auf die Kooperation haben als die externen Einflüsse des Gesundheitssystems. Das System beweist dadurch seine Stabilität und sorgt durch diese Resistenz gegenüber äußeren Einflüssen für den Systemerhalt. Dies bestätigt und stärkt weiterhin die strukturell hervorgehobene Rolle der Ärzte, die gleichzeitig mit der außerordentlichen Machtposition einhergeht und sich in einer strukturellen Asymmetrie in der Kooperation ausdrückt.[80] Diese Hierarchie ist aber der interprofessionellen Zusammenarbeit nicht zuträglich, sondern ganz im Gegenteil eher schädlich.[81] Damit scheint es ganz eindeutig zu sein, dass für eine funktionierende Kooperation im Krankenhaus die Pflege als gleichberechtigter Partner und selbstständige Profession von den Medizinern anerkannt werden muss.[82] Die Pflege darf aber nicht als Konkurrenz der Medizin wahrgenommen werden, sondern als Profession mit eigenem Auftrag und eigener Wissensbasis, die eine optimale Versorgung der Patienten ergänzt. Die beiden Parteien müssen sich dabei als interprofessionelles Team verstehen und akzeptieren, dass sie die Versorgungsqualität gegenseitig beeinflussen.[83] Die dadurch entstehende Kooperation zwischen den beiden Professionen wäre die Voraussetzung in Zeiten des medizinischen Fortschritts und des demographischen Wandels, eine qualitativ hochwertigere und effizientere Versorgung zu ermöglichen.[84] Genau dieser

---

[78] Vgl.: Wilkesmann (2009), S. 14

[79] Siehe: Schmitz et al. (2020), S. 185

[80] Vgl.: Schmitz et al.(2020), S. 186

[81] Vgl.: Pfisterer-Heise (2020), S. 206

[82] Vgl.: Stratmeyer (2002), S. 41

[83] Vgl.: Becker (1998), S. 124

[84] Vgl.: Schmitz/Berchtold/Cichon/Klapper/Amelung (2020), S. 188

Sachverhalt wird aber schwer zu erreichen sein, da die Medizin einen Teil ihres gesellschaftlichen Status abgeben müsste, sobald die Pflege im Krankenhaus als gleichberechtigter Partner akzeptiert wird. Zusätzlich stellt sich die Frage, welche weiteren Einflüsse ein Machtverlust für die Mediziner im Funktionssystem hätte. Im systemtheoretischen Verständnis eines Funktionssystems muss bzw. kann nur eine Profession den Code bestimmen und damit vorherrschend sein. Würde diese Position dann durch die Pflege eingenommen oder würde sich durch die Verschiebung der Machtverhältnisse ein eigenes Funktionssystem der Pflegenden entwickeln? Unabhängig von dem Nutzen für die Patienten wird dieses tradierte System der Krankenbehandlung nur sehr schwer zu ändern sein, vor allem deswegen, weil in der gesamten Gesellschaft das weibliche Geschlecht oftmals weiterhin nicht als gleichwertig zu dem männlichen Geschlecht gesehen wird und diese Benachteiligung der Geschlechter weiterhin stark auf die geschlechtskonnotierten Berufe wirkt.

Doch entgegen all dieser Kooperationshindernissen und Macht- und Systemfragen, gibt es auch heute schon Ausnahmen, in denen gute Kooperation in Krankenhäusern gelebt wird. Dort haben die Berufsgruppen verstanden, dass es ein gemeinsames Ziel gibt und dieses nur im Team erreicht werden kann. In diesen Teams herrscht zwar noch keine Gleichberechtigung der Berufe, aber in diesen Organisationen haben die Ärzte gelernt, die Perspektive der anderen Gesundheitsberufe bei der Entscheidungsfindung mit einzubeziehen. Auch in diesen Teams ergeben sich noch genauso Fragen der Zuständigkeiten, die aber im Rahmen des „Gebens und Nehmens" nicht rigoros eingefordert werden.[85] Ihre Ziele sind die Überwindung von sektoralen Grenzen, eine bessere Koordination von Gesundheitsleistungen, mehr interprofessionelle Zusammenarbeit sowie Patientenbeteiligung.[86]

Diese Strukturen finden sich vor allem in den Bereichen, in denen Patienten versorgt werden müssen, die eine chronische Erkrankung haben, und mit der in der Regel auch ein erhöhter Pflegebedarf einhergeht. Diese Patienten bedürfen der Expertise beider Professionen, um im Krankenhaus optimal versorgt zu werden. Es geht um die Aufrechterhaltung oder die Wiederherstellung der Lebensqualität des chronisch Erkrankten. Damit wird der Versorgungsbedarf der Patienten komplexer und lässt sich nicht mehr auf den Code krank/gesund reduzieren. Diese Tatsache führt zwingend zur Einbindung anderer Perspektiven, da nach dem Lösen des akuten Leidens der (chronischen) Erkrankung das pflegerische Problem in den Fokus der Versorgung rückt. Zunehmend wichtiger wird es, die

---

[85] Vgl.: Stratmeyer (2002), S. 22
[86] Vgl.: Schmitz et al. (2020), S. 189

Gesamtheit der Aufgaben aller Beteiligten gut zu kennen und einen Überblick über die Kompetenzen und Zuständigkeiten der jeweils anderen Berufsgruppe zu behalten.[87] In den letzten Jahren gibt es immer mehr Initiativen, die die Vorteile einer besseren Kooperation aufzeigen und Empfehlungen dafür aussprechen. Diese Empfehlungen stellen heraus, dass eine interprofessionelle Zusammenarbeit die Versorgungsqualität der Patienten deutlich verbessern kann. Dazu gehört u. a. das Erstellen von gemeinsamen Leitlinien, eine vernetzte Aus-, Fort- und Weiterbildung und die Verteilung der Aufgaben, die sich an den Bedarfen und Kompetenzen und nicht an Standesfragen ausrichtet. Vor allem die gemeinsame Ausbildung nimmt einen besonderen Stellenwert zur Veränderung der Kooperationskultur ein. So hat beispielsweise auch die WHO 2010 einen Katalog mit sechs Lerndomänen vorgelegt, der gemeinsam von den beiden Professionen durchlaufen werden soll (Teamarbeit, Rollen und Verantwortlichkeiten, Kommunikation, Lernen und kritische Reflexion, Beziehungen mit Patienten und Erkennen von deren Bedürfnissen, ethische Praxis).[88] So können beiden Berufen gemeinsame Konzepte und Modelle vorgestellt werden, die dann zu einer gemeinsamen Haltung wachsen sollen. Neben den potenziellen Qualitätsverbesserungen für die Patienten kann dadurch auch eine deutliche Steigerung der Zufriedenheit der Professionen erreicht werden.[89] Auch der Sachverständigenrat zur Begutachtung der Entwicklung im Gesundheitswesen hat seit 2003 in seinen Gutachten Empfehlungen zur Umverteilung der Aufgaben im Gesundheitswesen immer wieder ausgesprochen. Dabei empfiehlt er vor allem, den Pflegefachpersonen mehr Kompetenzen zur Versorgung, Beratung und Anleitung chronisch kranker Menschen zuzuschreiben und damit die Versorgungsqualität der Patienten zu verbessern. Damit scheint auf den ersten Blick dieses Patientenklientel der Schlüssel zur verbesserten Kooperation im Krankenhaus zu sein, was einen genaueren Blick auf diese Patientengruppe als sinnvoll erscheinen lässt. Mit Fortschreiten dieser chronischen Erkrankung steigen auch der Pflegebedarf und die Notwendigkeit, Kompetenzen professioneller Pflege mit bei der Behandlung mit einzubeziehen.

Auch wenn die Konzepte zur interprofessionellen Arbeit sinnvoll und wünschenswert sind, darf der Aspekt des Personalmangels mit daraus resultierenden Ressourcenproblemen und der wirtschaftliche Druck in den Krankenhäusern nicht als hemmender Faktor unterschätzt werden.[90] Genauso wenig dürfen aber

---

[87] Siehe: Schmitz et al. (2020), S. 190

[88] Vgl.: Pfisterer-Heise (2020), S. 202

[89] Vgl.: DbfK/BPhD/bvmd (2018), SAMW (2014), Robert Bosch Stiftung (2011)

[90] Vgl.: Schmitz et al. (2020), S. 192 f.

auch die positiven Dynamiken in der Finanzierung der Krankenhausbehandlung als nicht wichtig erachtet werden. Beispielsweise kann das Pflegebudget oder die Vergütung von bestimmten Komplexbehandlungen die institutionalisierte interprofessionelle Kooperation fördern, auch wenn diese Fallbesprechungen oft medizinische Behandlungsprozesse und ärztliches Handeln im Fokus haben und dabei pflegerische Bereiche nur unzureichend erfassen.[91] Sie können aber ein Anfang sein, die Behandlungskommunikation strukturell zu verändern. Damit aber in Zukunft die interprofessionelle Kooperation gelingen kann, darf nicht die Leistung Einzelner oder einer Profession im Fokus stehen, sondern die Leistungen aller Protagonisten müssen als gleichwertig betrachtet werden sowie der Gesamtnutzen für die Patienten.[92]

Unter den chronischen Erkrankungen spielt die Demenz eine besondere Rolle im Krankheitspanorama und beeinflusst dadurch die Kooperation zwischen Pflege und Medizin auf eine ganz besondere Weise. Im Gegensatz zu vielen anderen Erkrankungen übernimmt die Pflege bei Menschen mit einer Demenz einen deutlich größeren Anteil in der Behandlung und Versorgung im Akutkrankenhaus. Der Anteil der medizinischen Leistung ist dabei oft eher begrenzt oder bezieht sich auf eine andere Erkrankung, die in der Krankenhausversorgung im Vordergrund steht. Die Demenz gilt dabei als Nebendiagnose und als Störfaktor, da sie die Behandlung der Primärdiagnose verkompliziert. Daher ziehen sich die Ärzte bei der Versorgung dieser Patientengruppe zurück und überlassen den Pflegenden das Feld. Dieses Überlassen darf aber nicht als Anerkennung einer besonderen Kompetenz oder als gleichberechtigte Kooperation verstanden werden, sondern als abgeben von etwas Lästigem, mit dem man sich nicht beschäftigen möchte. Da die Demenz vor allem eine Erkrankung des Alters ist, wird mit einer deutlicheren Steigerung der Prävalenz in den kommenden Jahren gerechnet. Somit bietet das Krankheitsbild der Demenz eine gute Möglichkeit, die Systemveränderung in der Organisation Krankenhaus zu beobachten. Diese Systemveränderungen scheinen einen Einfluss auf den Programmcode des Krankenhauses und auf den Habitus der Protagonisten zu haben. Neben einer veränderten Aufgabenteilung ist vor allem die Haltung zueinander und die notwendige Kooperation von diesen Veränderungen betroffen. Dass eine optimierte Versorgung von Menschen mit einer Demenz zu Veränderungen führt, zeigen die Konzepte der „demenzfreundlichen Krankenhäuser".

---

[91] Vgl.: Schmitz et al. (2020), S. 189
[92] Vgl.: Schmitz et al. (2020), S. 193

Akutversorgung Demenzkranker im Krankenhaus

Die Folgen des demographischen Wandels wurden in den letzten Jahrzehnten in Deutschland viel diskutiert. Dabei wurde zu Beginn des Diskurses prognostiziert, dass durch die alternde Bevölkerung vor allem die Finanzierung des Rentensystems gefährdet wäre und dass durch den fehlenden Nachwuchs ein Fachkräftemangel entstehen würde. So war der anfängliche Diskurs sehr stark an wirtschaftlichen Interessen ausgerichtet. Erst in der jüngsten Vergangenheit entwickelte sich der Diskurs in die Richtung, dass durch die geänderte Altersstruktur in Deutschland auch der Bedarf an pflegerischer Betreuung steigen wird und dass damit auch die pflegerische Versorgung sichergestellt werden muss. Mit dieser Prognose wurden erste Kalkulationen angestellt, wie hoch der Bedarf an Fachkräften in Zukunft sein muss, um eine Bedarfsgerechte Versorgung zu gewährleisten. Es zeigte sich eine deutliche Versorgungslücke, die immer größer zu werden droht.[1] Doch trotz der Brisanz all dieser Probleme gibt derzeit noch keine Lösungen von der Politik.

Inzwischen wird immer deutlicher, dass mit der Verschiebung der Alterspyramide gleichzeitig die Gesamtzahl der an altersbedingten Krankheiten Leidenden wie z. B. Schlaganfall, Herzinsuffizienz und Demenz zunimmt und diese damit an Bedeutung in der Gesellschaft gewinnen. Vor allem die Altersdemenz tritt ganz besonders in den Fokus der Öffentlichkeit und gewinnt im gesundheitspolitischen Diskurs deutlich an Aufmerksamkeit. Bereits der sechste Altenbericht der Bundesregierung von 2010 beschäftigte sich intensiv mit dem Thema Demenz und bezeichnete sie neben der Depression als die häufigste und folgenreichste psychiatrische Erkrankung im höheren Alter, die mit hohen gesellschaftlichen Kosten

---

[1] Vgl.: Blum/ Offermanns/ Steffen (2019)

© Der/die Autor(en), exklusiv lizenziert an Springer Fachmedien Wiesbaden GmbH, ein Teil von Springer Nature 2023
J. Kurmann, *Demenz als Störfaktor?*, Vallendarer Schriften der Pflegewissenschaft 14, https://doi.org/10.1007/978-3-658-42191-5_6

verbunden ist.[2] Aus diesem Grund wurde eine Reihe von Initiativen gefördert, die eine Versorgung von Menschen mit Demenz verbessern sollten. Zu einer verbesserten Versorgung gehört vor allem die Förderung der Selbstbestimmung und damit einhergehend die Idee eines würdevollen Umgangs von Menschen mit einer Demenz.[3] Konzepte wie „Demenzfreundliche Kommunen" oder auf Demenz ausgerichtete Langzeitpflegeeinrichtungen hatten dabei immer das Ziel, Menschen mit einer Demenz bei der Organisation im Alltagsleben zu unterstützen, ohne diese dabei zu stigmatisieren.[4] Die Initiativen und Projekte waren zum größten Teil sehr erfolgreich und haben eine deutliche Verbesserung der Situation demenzkranker Menschen in der häuslichen und stationären Langzeitversorgung erreicht. Doch trotz dieses Erfolgs fand eine Umsetzung in den Krankenhäusern nur sehr rudimentär statt, auch wenn diese belegbare ökonomische Vorteile gebracht hätten. Die Demenz bleibt ein Störfaktor.[5] Im internationalen Vergleich ist Deutschland Schlusslicht, da die Demenzversorgung in den Krankenhäusern anderer Länder bereits seit den 1980er thematisiert worden ist und entsprechend an Versorgungskonzepten gearbeitet wurde. Die Gründe, warum sich das Thema Demenz erst so spät in den deutschen Krankenhäusern entwickelt hat, und welche Hürden es in der Umsetzung von demenzsensiblen Strukturen gibt, sollen in diesem Kapitel näher beleuchtet werden.

6.1 Ausgangssituation

Demenz wird in der Öffentlichkeit als eine Krankheit des Alters proklamiert, da über 90 % aller diagnostizierten Fälle bei Patienten auftreten, die über 65 Jahre alt sind. Mit steigendem Alter steigt die Prävalenz in der Bevölkerung exponentiell an, so dass bei Menschen, die über 100 Jahre alt sind, bereits über 40 % von einer Demenz betroffen sind.[6] Nach aktuellen Schätzungen leben heute über 1,6 Millionen Menschen mit einer Demenz in Deutschland, die Dunkelziffer ist wahrscheinlich bedeutend höher.[7] Die Anzahl der Neuerkrankungen an Demenz pro Jahr wird in Deutschland auf ca. 300.000 geschätzt.[8] Prognosen zur Folge

---

[2] Vgl.: Deutsches Zentrum für Altersfragen (2010)

[3] Vgl.: Leonhard (2015) S. 14 ff.

[4] Vgl.: Schulz-Nieswandt (2017) S. 165

[5] Vgl.: Schulz-Nieswandt (2017) S. 165

[6] Vgl.: Wingenfeld/ Steine (2013) S. 1148

[7] Vgl.: Deutsche Alzheimer Gesellschaft e. V. (2020), S. 1

[8] Vgl.: Deutscher Alzheimer Gesellschaft e. V. (2020), S. 1

soll sich die Anzahl der Menschen mit einer Demenz in Deutschland bis 2050 sogar verdoppeln, was auch wieder vor allem die ältere Bevölkerung betrifft.[9] Zwar gibt es bereits erste Therapien und Medikamente, die ein Fortschreiten der Krankheit verlangsamen können, aber auch diese wirken nur begrenzt und nur unter bestimmten Voraussetzungen. Eine Heilung ist somit derzeit nicht möglich. Damit ist und bleiben die Demenz und die damit einhergehende Versorgung betroffener Menschen eine Aufgabe der Gesellschaft, der man sich stellen muss. Derzeit werden ca. 5.633 Milliarden Euro im deutschen Gesundheitssystem von der gesetzlichen Krankenversicherung (GKV) für die Behandlung von Demenzen ausgegeben.[10] Aufgrund dieser Entwicklungen haben sich bereits seit einiger Zeit mehrere, vor allem lokal angesiedelte Initiativen und Vereine gegründet, die es sich zur Aufgabe machen, über das Thema zu informieren und Hilfe für Angehörige und Konzepte zur Versorgung Betroffener anzubieten. Solchen Initiativen ist es u. a. zu verdanken, dass z. B. in der Pflegereform 2012 die Versorgungsbedürfnisse von Demenzkranken aufgenommen wurden und seitdem die Pflegeversicherung die Versorgung Demenzkranker unterstützt (vormals mit der Pflegestufe 0, heute über das neue Begutachtungsinstrument der Pflegegrade.).

Trotz der großen Erfolge in der Pflege und Betreuung von Demenzkranken in der häuslichen und stationären Pflege ist die Versorgung in den Krankenhäusern zum größten Teil noch unverändert geblieben. Erst seit kurzem zeigen erste Krankenhausträger Tendenzen, sich auf diese Klientel einzustellen, in dem sie, oft durch geförderte Projekte, Konzepte implementieren. Die Notwendigkeit sich auf diese Klientel einzustellen, wird deutlich, wenn man sich die Berechnungen des Statistischen Bundesamtes ansieht. Dort zeigt sich, dass bereits im Jahr 2008 48,9 % aller Krankenhausfälle über 60 Jahre alt war und dass dieser Anteil bis 2030 auf 62,4 % steigen soll.[11] Durch diese Steigerung des Anteils der „Alten" und damit auch einer statistischen Häufung von Menschen mit Demenz im Krankenhaus, wird sehr wahrscheinliche der Anteil der Betroffenen nochmal steigen, da mit einer fortschreitenden Demenz auch die medizinisch relevanten Veränderungen zunehmen. Bspw. stürzen ca. 50 % aller demenzerkrankten Personen mindestens einmal im Jahr, womit oft eine Krankenhauseinweisung nötig wird.[12] Die genaue Anzahl der Patienten im Krankenhaus, die von einer Demenz betroffen sind, lässt sich derzeit leider nicht genau bestimmen, da die (Neben-)Diagnose Demenz aufgrund fehlender ökonomischer Anreize im DRG-System nicht (oder

---

[9] Vgl.: Wingenfeld/ Steine (2013) S. 1148

[10] Vgl.: AWMF (2016), S. 25

[11] Vgl.: Statistische Ämter des Bundes und der Länder (2010), S. 15

[12] Vgl.: Wolke et al. (2015), S. 11

nur sehr selten) dokumentiert wird.[13] Laut den meisten aktuellen Studien wird der Anteil der Krankenhauspatienten mit einer Demenz, die wegen einer somatischen Erkrankung im Akutkrankenhaus behandelt werden, auf 20 bis 40 % geschätzt. Die aktuellste Umfrage des Deutschen Instituts für Pflegewissenschaft gibt einen Anteil von 23 % aller Patienten an und prognostiziert auch noch einen weiteren Anstieg.[14] In Ländern der ersten Welt ist Demenz mittlerweile die vierthäufigste Todesursache, was die Demenz zu einer gefährlichen Krankheit werden lässt.[15] Damit ist die Versorgung von Menschen mit Demenz heute und vor allem in Zukunft keine Randerscheinung mehr, sondern eine große Herausforderung für das Gesundheitssystem, der zwingend begegnet werden muss.[16]

6.2   Das Krankheitsbild Demenz

Der Begriff Demenz ist eine unspezifische Bezeichnung für eine Minderung der kognitiven Funktionen, die so ausgeprägt ist, dass das tägliche Leben dadurch beeinträchtigt ist. Diese Beeinträchtigungen können nur in der zeitlichen und/oder örtlichen Orientierung liegen, reichen aber bis zur vollständigen Hilflosigkeit und Abhängigkeit von der Umwelt in einem schweren Stadium.[17] Die Ursachen für eine demenzielle Erkrankung können sehr unterschiedlich sein, führen aber sehr oft zu einer emotionalen Belastung der Betroffenen und Angehörigen. Seinen Ursprung hat der Begriff Demenz im lateinischen (demens) und bedeutet so viel wie unvernünftig, ohne Verstand oder ohne Denkkraft. Diese Begriffsbestimmung und damit die erste Erwähnung des Krankheitsbildes lassen sich auf das Jahr 25 v. Christus zurückführen. Trotz ihrer frühen geschichtlichen Erwähnung hat die Krankheit Demenz viele Jahrhunderte in der Menschengeschichte keine bedeutende Rolle gespielt. Dies liegt vor allem an der eher niedrigeren Prävalenz, die mit der damals niedrigen Lebenserwartung zu tun hatte. Dadurch war die Demenz nicht wie heute eine vor allem degenerative Erkrankung des Alters, sondern hatte andere Gründe. Erst mit Anfang des 20. Jahrhunderts stieg die Lebenserwartung deutlich, wodurch auch die Fallzahlen der Demenz mehr wurden. Mit der Forschung von Alois Alzheimer Anfang des 20. Jahrhunderts wurde die Krankheit Demenz bekannter, was auch zu einem gesteigerten Interesse in der Bevölkerung

---

[13] Vgl.: DiAG (2012), S. 6

[14] Vgl.: Isfort et al. (2014), S. 6

[15] Vgl.: Wolke e. al. (2015), S. 11

[16] Vgl.: Donath (2011), S. 20

[17] Vgl.: AWMF (2016), S. 10

führte. Mit fortan steigender Prävalenz der Demenzerkrankungen differenzierte sich zum Ende des 20. Jahrhundert auch die Diagnostik der Demenz aus. Seitdem werden die verschiedensten Verwirrtheitszustände und Gedächtnisverluste unter dem Begriff Demenz subsummiert, was die Zahl immer weiter steigen ließ und die Demenz medikalisierte.[18] Dies war der erste Versuch die Demenz erstmals für das Funktionssystem der Krankenbehandlung anschlussfähig zu machen.

6.2.1 Symptome

Das Hauptmerkmal der Demenz ist eine Verschlechterung von mehreren kognitiven Fähigkeiten im Vergleich zum früheren Zustand des Menschen.[19] Als erste Symptome werden oft Gedächtnisstörungen wahrgenommen. Die Betroffenen wissen bspw. nicht mehr, wo sie etwas hingelegt haben oder was sie gerade machen wollten. Dabei ist Demenz keine reine Gedächtnisstörung, sondern betrifft alle Bereiche der kognitiven Leistungen. Dies führt häufig dazu, dass die Betroffenen immer größere Schwierigkeiten haben, sich neue Informationen einzuprägen, die Konzentration auf einen Gedanken oder Gegenstand zu richten, sich sprachlich auszudrücken, die Mitteilungen anderer zu verstehen, Situationen zu überblicken, Zusammenhänge zu erkennen, zu planen und zu organisieren, sich örtlich oder zeitlich zurechtzufinden und mit Gegenständen umzugehen.[20] Darüber hinaus kann es zu psychischen Störungen bzw. Verhaltensänderungen kommen, die im Anfangsstadium fehlinterpretiert werden können.[21] Je nachdem welche Stelle des Gehirns von einer Schädigung betroffen ist, können die Symptome der Demenz sehr unterschiedliche Muster aufweisen und unterschiedlich ausgeprägt sein. Für eine genaue Diagnostik spielt auch nicht die Gedächtnisstörung als solche die bedeutendste Rolle, sondern das Auftreten sowie der zeitliche Zusammenhang wichtiger Störungen im Bereich der Orientierung, der Psyche, des Verhaltens oder der körperlichen Funktionen.[22] Bei der Suche nach den Ursachen beschränkt sich die Diagnostik nicht nur auf die organischen Veränderungen, sondern bezieht auch die biografischen, psychischen, genetischen, sozialen und individuellen Faktoren ein.[23] Diese Komplexität der Kriterien macht die genaue

---

[18] Vgl.: Gronemeyer (2015) S. 28 ff; Schnabel (2018), S 31 f.

[19] Vgl.: Kurz et al. (2018), S. 6

[20] Vgl.: Kurz et al. (2018), S. 6

[21] Vgl.: Stiftung Wohlfahrtspflege NRW (2010), S. 66

[22] Vgl.: Kastner/ Löbach (2014), S. 10

[23] Vgl.: Kastner/ Löbach (2014), S. 10

Diagnostik bzw. die Ursachenforschung so schwierig und aufwändig. Darüber hinaus beginnt der degenerative Prozess meistens mehrere Jahre vor dem Auftreten erster Symptome, was die frühzeitige Therapie erschwert bzw. teilweise unmöglich macht.

Generell werden die Symptome einer Demenz in fünf Hauptgruppen eingeteilt:

– Kognitive Symptome
– Psychische Störungen und Verhaltensänderungen bei Demenz
– Psychische Symptome
– Verhaltensänderungen (Herausforderndes Verhalten)
– Körperliche Symptome

Für die medizinische Diagnosestellung sind die Symptome und deren Kombination der Hinweis für eine bestimmte Form der Demenz und ermöglichen gemeinsam mit der Anamnese eine zielgerichtete Therapie. Wobei mittlerweile die trennscharfe Unterscheidung der Demenzformen auch unter den Medizinern umstritten ist, da viele Pathologien sich in den verschiedensten Formen wiederfinden.[24] Für die Pflegenden spielt die genaue Definition der Demenz nur eine untergeordnete Rolle, da den Symptomen unabhängig von der genauen Form und einer Diagnose professionell begegnet werden muss. Von daher kann auch eine nicht diagnostizierte Demenz schon zu bestimmten pflegerischen Maßnahmen und einem erhöhten Betreuungsaufwand führen. Dabei sind vor allem die Symptome und der würdevolle Umgang die Leitkriterien des pflegerischen Handelns.

6.2.2   Ursachen und Formen der Demenz

Auch wenn die körperliche Gesundheit, die Lebensgewohnheiten, Umweltfaktoren und sogar genetische Faktoren Auslöser für ein Demenzsyndrom sein können, ist das Alter die bedeutendste Ursache, an einer Demenz zu erkranken.[25] Es ist auch die Altersdemenz, die den Diskurs in der Gesellschaft über die Demenz so prominent macht. Liegt das jährliche Neuerkrankungsrisiko der 65–69-Jährigen noch bei 0,53 %, steigt es bei den über 90-Jährigen auf über 12 %. Mit steigender Lebenserwartung in einer Gesellschaft liegt daher auch die Auseinandersetzung mit dem Thema Demenz sehr nah. Bei rund 80 %

---

[24] Vgl.: Schnabel (2018), S. 11
[25] Vgl.: Kurz et al. (2018), S. 16

aller Demenzen liegt die Ursache in einer Krankheit des Gehirns begründet, die zu einem Verlust an Nervenzellen führt und einen progressiven Verlauf bewirkt.[26] Auch wenn man mittlerweile einige Demenzformen unterscheiden kann, sind die genauen Krankheitsmechanismen bis heute immer noch nicht vollständig erforscht. Beim Demenzsyndrom wird in eine primäre und eine sekundäre Demenzform unterschieden. Die primären Demenzformen lassen sich wiederum in degenerative und nicht-degenerative aufteilen. Zur Unterscheidung dieser beiden Formen wird betrachtet, ob sich der Abbauprozess des Gehirns kontinuierlich verstärkt oder eine einmalige Schädigung vorlag.[27] Für die medizinische Praxis ist diese Unterscheidung von großer Bedeutung.[28] Abhängig von der diagnostizierten Demenzform wird entschieden, welche Therapie notwendig ist und wie die weitere Versorgung des Patienten aussieht. Vor allem bei den sekundären Demenzen ist eine schnelle und genaue Diagnosestellung wichtig, da diese Demenzform behandelbar ist und sehr oft wieder geheilt werden kann.

Im Folgenden orientiert sich die Einteilung der Demenzerkrankungen vor allem an der S3-Leitlinie Demenzen[29], die dem ICD-10 Schlüssel[30] zugrunde liegt.

Die **primären Demenzformen** haben ihren Ursprung im Gehirn und sind nicht heilbar. Sie werden auch als degenerative Demenzerkrankungen bezeichnet und gehen mit einem Absterben von Nervenzellen einher.

Dazu zählen folgende Formen:

– Alzheimer-Krankheit
  Die Alzheimer-Krankheit ist eine primär degenerative zerebrale Krankheit mit unbekannter Ätiologie und charakteristischen neuropathologischen und neurochemischen Merkmalen.[31] Sie ist die häufigste Ursache einer Demenz und ist durch ein langsames, aber stetiges Fortschreiten gekennzeichnet. Bei der Alzheimer-Krankheit sind besonders das Gedächtnis, die Sprache und die Orientierungsfähigkeit betroffen.[32]

---

[26] Vgl.: Kurz et al. (2018), S. 9

[27] Vgl.: Kastner/ Löbach (2014), S. 35

[28] Vgl.: Stiftung Wohlfahrtspflege NRW (2010), S. 65

[29] S3-Leitlinie „Demenzen" (Langversion – Januar 2016), AWMF- Register-Nr.: 038–013

[30] Anmerkung: Die Abkürzung ICD (International Classification of Diseases) steht für eine internationale medizinische Klassifikation zur Systematisierung von Diagnosen

[31] Siehe: AWMF (2016), S. 11

[32] Vgl.: Kurz et al. (2018), S. 12

- Vaskuläre Demenz
  Bei der vaskulären Demenz geht es vor allem um die Veränderung der hirnversorgenden Blutgefäße. Dabei ist die häufigste Veränderung die Verengung der Gefäße als Folge von Bluthochdruck, Diabetes mellitus, Fettstoffwechselstörungen und Rauchen.[33] Die Verengungen führen zu häufigen kleinen Infarkten, so dass Teile des Gehirns nicht mehr ausreichend mit Blut versorgt werden. Dies führt wiederum zu Defekten im Hirngewebe und zu einem Absterben von Nervenfasern. Der Beginn liegt gewöhnlich im späteren Lebensalter.[34]
- Gemischte Demenzen
  Diese Demenzart beschreibt die Kombination aus dem Vorliegen einer Alzheimer-Pathologie und einer weiteren pathologischen Veränderung (meistens einer vaskulären Pathologie), die gemeinsam eine Demenz bedingen.[35] Laut einer Autopsie-Studie lag der Anteil der gemischten Demenzen bei 16–20 % aller Demenzkranken.[36]
- Frontotemporale Degenerationen (Pick-Krankheit)
  Diese Erkrankung zeichnet sich durch regional begrenzte Ausfälle von Nervenzellen im Stirnhirn und im vorderen Teil des Schläfenlappens aus.[37] Die Symptome sind dabei abhängig von der betroffenen Hirnrinde, in der sie auftreten. Man unterscheidet dabei drei Varianten: Verhaltensänderungen entstehen vor allem, wenn das Stirnhirn betroffen ist, wohingegen verschiedene sprachliche Störungen entstehen, je nachdem welche Zentren des Sprachsystems in den Schläfenlappen geschädigt sind.[38] Dieser Demenztyp beginnt häufig im mittleren Lebensalter und schreitet langsam fort.[39]
- Lewy-Körperchen Krankheit und Morbus Parkinson
  Beide Krankheiten werden durch den Verlust von Nervenzellen hervorgerufen.[40] Die Betroffenen leiden an einer Kombination von Bewegungsstörungen und kognitiven Einschränkungen.

Alle degenerativen Demenzformen zeigen eine progressive Entwicklung der Erkrankung über mehrere Jahre und sind derzeit unheilbar. Sie führen damit

---

[33] Vgl.: Kurz et al. (2018), S. 13
[34] Siehe: AWMF (2016), S. 15
[35] Vgl.: AWMF (2016), S. 17
[36] Siehe: AWMF (2016), S. 17
[37] Vgl.: Kurz et al. (2018), S. 15
[38] Vgl.: Kurz et al. (2018), S. 15
[39] Vgl.: AWMF (2016, S. 18
[40] Vgl.: Kurz et al. (2018), S. 14

zu einer weitreichenden Pflegebedürftigkeit und einer reduzierten Lebenserwartung.[41]

Die nicht-degenerativen Demenzen sind dagegen deutlich seltener und können, insofern sie frühzeitig erkannt werden, teilweise sogar geheilt oder im Schweregrad gebessert werden. Zu den Ursachen für eine nicht-degenerativen Demenz zählen:

- Hirntumor
- Blutungen
- Schädel-Hirn-Trauma
- Hydrozephalus
- Gefäßentzündungen

Die **sekundären Demenzformen** werden ausgelöst durch Erkrankungen, deren Ursprung außerhalb des Gehirns liegen oder durch sonstige Schädigungen, die primär nicht im Gehirn zu suchen sind.[42] Eine sekundäre Demenzform sollte bei jeder Diagnostik ausgeschlossen werden, da diese Demenzform behandelbar ist. Vor allem wenn die Symptome kurz nach einer neuen Therapie auftreten, sollte immer eine sekundäre Demenz in Erwägung gezogen werden. Typische Ursachen einer sekundären Demenzform sind bspw. Medikamente, Alkoholkonsum oder Stoffwechselerkrankungen. An dieser Form der Demenz erkranken anteilig sehr wenige Menschen, weshalb sie in der weiteren Betrachtung dieser Arbeit keine Rolle spielt. Gleichwohl sind die Symptome und die Probleme in der Versorgung mit denen der primären Demenzen gleichzusetzen.

Auch wenn man mittlerweile viele Erkenntnisse darüber hat, wie eine Demenz entsteht, und man einige Risikofaktoren reduzieren kann, gibt es aber zurzeit keine Maßnahmen, mit denen man ausschließen kann, an irgendeiner Demenzform zu erkranken.

6.2.3 Diagnose, Behandlung und Therapie

Vor der Behandlung und Therapie steht immer die Diagnose. Dabei ist vor allem die Diagnose Demenz oft mit Ängsten und Vorurteilen verbunden. Ängste vor dem was einen selbst bzw. seinen Angehörigen erwartet und wie die Erkrankung einen verändert. Sie sorgt aber auch für Entlastung, weil sie Gewissheit geben

---

[41] Vgl.: AWMF (2016), S. 25
[42] Vgl.: Kastner/ Löbach (2014), S. 43

und bei erblichen Krankheiten auch eine Bedeutung für die Verwandten haben kann. Differenzialdiagnostisch ist die Abgrenzung zum Delir und einer reinen Gedächtnisstörung (wie bspw. einer Amnesie) wichtig, da diese andere Ursachen haben und in der Regel nur eine vorübergehende Erscheinung sind. Darüber hinaus kann erst nach der klar gestellten Diagnose ein angepasster Behandlungs- und Therapieplan erstellt werden. Am Anfang der Diagnostik steht immer die Beurteilung der kognitiven Leistungen. Dafür werden häufig Tests wie der Mini-Mental-Status-Test (MMST) eingesetzt. Ergänzend wird mit Hilfe der Betroffenen und Angehörigen ergründet, ob sich Verhaltensweisen oder die Persönlichkeit verändert haben.[43] Erst nach diesen beiden Schritten erfolgt die Suche nach den Ursachen, da die Vorgeschichte oft bei der Suche nach den Ursachen hilfreich sein kann. Darüber hinaus gehört zur Diagnosestellung die körperliche Untersuchung, die Labordiagnostik und bildgebende Verfahren. Aufgrund der deutlichen Fortschritte in der Früh- und Differenzialdiagnostik sowie im Bereich der Therapie hat die Diagnostik von Demenzerkrankungen heute einen vergleichbaren Stellenwert wie etwa die Diagnostik von Krebserkrankungen in der Onkologie.[44]

Ist die Diagnose gestellt, schließt sich die entsprechende Behandlung an. Bei behebbaren Ursachen ist es das Ziel, die Demenz durch Behandlung der Ursache zu heilen bzw. mindestens die Situation zu verbessern. Bei allen anderen Ursachen wird versucht, die Alltagskompetenzen möglichst lange aufrechtzuerhalten und das Fortschreiten der Demenz aufzuhalten oder zu verlangsamen. Die Behandlung setzt sich dabei aus medikamentösen und nicht-medikamentösen Anteilen zusammen. Aufgrund variabler Symptom- und Problemkonstellationen ist die Therapie individualisiert zu gestalten und muss auf die Veränderungen des Schweregrads der Erkrankung abgestimmt sein.[45] Zur medikamentösen Therapie gibt es derzeit noch keine ausreichende Evidenz und sie wird von manchen Experten kritisch betrachtet[46] Die medikamentöse Therapie wird immer durch psychosoziale Therapien ergänzt. So bilden kognitive Verfahren, Ergotherapie, körperliche Aktivitäten und verschiedene weitere Therapien einen zentralen Bestandteil in der Betreuung von Demenzkranken.[47]

Abschließend bleibt festzuhalten, dass die Diagnose und die Behandlung einer Demenz sehr aufwändig und komplex sind. Das Problem in den somatischen

---

[43] Vgl.: Kurz et al. (2018), S. 26, AWMF (2016), S. 30 ff.

[44] Vgl.: AWMF (2016), S. 27

[45] Vgl.: AWMF (2016), S. 48

[46] Vgl.: AWMF (2016), S. 53

[47] Vgl.: AWMF (2016), S. 84 ff.

Akutkrankenhäusern ist vornehmlich, dass die Demenz teilweise ein Zufallsbefund bei der Behandlung einer anderen akuten Erkrankung oder nur eine von vielen Nebenerkrankungen des Patienten ist. Die Behandlung des Patienten hat dann in der Regel einen anderen Schwerpunkt und lässt die Demenz in den Hintergrund geraten. Damit findet auch keine ausgeweitete Diagnostik oder eine multidisziplinäre Therapie statt. Diese Tatsache führt oft zu Problemen mit den Patienten, in dem sie bspw. herausfordernde Verhaltensweisen aufzeigen oder sich die kognitiven Leistungen rapide verschlechtern, weil die notwendige Therapie nicht weitergeführt wird. Damit stellt die Behandlung für Menschen mit einer Demenz im Akutkrankenhaus eine Gefahr für die Patienten, aber auch eine große Herausforderung für die Protagonisten dar, da eine demenzorientierte Versorgung in der Regel nicht vorgesehen ist.

6.3 Menschen mit Demenz im Akutkrankenhaus

Im Durchschnitt liegt die Prävalenz von kognitiv eingeschränkten Menschen im Krankenhaus derzeit bei etwa 20 % bis 40 % und variiert stark je nach Fachabteilung[48] Die GHoSt Studie geht von einem Anteil von 18,4 % der Patienten in deutschen Krankenhäusern aus, die mit einer komorbiden Demenz aufgenommen und behandelt werden.[49] Genaue Zahlen gibt es leider nicht, da es keinen Anreiz dazu gibt, eine Demenz als Nebendiagnose bei einem Krankenhausfall zu kodieren. Daher kann davon ausgegangen werden, dass in manchen Fachabteilungen die Nebendiagnose gar nicht auffällt, was die tatsächliche Prävalenz noch weiter steigen lassen könnte. Der Anteil von Menschen, die aufgrund ihrer Primärdiagnose Demenz im Krankenhaus behandelt werden, liegt zwischen 0,2 % und 6 %. Dieser im Verhältnis geringe Anteil an allen Krankenhausbehandlungen wird darüber hinaus meistens auch noch in spezialisierten Bereichen durchgeführt, die auch für diese spezielle Klientel ausgelegt sind. Das bedeutet, dass die meisten Patientinnen und Patienten nicht vordergründig wegen ihrer Demenzerkrankung im Krankenhaus behandelt werden, sondern weil andere Erkrankungen im Fokus stehen, die aber häufig wegen der Demenz nicht ambulant oder hausärztlich behandelt werden können.[50] Hierzu gehören vor allem

---

[48] Vgl.: Wolke et al. (2015), S. 11; James et al. (2019), S. 19; Löhr/ Meißnest/ Volmar (2019), S. 27

[49] Vgl.: Kirchen-Peters/ Krupp (2019), S. 12

[50] Vgl.: Wolke et al. (2015), S. 11

Infektionserkrankungen, Exsikkosen, Sturzverletzungen sowie Verschlechterungen des Allgemeinzustandes.[51] Trotz der angegebenen Häufigkeit der Patienten mit einer Demenz bzw. mit demenziellen Symptomen im Krankenhaus und der damit verbundenen Notwendigkeit, auf diese Patientenklientel zu reagieren, gibt es derzeit nur wenige Einrichtungen, die sich mit dem Thema Demenz auseinandersetzen. Aus diesem Grund können die Einrichtungen den Bedürfnissen dieser Menschen oft nicht gerecht werden, sodass allein die Aufnahme eines Menschen mit einer Demenz zur Überforderung aller Beteiligten im Krankenhaus führt.[52] Die Überforderung des Personals und der Krankenhäuser entsteht dabei vor allem dadurch, dass sich Patienten mit einer Demenz nicht in die schnell aufeinanderfolgenden Prozessabläufe des Krankenhauses einbinden lassen. Dabei sind die Einrichtungen in Zeiten der DRGs aber in hohem Maße auf die Bereitschaft der Patienten angewiesen, die vorgegebenen Abläufe zu akzeptieren und ggf. die eigenen Bedürfnisse zurückzustellen.[53] Ein an Demenz erkrankter Mensch ist dazu aber nicht in der Lage. Ganz im Gegenteil ist er oft schon allein durch die ungewohnte Umgebung im Krankenhaus so stark irritiert, dass er auf die anderen Anforderungen, die an ihn gestellt werden, nicht mehr reagieren kann. Für den Patienten ist jeder Krankenhausaufenthalt eine Krisensituation, die zu einer Überforderung führt.[54] Diese Überforderung der Patienten führt dann im weiteren Verlauf zu herausfordernden Verhaltensweisen, die der Therapie und Versorgung der Patienten eher entgegenwirken und den Pflegenden sowie den Ärzten die Arbeit mit den Patienten erschweren. Der Patient fängt an zu stören. Denn der an Demenz erkrankte Mensch ist häufig einer von 30 Patienten auf einer Station, der trotz jeglicher Sensibilisierungsversuche der Mitarbeiter nur unzureichend versorgt werden kann, da häufig die entsprechenden Ressourcen zur demenzorientierten Versorgung fehlen. Noch dramatischer wird die Situation, wenn man davon ausgeht, dass die Quote der demenzkranken Patienten an allen Krankenhauspatienten aufgrund des erhöhten Unfallrisikos und der Begleiterscheinungen (wie Mangelernährung und Fehlmedikation) schneller wächst als der Anteil der Demenzerkrankten in der Bevölkerung.[55] Bei weiter steigenden Fallzahlen ist eine weitere Unterversorgung der Patienten unter den bestehenden Rahmenbedingungen damit vorprogrammiert. Das dip[56] bezeichnet

---

[51] Vgl.: Löhr/ Meißnest/ Volmar (2019), S. 27

[52] Vgl.: Füsgen (2012), S 13; James et al. (2019), S. 1

[53] Siehe: MGEPA (2013), S. 11

[54] Vgl.: Wolke et al. (2015), S. 27

[55] Vgl.: Stiftung Wohlfahrtspflege NRW (2010) S. 18

[56] Anmerkung: Deutsches Institut für angewandte Pflegeforschung e. V.

die derzeitige und zukünftige Versorgung von Menschen mit Demenz in bundesdeutschen Akutkrankenhäusern sogar als beklagenswert, da kaum geeignete Konzepte umgesetzt werden, die den Bedürfnissen der Patienten Rechnung tragen.[57] Auch die Entlassungssituation stellt sich für Menschen mit einer Demenz deutlich schwieriger dar. So können Demenzkranke oft nicht wie andere Patienten mit derselben Aufnahmediagnose entlassen werden, was sich durch eine erhöhte Liegezeit von ca. 1,4 Tagen bemerkbar macht.[58] Mit jedem weiteren Tag im Krankenhaus und mit jedem weiteren Krankenhausaufenthalt steigt für Menschen mit einer Demenz die Gefahr, eine Behandlungskomplikation zu erleiden. Neben Stürzen, nosokomialen Infektionen, Polypharmazie und einer Verschlechterung der kognitiven Fähigkeiten ist es vor allem das Delir, das für den Demenzkranken gefährlich werden kann. Das Delir entwickelt sich bei bis zu 30 % der älteren Patienten während des stationären Aufenthalts, was wiederum bei über 65 % zu einer neuen Demenz führt.[59] Die dann im Krankenhaus entstehende Verwirrtheit mit den entsprechenden herausfordernden Verhaltensweisen und Herausforderungen für Ärzte, Pflegepersonal und auch Angehörige macht die Problematik deutlich. Zusätzlich verlängert sich mit einem Delir nochmal deutlich die Liegezeit im Krankenhaus und führt zu weiteren Verschlechterungen des Allgemeinzustand der Patienten, was wiederum zu einer signifikanten Steigerung des Versorgungsaufwands führt.[60] Damit wird deutlich, dass jeglicher Krankenhausaufenthalt für Menschen mit einer Demenz verhindert werden sollte. Ist dies nicht möglich, muss sich die Einrichtung bestmöglich auf den Aufenthalt vorbereiten und die Abläufe entsprechend der Bedürfnisse der Erkrankten gestalten. Dieses Dogma macht nicht nur für den Betroffenen und für die Mitarbeiter Sinn, sondern kann auch aus betriebswirtschaftlichen Erwägungen erstrebenswert sein. In den Seniorenhilfeeinrichtungen gibt es bereits seit vielen Jahren Konzepte, um die Begleitung und Versorgung von Menschen mit einer kognitiven Einschränkung zu verbessern. Dabei wurde vor allem darauf geachtet, dass die Lebensqualität möglichst lange erhalten bleibt und gleichzeitig herausfordernde Verhaltensweisen möglichst vermieden werden. Diese an den Bedürfnissen der Menschen orientierte Programmlogik stellt die Menschenwürde in die Mitte des Handelns ist dadurch mehr als ein reines Verwahren des alten Menschen.[61] Auch wenn sich die erprobten Ansätze aus der stationären Pflege nur eingeschränkt in

---

[57] Vgl.: Isfort et al. (2014) S. 73 f.

[58] Vgl.: Löhr/ Meißnest/ Volmar (2019), S. 27

[59] Vgl.: Löhr/ Meißnest/ Volmar (2019), S. 28 f.

[60] Vgl.: Löhr/ Meißnest/ Volmar (2019), S. 27 ff.

[61] Vgl.: Schulz-Nieswandt (2017), S. 37 f.

den Krankenhausbetrieb implementieren lassen, sind sich aber alle Protagonisten einig, dass eine demenzsensible Umgestaltung auch im Krankenhaus eine wichtige Rolle bei der Versorgung Demenzkranker spielt.[62] Diese Umgestaltung hat vor allem erheblichen Einfluss auf die Abläufe und die räumliche Gestaltung im Krankenhaus. Vor allem die Pflege nimmt bei diesen Veränderungsprozessen eine zentrale Rolle ein.[63]

Die Ausführungen zeigen jedoch, dass es allen Protagonisten im Krankenhaus offensichtlich nicht an der notwendigen Sensibilisierung zum Thema fehlt, vielmehr scheint es andere (strukturelle oder kulturelle) Barrieren zu geben, die eine Umsetzung von demenzsensiblen Konzepten in den Krankenhäusern verhindern.

6.3.1 Barrieren der Umsetzung demenzsensibler Konzepte im Krankenhaus

Wie bereits oben erwähnt, ist die Behandlung von demenzkranken Patienten im Krankenhaus vor allem deshalb so schwierig, weil die Demenz nur in den seltensten Fällen der Grund für die Krankenhauseinweisung ist. In den meisten Fällen sind es chirurgische oder internistische Krankheitsbilder, die einer Behandlung im Krankenhaus bedürfen und dadurch die Demenz zur Nebendiagnose degradieren. Doch genau das gelingt nicht, da die Demenz die akuten Grunderkrankungen überlagert und sich damit wieder in den Vordergrund spielt. Erschwerend kommt hinzu, dass die Patienten neben der Demenz meistens noch viele andere chronische Erkrankungen haben, die eine Herausforderung darstellen. Diese Multimorbidität macht eine wiederholte stationäre Aufnahme und Behandlung notwendig, was für die Menschen mit einer Demenz immer wieder zu einer Stresssituation und damit auch zu einer abrupten Demenzverschlechterung führen kann. Dabei kann bei jeder Aufnahme ein anderes akutes Krankheitsbild handlungsleitend sein. Allein die Inhomogenität und damit extreme Verteilung der Patienten auf die einzelnen Fakultäten im Krankenhaus und damit auch auf verschiedene Stationen[64] macht die Fokussierung auf die Patienten mit einer Demenz sehr schwierig. Dabei ist eine klare Diagnosestellung bei Menschen mit einer

---

[62] Vgl.: Motzek et al. (2019), S. 36

[63] Vgl.: Motzek et al. (2019), S. 41

[64] Anmerkung: Der Logik des Medizinsystems und der taylorisierten Medizin folgend werden die Patienten nach ihrer Leitdiagnose im Krankenhaus verteilt. So teilen Sich die Stationen nach den einzelnen medizinischen Fachabteilungen auf und nicht nach dem Pflegebedarf der Patienten

Demenz oft problematisch. Deshalb tragen demenzkranke Menschen ein erhöhtes Risiko, unzureichend bzw. sogar falsch behandelt zu werden, was wiederum, im Vergleich zu Gleichaltrigen ohne Demenz, zu einem gehäuften Auftreten von Komplikationen bei der Behandlung führt.[65] Erschwerend kommt häufig noch hinzu, dass die Demenz den betroffenen Patienten und Angehörigen noch nicht bekannt ist bzw. nicht diagnostiziert wurde. Gerade im Frühstadium kommen Demenzkranke im häuslichen Umfeld häufig noch sehr gut zurecht und können die beginnende Vergesslichkeit noch gut überspielen.[66] Erst durch ein akutes Ereignis, das bspw. die Behandlung im Krankenhaus notwendig macht, wird die Erkrankung deutlich. Diese Situation ist für alle Beteiligten deutlich schlimmer, da neben der Krankheit auch die Akzeptanz der Situation und weitere psychologische Herausforderungen hinzukommen. In diesen Fällen ist die Professionalität der Protagonisten im Krankenhaus noch mehr gefordert. Sowohl die Rahmenbedingungen im Akutkrankenhaus als auch das Personal mit seinen Qualifikationen und Kompetenzen sind unzureichend auf Demenz vorbereitet.[67] Dass keine Konzepte zur verbesserten Behandlung dieser Patientengruppe umgesetzt werden, hat verschieden Gründe. Die Faktoren, die hierbei eine Rolle spielen, werden im Folgenden dargestellt.

6.3.1.1 Ökonomische Hemmnis-Faktoren

Als Hauptursache für die fehlende Implementierung von demenzsensiblen Konzepten werden häufig die strukturellen Voraussetzungen in der Krankenhausfinanzierung und teilweise auch die unterrepräsentierte Finanzierung der pflegerischen Versorgung angeführt. Dabei wird vor allem die Einführung der DRGs kritisch bewertet. Das DRG-System mit seiner starken ökonomischen Orientierung verlangt von den Einrichtungen eine Optimierung aller Abläufe zur medizinischen Leistungserbringung (Diagnostik und Behandlung) und bietet dabei keine Möglichkeit, eine bedarfsorientierte oder versorgungsorientierte Perspektive einzunehmen.[68] Die Hauptdiagnose bestimmt den kompletten Prozessablauf des Patienten im Krankenhaus und lässt keinen Platz für (nicht ertragsrelevante) Nebendiagnosen. In diesem Fallpauschalensystem ist damit nur die Einrichtung erfolgreich und überlebensfähig, die es schafft, mit dem geringsten Ressourceneinsatz Patienten zu behandeln. Eine Orientierung an den Patientenbedürfnissen ist in dem System zunächst zweitrangig und mit keinem direkten ökonomischen

---

[65] Vgl.: Stiftung Wohlfahrtspflege NRW (2010) S. 18
[66] Vgl.: Isfort (2009), S. 949
[67] Vgl.: Kirchen-Peters/ Krupp (2019), S. 12
[68] Vgl.: Isfort et al. (2014), S. 8

Anreiz verbunden. Jede Abweichung von den standardisierten Patientenpfaden ist ungewünscht und wird von den Protagonisten als störend empfunden, da es mit einem Mehraufwand verbunden ist. Eine der Hauptressourcen im Krankenhaus ist die Personalressource. Diese macht ca. 60 % aller Kosten im Krankenhaus aus und wird gerne als Einsparpotenzial genutzt.[69] Da die medizinischen Leistungen und damit auch das medizinische Personal ertragsrelevant sind, wurde in der Vergangenheit vor allem die Pflege auf ein Minimum reduziert, um damit die Rendite zu steigern (siehe Abschnitt 1.2). Alternativ wurde teilweise auch noch mit günstigerem Hilfspersonal gearbeitet, welches das Pflegepersonal bei hauswirtschaftlichen Tätigkeiten unterstützen sollte, aber aufgrund der fehlenden Ausbildung nicht auf die speziellen Bedürfnisse der demenzkranken Patienten eingehen konnte. Mit verschiedenen Förderprogrammen und der Einführung der PKMS im Jahr 2012 wurde versucht diese Situation zu verbessern. Der PKMS zielte sogar explizit auf die Patientengruppe ab, die als hochaufwendig galt, wie beispielsweise kognitiv eingeschränkte Patienten. Entsprechende Effekte blieben aus, vor allem da das erwirtschaftete Zusatzentgelt nicht zweckgebunden war.[70] Das seit dem 01. Januar 2020 eingeführte Pflegebudget sorgt nun tatsächlich für eine ökonomische Entlastung der Pflegenden, da damit die Pflege kein Einsparfaktor mehr ist, sondern nach Bedarf eingesetzt werden kann (siehe Abschnitt 4.3.4.2). Leider zeigt sich, dass die Besetzung von vakanten Stellen im Pflegedienst schwierig ist. So betrug die Vakanzzeit[71] in der Krankenpflege 2014 109 Tage. Dies ist im Vergleich mit allen anderen Berufen (77 Tage) deutlich erhöht und verdeutlicht die Probleme bei der Besetzung pflegerischer Stellen.[72] Im Jahr 2021 ist die Vakanzzeit in der Altenpflege auf 228 Tage und in der Krankenpflege auf 184 Tage gestiegen (der Durchschnitt aller Berufe liegt bei 119 Tage), was die Situation noch weiter aggregiert.[73] Das bedeutet, auch wenn die Stellen auf den Normalstationen komplett refinanziert werden, fehlt es an Fachkräften, die diese Stellen besetzen und damit die Situation spürbar verbessern. In diesem Zusammenhang ist der, durch die Einsparungen provozierte, im internationalen Vergleich geringe Pflegepersonalschlüssel in Deutschland zu erwähnen. Im europäischen Vergleich liegt Deutschland mit einem durchschnittlichen Personalschlüssel von 10:1 (zehn Patienten werden durch eine Pflegekraft

---

[69] Vgl.: Schottler (2020), S. 2

[70] Vgl.: Böcken/ Kostera (2017), S. 12, 36

[71] Anmerkung: Vakanzzeit gemeldeter Stellen in einem Beruf geben an, wie groß die Zeitspanne zwischen dem gewünschten Besetzungstermin und der Abmeldung der Stelle ist.

[72] Vgl.: Augurzky et al. (2016), S. 144

[73] Vgl.: statista (2021)

betreut) auf einem der untersten Ränge.[74] Laut der RN4Cast-Studie aus 2011 liegen andere europäische Länder deutlich darüber. So werden bspw. in England acht Patienten durch eine Pflegekraft versorgt und in Norwegen sogar nur vier.[75] Durch diese geringe Personalausstattung in Deutschland ist die Betreuung und Versorgung der Patienten mit einer Demenz nur sehr eingeschränkt möglich bzw. bindet die Arbeitszeit der wenigen Pflegekräfte in hohem Maße. Dadurch ist die notwendige und intensive Einzelbetreuung der demenzkranken Patienten im Krankenhaus kaum zu realisieren. Vielmehr geht der erhöhte Zeitaufwand zur Versorgung der demenzkranken Patienten zulasten der anderen Patienten oder führt zu Verzögerungen im geplanten Ablauf der Versorgung.[76] Diese Gleichzeitigkeit der Anforderungen führt neben einer hohen Unzufriedenheit auch zu der bereits beschriebenen Überforderung aller Beteiligten. Die damit verbundenen kritischen Ereignisse, zu denen u. a. auch das herausfordernde Verhalten der Patienten gehört, sind dabei keine Einzelerscheinungen mehr, sondern mittlerweile regelmäßig auf den Stationen zu erkennen. Hinzu kommt, dass mit der Einführung der DRGs auch eine Begrenzung der Verweildauer (Grenzverweildauer) verbunden ist.[77] Diese grenzt wiederum die individuellen Entscheidungsfreiräume der Mediziner enorm ein und verhindert dadurch zusätzlich eine Orientierung an demenzerkrankten Patienten. Diese würden häufig eine Entschleunigung der Prozesse und damit mehr Zeit für eine Behandlung im Krankenhaus brauchen. Dies wird auch dadurch bestätigt, dass u. a. aufgrund der höheren Komplikationsraten die Demenzkranken im Vergleich zu gleichaltrigen Patienten eine durchschnittlich höhere Verweildauer aufweisen und sich auch die Überleitung in eine nachstationäre Versorgungsform schwieriger gestaltet. Der Demenzkranke wird dadurch in vielerlei Hinsicht ein Störfaktor und unwirtschaftlich. All diese Tatsachen dokumentieren, dass aufgrund der Ökonomisierung die Handlungsspielräume der Krankenhäuser und damit auch die der Pflegenden und Ärzte immer weiter eingeschränkt werden. Eine Übernahme zusätzlicher oder besonders intensiver Betreuungsleistungen wird dadurch immer schwieriger.[78] Im Ergebnis kann häufig das gewünschte Behandlungsziel nicht erreicht werden, stattdessen müssen zusätzliche, nicht gegenfinanzierte Zeiten in die Behandlung und Betreuung eingebracht werden, die wiederum alle Beteiligten unter enormen Druck

---

[74] Vgl.: Isfort et al. (2014), S. 39

[75] Vgl.: Isfort et al. (2014), S. 39

[76] Siehe: Isfort et al. (2014), S. 23

[77] Vgl.: DiAG (2012), S 14

[78] Vgl.: DiAG (2012), S. 15

setzen oder zu nicht patientenorientierten Entscheidungen führen.[79] Aus diesem Grund entscheiden sich manche Einrichtungen gegen eine offensive Ausrichtung auf diese Patientengruppe, da diese dazu führen könnte, dass das Krankenhaus noch mehr Menschen mit einer Demenz aufnehmen müsste und damit noch mehr zusätzliche Kosten entstehen würden.[80] Des Weiteren wird die Orientierung an die Demenz bei der hohen Arbeitsverdichtung und Arbeitsbelastung der Einrichtung nur noch als weitere Anforderung angesehen, die man gerne vermeiden würde.[81] So scheint die Umsetzung demenzsensibler Konzepte vor allem an dem derzeitigen Vergütungssystem zu scheitern.[82]

6.3.1.2 Interprofessionelle Hemmnis-Faktoren

Neben den ökonomischen Hemmnis-Faktoren ist vor allem die Haltung der Professionen ein enormer Hemmnis-Faktor zur Verbesserung der Versorgung demenzkranker Patienten im Krankenhaus.[83] Unabhängig von den verschiedenen Aufgabenprofilen und den unterschiedlichen Sozialisationen der beiden Berufsgruppen Medizin und Pflege sollte eigentlich aufgrund des gleichen Arbeitsfeldes die Wahrnehmung der Probleme in gleichem Maße gegeben sein. Jedoch zeigt eine Umfrage zur Wichtigkeit der Demenz in der Krankenhausversorgung hier Differenzen. Bewerten die Pflegekräfte die Versorgung Demenzkranker im Krankenhaus als sehr wichtig, aber belastend und sehen einen Ausbau der Kompetenzen und Strukturen im Umgang mit Demenz als grundlegend an, nehmen die Ärzte die Situation nur in einem geringeren Maße als Problem wahr.[84] Eine Erklärung für die unterschiedliche Wahrnehmung könnte sein, dass die Pflegekräfte im Vergleich zu den Ärzten mehr Zeit mit den Patienten verbringen und aus diesem Grund auf effiziente Lösungsstrategien angewiesen sind, denn vor allem das herausfordernde Verhalten der Patienten stellt eine der schwierigsten Pflegesituationen dar. Die Mediziner wiederum verbringen wenig Zeit auf den Stationen und müssen aufgrund ihrer Ausbildung häufig rotieren. So ist nachzuvollziehen, dass die Ärzte das Problem nicht in dem Maße wahrnehmen wie die Pflegenden und anders als bei diesen auch das Interesse an langfristigen Zielen nicht so ausgeprägt ist.[85] Für die Ärzte beeinträchtigt die Demenz vor allem medizinische

---

[79] Vgl.: Kirchen-Peters (2014), S. 7

[80] Vgl.: Kirchen-Peters/ Krupp (2019), S. 29

[81] Vgl.: Kirchen-Peters (2015), S. 4 f.

[82] Vgl.: Kirchen-Peters (2015), S. 5

[83] Vgl.: Kirchen-Peters (2014), S. 74

[84] Vgl.: Isfort et al. (2014), S. 41, S. 45; DiAG (2012), S. 49 f.

[85] Vgl.: Kirchen-Peters (2012), S. 57

Behandlungen (bspw. Ultraschall, OP, endoskopische Untersuchungen, etc.), da die Behandlungen aufgrund der fehlenden Compliance die Behandlung deutlich schwieriger wird und dadurch häufig verschoben oder abgebrochen werden muss. Viele Ärzte versuchen die Behandlung dieser Patienten auch an Kollegen weiterzugeben und damit die Konfrontation mit dem Krankheitsbild zu vermeiden. Hinzu kommt, dass durch die Spezialisierung der medizinischen Fachrichtungen der ganzheitliche Blick der Ärzte verloren geht und damit eine umfassende Abwägung über den Sinn bestimmter Behandlungsoptionen ausbleibt.[86] Die Ärzte fokussieren sich auf das akute, zu behandelnde Problem und verlieren dabei den Blick für die Ganzheitlichkeit des Patienten (Siehe Abschnitt 4.1.1.2). Das Besondere bei der Behandlung der Demenzkranken ist, dass nicht in jedem Fall die Lösung des akuten Problems die Beste für den Patienten ist, sondern vielmehr die Gesamtsituation begutachtet werden sollte, um die beste Entscheidung treffen zu können. Da es den Generalisten unter den Medizinern nicht mehr gibt, treten Pflegekräfte an dieser Stelle als Advokat für den Patienten ein und versuchen zwischen dem Patienten und dem Arzt zu vermitteln. Leider gelingt dies nicht immer, da die Pflegenden in der Kooperation nicht als gleichwertige Partner angesehen werden und ihre Empfehlungen nur selten bei der Entscheidung des Arztes berücksichtigt werden. Gerade diese Augenhöhe wäre aber im Sinne des Patienten. Kooperation funktioniert daher nur dann, wenn es auf der individuellen zwischenmenschlichen Ebene große Akzeptanz für die andere Person gibt.

Des Weiteren wird von den Pflegekräften vor allem die interprofessionelle Kommunikation angemahnt. Das Ergebnis der Befragung der DiAG[87] zeigt, dass 61,7 % der Leitungen der Pflege mit der berufsübergreifenden Informationsweiterleitung unzufrieden sind, während es bei den Ärzten nur 22,9 % sind.[88] Dieses Ergebnis zeigt, dass es Kommunikationsdefizite zwischen den Berufsgruppen gibt, die vor allem von den Pflegenden wahrgenommen werden. Auch hier könnte die fehlende Gleichberechtigung der Professionen ursächlich sein (siehe Abschnitt 5.4). Dabei ist vor allem bei der Versorgung der Demenzkranken eine enge interprofessionelle Kooperation mit einer guten Kommunikation nötig, da neben der frühzeitigen Entlassungsplanung auch der Behandlungsprozess sehr individuell, teilweise tagesaktuell, zwischen den Berufsgruppen abgestimmt werden muss. Hinzu kommt das berufliche Selbstverständnis und die unterschiedliche Zielsetzung der beiden Professionen, die aufgrund der unterschiedlichen Zielorientierung ebenfalls konfliktbehaftet ist. Vor allem die Mediziner sind eher auf

---

[86] Siehe: Kirchen-Peters (2012), S. 31
[87] Diözesan-Arbeitsgemeinschaft der katholischen Krankenhäuser in der Erzdiözese Köln
[88] Vgl.: DiAG (2012), S. 49

Heilung ausgerichtet und an Spitzenmedizin orientiert und fühlen sich durch eine zunehmende Beschäftigung mit Demenz von einem beruflichen Statusverlust bedroht.[89] Die Pflegenden hingegen verstehen die Betreuung und Befähigung der Patienten unabhängig des akuten somatischen Problems als ihre Kernaufgabe. Diese Haltung spiegelt sich auch bei dem Versuch der Ausrichtung der Krankenhäuser auf ältere und damit demenzkranke Patienten wider, indem es die Mediziner eher vermeiden, dieses Thema zu bearbeiten und die Pflegenden bei den Projekten meistens handlungsleitend sind. Die Ärzte sind oft nicht dazu bereit, ihre Zeitanteile in Maßnahmen zur Steigerung der Demenzsensibilität zu investieren, da dies der inneren Logik der Krankenbehandlung widerspricht.[90] Der einseitige Blick auf die Ziele der einzelnen Fachabteilungen und dort auf die Kuration der Hauptdiagnose versperrt einen ganzheitlichen Blick auf komplexe medizinische, pflegerische und soziale Bedürfnislagen der demenzkranken Patienten.[91] Die notwendige habituelle Neuausrichtung der Mediziner von Kuration auf Palliation scheint gesellschaftlich nicht akzeptiert zu sein, was gleichzeitig als mangelnde gesellschaftliche Wertschätzung gegenüber der Würde des Alterns interpretiert werden könnte.[92]

6.3.1.3 Weitere Hemmnis-Faktoren

Krankenhäuser sind dafür bekannt, neue Strukturen und Rahmenbedingungen nur sehr träge umzusetzen. Gründe dafür sind neben den extremen Hierarchien die starke Orientierung an der ärztlichen Berufsgruppe und die dadurch systembeherrschende Behandlungslogik (krank/gesund). Damit sich altbewährte Strukturen aufbrechen lassen, muss der Handlungsdruck in den Einrichtungen sehr hoch sein. In der derzeitigen Gemengelage der Themen der Krankenhäuser, scheint das Thema Demenz noch nicht wichtig genug zu sein, um das System ausreichend zu irritieren und damit Veränderungen zu provozieren. Dies könnte durch einen fehlenden Anreiz bedingt sein, da Demenz vor allem als pflegerisches Problem wahrgenommen wird und in den medizinerorientierten Einrichtungen pflegerische Probleme nachrangig bearbeitet werden. Hinzu kommt, dass die Nebendiagnosen Demenz und Delir von der Klinikleitung oft unterschätzt werden, da die alltäglichen Probleme nicht genügend durch die Mitarbeiter kommuniziert werden.[93]

---

[89] Siehe: Kirchen-Peters (2012), S. 77

[90] Vgl.: Kirchen-Peters/ Krupp (2019), S. 28

[91] Siehe: Kirchen-Peters (2012), S. 78

[92] Vgl.: Schulz-Nieswandt (2017), S. 25

[93] Vgl.: Kirchen-Peters/ Krupp (2019), S. 28; Kirchen-Peters (2015), S. 4

Neben den einrichtungsbezogenen Hemmnis-Faktoren gibt es auch noch Hemmnis-Faktoren auf der individuellen Ebene. Auf dieser Ebene sind es vor allem Kommunikationsbarrieren und persönliche Barrieren, die die Umsetzung von Konzepten aufgrund von Ängsten und Hilflosigkeit im Umgang mit demenzkranken Patienten verhindern. Hierzu gehört teilweise die Angst vor dem eigenen Altern und die Vorstellung dadurch geistig abzubauen.[94] Durch Informationen, Schulung oder Supervisionen können die Themen bearbeitet und die Ängste damit abgebaut werden. Aber es gibt noch weitere Konzepte, die eine Verbesserung der Versorgung von Menschen mit einer Demenz ermöglichen.

6.3.2 Konzepte zur Verbesserung der Betreuung von Menschen mit Demenz im Krankenhaus (demenzsensibles Krankenhaus)

Dass ein Krankenhausaufenthalt für einen Menschen mit einer Demenz sehr schnell negative Auswirkungen auf die körperliche und geistige Verfassung haben kann, ist an vielen Stellen bereits deutlich geworden. Oft führen genau diese negativen Entwicklungen zu einem Teufelskreis, der eine Entlassung in die bekannte Umgebung verhindert und damit die Situation für den Menschen noch weiter verschlechtert.[95] Hinzu kommt, dass die Behandlung von Menschen mit einer Demenz für alle Beteiligten eine Herausforderung darstellt. Vor allem für die Pflegenden können die Verhaltensweisen der Betroffenen zu einer Überforderung führen, während die Ärzte eher ein distanziertes Verhältnis zu den Patienten haben und sich höchstens durch die unruhigen Patienten bei ihrer Arbeit gestört fühlen.[96] Da die Gruppe der älteren, kognitiv beeinträchtigten und demenziell veränderten Patienten zweifellos eine relevante und immer weiter steigende Gruppe im Alltag der Krankenhäuser darstellt, gilt es, sich auch auf diese Patientengruppe bestmöglich einzustellen.[97] Doch genau dies passiert in vielerlei Hinsicht nicht und das, obwohl bestimmte Konzepte nicht nur zu einer Verbesserung der Situation für die Patienten führen, sondern sich auch positiv auf das Krankenhauspersonal auswirken.[98] In den letzten Jahren haben vor allem die Robert

---

[94] Vgl.: Kirchen-Peters (2015), S. 4

[95] Vgl.: James et al. (2019), S. 21

[96] Vgl.: Büter/ Marquart (2019), S. 25

[97] Vgl.: Büter/ Marquart (2019), S. 26 f.

[98] Vgl.: Büter/ Marquart (2019), S. 112

Bosch Stiftung und der Malteser Hilfsdienst e. V. verschiedenste Projekte gefördert bzw. initialisiert, um aufzuzeigen, wie die Versorgung von Menschen mit
einer Demenz im Krankenhaus verbessert werden könnte. Diese Verbesserungen
werden oft mit dem Begriff „demenzsensibel" umschrieben. Demenzsensibilität setzt damit eine sensorische Empfindsamkeit voraus und soll dazu beitragen,
Bedürfnisse und Erwartungen von Menschen mit Demenz wahrzunehmen und
diese in die Gestaltung von Versorgungsstrukturen und Abläufe zu integrieren.[99]
Eines der erfolgreichsten Versorgungskonzepte ist die Person-zentrierte Pflege
nach Tom Kittwood. Dabei wird der Mensch in den Mittelpunkt des Handelns
gestellt und nicht seine Demenz.[100] Im Kern geht es um eine Beziehungsarbeit
mit dem Menschen, die einen würdevollen Umgang mit dem Demenzkranken
auch im Krankenhaus ermöglicht, der über die prozessoptimierte Abfertigung
hinaus geht. Um dies zu erreichen, müssen die Protagonisten im Krankenhaus
ihre rein auf medizinische Prozesse ausgelegte Perspektive ablegen und sich auf
die Bedürfnisse des Individuums konzentrieren[101]. Allgemeingültige Konzepte
oder ein Zertifizierungsverfahren zur Demenzsensibilität in Krankenhäuser gibt
es bis heute (noch) nicht, auch wenn solch eine Qualitätssiegel die Kompatibilität
mit dem System Krankernhaus vereinfachen würde.[102] Aber es gibt mittlerweile
einige Erfahrungswerte aus verschiedenen Projekten, die Parallelen in den Konzepten erkennen lassen. Grundsätzlich ist bei allen Konzepten elementar, dass
eine Demenzsensibilität nur hergestellt werden kann, wenn das gesamte Personal seine Haltung zu der Erkrankung ändert und dies von der Geschäftsführung
und allen leitenden Personen eines Krankenhauses mitgetragen wird.[103] Dazu
kommt, dass der oft sehr steinige Weg hin zu einer Demenzsensibilisierung auch
konsequent durch eine verantwortliche Person begleitet werden muss und immer
wieder eine Bilanz der Nützlichkeit gezogen wird.[104] Nur durch diese Nachhaltigkeit und Einbindung aller Professionen im Krankenhaus ist die Entwicklung einer

---

[99] Siehe: Kirchen-Peters/ Krupp (2019), S. 12

[100] Vgl.: Kirchen-Peters/ Krupp (2019), S. 36; James et al. (2019), S. 34

[101] Vgl.: James et al. (2019), S. 35

[102] Anmerkung: Zertifikate oder Qualitätssiegel haben aus dem angloamerikanischen Raum
mittlerweile auch ihren Einzug in das deutsche Gesundheitssystem erhalten. Diese Zertifikate
sind ein Ergebnis des durch Abgrenzung und Hierarchie geprägtes Funktionssystems. Diese
Zertifikate sollen auch unter den Krankenhäusern eine Wertigkeit darstellen, die auch etwas
über die medizinischen Leistungen in den Krankenhäusern aufzeigt. Mittlerweile sind diese
Symbole der Macht auch tief in das Funktionssystem Krankenbehandlung eingedrungen, so
dass mittlerweile die Abrechnung der Leistungen von diesen Zertifikaten abhängen

[103] Vgl.: Kirchen-Peters/ Krupp (2019), S. 12, 30

[104] Vgl.: Kirchen-Peters/ Krupp (2019), S. 31 f.

Sensibilität möglich. Unterstützt werden die Konzepte durch eine demenzsensible Architektur. Bei der demenzsensiblen Raumplanung steht der Betroffene im Mittelpunkt. Dabei soll der Demenzkranke sich jederzeit örtlich und zeitlich orientieren können, sich sicher fühlen und auch seinen Angehörigen ein einladendes Umfeld bieten.[105] Das bedeutet eine deutlich andere Gestaltung, wie sie üblicherweise im Krankenhaus anzutreffen ist. Büter und Marquart beschreiben, dass den Demenzkranken durch spezielle Licht- und Farbkonzepte bei der Raumplanung Orientierung gegeben werden soll.[106] Jedoch sind bauliche Maßnahmen meistens sehr kostspielig und brauchen eine längere Vorplanung, wobei die Einrichtungen mit organisatorischen Maßnahmen bereits erste schnelle Erfolge erzielen können.

6.3.2.1 Versorgung von Patienten mit einer Demenz in einer Special Care Unit

Vor allem die Einrichtung einer besonderen Station erscheint in der Literatur als eine bewährte und erfolgreiche Methode, um die Versorgung von Menschen mit einer Demenz im Krankenhaus zu verbessern. So gibt es bereits seit vielen Jahren sog. interdisziplinäre Acute Care for the Elderly Units in den USA.[107] Diese Bereiche sollen vor allem die Alltagskompetenz der Patienten erhalten und diese in eine kosteneffektive und nachhaltige Versorgung im Krankenhaus einbinden. Die Menschen mit einer Demenz können sich in der angepassten und schonenden Umgebung wohlfühlen und besser orientieren.[108] Einige Studien konnten bereits die Vorteile für Patienten und Personal in solchen Einheiten belegen.[109] Auch in Deutschland gibt es nach Angaben der Deutschen Gesellschaft für Geriatrie bereits 44 solcher Stationen.[110] Viele Stationen wurden im Rahmen von geförderten Pilotprojekten aufgebaut und danach häufig in den Regelbetrieb überführt. Dabei hatte nicht jedes Projekt die gleichen Rahmenbedingungen. 2003 wurde die GISAD (Geriatrisch-Internistische Station für Akuterkrankte Demenzpatienten) als Teil einer bestehenden geriatrischen Fachabteilung in Heidelberg implementiert. Von Vorteil war, dass auf diese Weise der geriatrische Komplexkode zur Abrechnung genutzt werden konnte. Im Falle der Station DAVID (Diagnostik, Akuttherapie, Validation auf einer Internistischen Station für Menschen mit Demenz) des Evangelischen Krankenhauses Alsterdorf in Hamburg

---

[105] Vgl.: Büter/ Marquart (2019), S. 32 f.

[106] Vgl.: Büter/ Marquart (2019), S. 46 ff.

[107] Vgl.: Büter/ Marquart (2019), S. 28

[108] Siehe: Robert Bosch Stiftung (2019), S. 77

[109] Vgl.: Kirchen-Peters/ Krupp (2019), S. 77

[110] Vgl.: Deutsche Gesellschaft für Geriatrie e. V. (2022)

konnte keine geriatrische Komplexpauschale abgerechnet werden, da diese Station nur innerhalb einer internistischen Fachabteilung aufgebaut wurde.[111] Damit waren in diesem Projekt zumindest die monetären Anreize weniger als bei dem Projekt GISAD. Das Projekt „Station Silvia", in einem Kölner Krankenhaus, gilt dabei als eins der am besten evaluierten Projekte seiner Art.

Station Silvia ist ein vom eigentlichen Klinikbetrieb abgeschirmter, nicht geschlossener Stationsbereich, der im Bedarfsfall einen raschen Zugriff auf sämtliche diagnostische und therapeutische Optionen des Krankenhauses ermöglicht.[112] Die Station wird nach klaren Kriterien des Krankenhauses interdisziplinär belegt und bietet damit eine spezielle Betreuung für Menschen mit einer Demenz. Dabei orientiert sich die Versorgung der Menschen mit einer Demenz an der palliativen Philosophie von Silviahemmet.[113] Das schwedische, auf Initiative von Königin Silvia entstandene Konzept, ist einzigartig in seiner Konzeption. Bei Silviahemmet wird die Würde[114] des Erkrankten in den Mittelpunkt gestellt. So steht dieser immer an erster Stelle der Behandlung und Betreuung. Der Kranke versteht sich nach diesem Konzept als Lehrer und hilft den anderen (Pflegenden, Ärzten, etc.) das Krankheitsbild zu verstehen. Mit dieser Philosophie fokussiert sich der Alltag des Krankenhauses ausschließlich auf den Erkrankten und nicht auf das akute Krankheitsbild.

Das Versorgungs- und Betreuungskonzept Silviahemmet beruht dabei auf vier Säulen:

– Symptomkontrolle
– Teamarbeit
– Unterstützung der Angehörigen
– Kommunikation und Begegnung

Diese vier Säulen und das Wissen um die Grundhaltung stellen die Basis für das Handeln auf Station Silvia dar. Die Nebendiagnose Demenz wird auf dieser Station in den Mittelpunkt gestellt, sodass vor allem die Symptome der Demenz stabilisiert werden können, damit der Patient möglichst seine noch vorhandene Alltagskompetenz behält. Die Kommunikation gilt dabei als Schlüssel für eine

---

[111] Vgl.: Poppele (2018)

[112] Siehe: Sottong (2017), S. 9

[113] Vgl.: Malteser Hilfsdienst e. V. (2022)

[114] Vgl.: Schulz-Nieswandt (2017), ferner Schulz-Nieswandt (2021e), Schulz-Nieswandt/ Köstler/ Mann (2021b)

gelingende Beziehung sowohl mit den Patienten als auch mit den Angehörigen.[115] Eine gute Kommunikationsarbeit erleichtert den Beziehungsaufbau und
unterstützt die Schaffung eines Vertrauensverhältnisses, das die Versorgung im
Krankenhaussetting deutlich vereinfacht. Auch die Einbindung und Beratung der
Angehörigen führt zu einer besseren Vertrauenssituation, die auch das Personal
kompetenter erscheinen lassen. Die Versorgung von Menschen mit einer Demenz
kann jedoch nur erfolgreich sein, wenn alle Professionen das gleiche Ziel verfolgen und auch gemeinsam daran arbeiten. Diese gemeinsame Zielsetzung wird
auch durch das Silviahemmet-Konzept hervorgehoben. So hat sich das gesamte
Team der Station Silvia das Ziel gesetzt, die Alltagskompetenz der Patienten zu
erhalten bzw. zu fördern.[116] Mit diesem gemeinsamen Ziel können alle Berufsgruppen ihre Tätigkeiten darauf auslegen, die Erreichung dieses Ziels durch ihre
Maßnahmen zu unterstützen.

Dieses neue Behandlungsziel unterschiedet sich auch erstmals von dem sons-
tigen Ziel des Funktionssystems der Krankenbehandlung. Das Ziel hat sich von
einem Akut-Ziel der Krankenbehandlung mit dem Code krank/gesund zu einem
Rehabilitativen-Ziel der Verbesserung der Lebensqualität gewandelt. Erst so war
es möglich, auch eine Station zu konstruieren, die sich der klassischen Struktur des Krankenhauses widersetzt und nicht mehr an medizinischen Kategorien
orientiert, sondern an pflegerischen Kriterien bzw. dem Betreuungsbedarf des
Patienten. Diese neue Perspektive beinhaltet eine neue Habitualisierung der Protagonisten in diesem Bereich. Der Schlüssel des Erfolgs dieser Special Care
Unit sind daher die regelmäßigen Schulungsmaßnahmen und parallel damit die
konstruktive Arbeit mit den Menschen mit einer Demenz. Dazu kommen die
regelhaften und institutionalisierten professionsübergreifenden Evaluationen der
Patientenergebnisse, die zur Verfestigung der Strukturen beitragen. Eine Beson-
derheit der Projektstation Silvia ist, dass die Mitarbeiter aller Berufsgruppen
diesem Bereich fest zugeordnet sind und die Patienten somit eine Konstante bei
der Betreuung haben. Vor allem im Pflegedienst wurde die Besetzung verbessert, so dass mehr Zeit für die personenzentrierte Pflege der Patienten gegeben
ist. Dazu kommen drei VK Alltagsbegleiter, die vor allem für die Tagesstrukturierung verantwortlich sind und damit die Orientierung der Patienten unterstützen.[117]
Hinsichtlich der Einrichtung solcher Spezialeinheiten ist darauf zu achten, dass

---

[115] Vgl.: Sottong (2017), S. 39

[116] Vgl.: Sottong (2017), S. 10

[117] Vgl.: Sottong (2017), S. 10 f.

alle Mitarbeiter auf der Station freiwillig und gerne mit älteren und kognitiv eingeschränkten Menschen arbeiten.[118] Der Erfolg von Station Silvia wurde in der
Betrachtung und Evaluation des dip gezeigt. Es wurden deutlich weniger herausfordernde Verhaltensweisen bei den Patienten auf der Station beobachtet. Darüber
hinaus zeigten die Patienten Verbesserungen in der Alltagskompetenz und in der
Mobilität.[119] Eine Erfolgsgeschichte, die ökonomisch keine unmittelbaren Vorteile bringt, aber durch die Reduzierung der unerwünschten Ereignisse dennoch
ökonomisch sinnvoll ist.

6.3.2.2 Weitere Konzepte zur Verbesserung der Versorgung von Menschen mit Demenz

Neben der oben beschrieben Einrichtung einer separierten Demenz-Station wurden in den vergangenen Jahren zahlreiche Studien und Projekte eingeleitet, die zu
einer Verbesserung der Versorgung von Menschen mit einer Demenz im Krankenhaus führen sollten. Auch wenn keine verbindlichen Standards formuliert werden
können, so haben alle durchgeführten Studien und Projekte immer wieder einige
Punkte besonders hervorgehoben die eine Versorgung verbessern können[120]:

– **Schulungsmaßnahmen und Sensibilität für Demenz fördern**
   Ein fundiertes Fachwissen über Demenz und Delir fehlt bei den meisten Ärzten und Pflegenden. Daher müssen alle Mitarbeiter im Krankenhaus über die
   demenziellen Erkrankungen informiert sein und die Symptome einer Demenz
   richtig deuten können. Als grundlegend werden bei allen Projekten die Schulung und die Sensibilisierung der Mitarbeiter im Krankenhaus für das Thema
   Demenz beschrieben. Erst dadurch kann das Problem wahrgenommen und verstanden werden. Wie oft und wie lange diese Schulungen stattfinden, ist sehr
   unterschiedlich. Es hängt von dem zur Verfügung gestellten finanziellen Rahmen und der zu schulenden Berufsgruppe ab. Vor allem die Schulungen des
   Pflegedienstes sind häufig umfangreicher. Manchmal hilft es aber auch, das
   Krankheitsbild Demenz in den verschiedenen Teams zu thematisieren, um
   eine erste Sensibilisierung zu erwirken. Dazu gehört auch der kompetente
   Umgang mit herausfordernden Verhaltensweisen und die Präventions- und
   Behandlungsmöglichkeiten eines Delirs. Solch ein strukturierte Wissensauf-
   bau bei allen Mitarbeitern in einem Krankenhaus führt vor allem zum Abbau

---

[118] Vgl.: Kirchen-Peters/ Krupp (2019), S. 79

[119] Vgl.: Sottong (2017), S. 48 ff.

[120] Vgl.: Isfort et al. (2014), S. 7; MGEPA (2013), S. 12; Sottong (2017), S. 47; BFSFJ (2018)
S. 3 ff.

von Unsicherheiten im Umgang mit Menschen mit einer Demenz und damit auch zu Stressabbau bei allen Beteiligten.[121]

– **Demenzbeauftragte qualifizieren (Demenzexperten)**

Basierend auf Erfahrungen des britischen Gesundheitssystems hat sich auch in Deutschland die Ausbildung von Demenzbeauftragten bewährt.[122] Es empfiehlt sich, Demenzbeauftragte für Krankenhäuser zu schulen und diese bei Baumaßnahmen, Konzepten etc. zu befragen. So dienen diese als Fürsprecher der Demenzerkrankten. Des Weiteren können sie den Mitarbeitern im Rahmen eines Liaisondienstes Hinweise zur optimierten Versorgung von Demenzkranken geben. Sie dienen dabei als Fachkräfte, die bei konkreten Fragen und Anliegen beratend unterstützen und die Versorgung begleiten. Vor allem zur Reduktion von Komplikationen und zur Erweiterung der eigenen Handlungssicherheit haben sich diese konsiliarischen Begleitungen bewährt.[123] Auch kann ein Demenzbeauftragter, unabhängig von seinem Leistungs- und Aufgabenspektrum, zur besseren Sensibilisierung aller Beschäftigte in einem Krankenhaus beitragen. Manche Einrichtungen verfügen bereits über interprofessionelle Liaisondienste, die aus spezifisch qualifizierten Ärzten und Pflegekräften sowie teilweise auch noch anderen Berufsgruppen bestehen.[124]

– **Angehörige mit einbeziehen/ Angehörigenedukation**

Die Demenzerkrankung betrifft oft nicht nur den einzelnen Menschen, sondern beeinflusst die ganze Familie, vor allem wenn die Erkrankung schon länger andauert. Die Angehörigen sind oft die wichtigsten Bezugspersonen für den Patienten und können daher eine große Unterstützung in der Behandlung von Demenzkranken im Krankenhaus sein. Sie kennen die Ängste und Gewohnheiten der Betroffenen am besten und in der Regel vertrauen die Patienten ihnen am meisten. Bezieht man sie als Partner in die Behandlung mit ein, können dadurch auf der einen Seite Komplikationen während der Behandlung reduziert werden und auf der anderen Seite auch die Nachhaltigkeit der Therapie sichergestellt werden. Aus diesem Grund wird der Einbindung der Angehörigen ein hoher Stellenwert zugeschrieben. Angehörige dürfen nicht mehr als Störfaktor im Krankenhaus wahrgenommen werden, sondern als gleichberechtigte Partner.

---

[121] Vgl.: Kirchen-Peters/ Krupp (2019), S. 54; BFSFJ (2018) S. 7 ff.

[122] Vgl.: Büter/ Marquart (2019), S. 28 f.

[123] Vgl.: Kirchen-Peters/ Krupp (2019), S. 70

[124] Vgl.: Kirchen-Peters/ Krupp (2019), S. 71

– **Tagesbetreuung**
Viele Patienten werden im Krankenhaus unruhig, weil ihnen ihre bekannte Tagesstruktur fehlt und sie stattdessen räumlich an ihr Krankenbett gebunden sind. Dieses Nichtstun fördert zugleich den Verlust von körperlichen und geistigen Fähigkeiten. Eine tagesstrukturierende Betreuung kann dabei helfen, den Tag/Nacht Rhythmus zu fördern und die gewohnten Abläufe der Patienten beizubehalten. Darunter fallen Maßnahmen mit Beschäftigungs- und Aktivitätsangeboten und das gemeinschaftliche Essen. Zur Umsetzung solcher Angebote müssen aber feste Therapie- und Diagnostikzeiten implementiert werden.

– **Maßnahmen zur intensivierten personellen Zuwendung**
Vor allem die intensivierte Beziehungsgestaltung ist bei der Betreuung von Menschen mit einer Demenz wichtig. Dafür können Angehörige oder das Ehrenamt mit einbezogen werden, um eine konstante Betreuungssituation herzustellen. Dabei ist eine Kontinuität in Bezug auf die betreuende Person wichtig, um eine entsprechende Vertrauenssituation aufzubauen. Im Krankenhaussetting spielen vor allem die Pflegenden eine bedeutende Rolle in der Versorgung. Im Expertenstandard wird die personenzentrierte Haltung in der Pflege als ein erfolgreiches Modell angesehen, um den Ansprüchen von Menschen mit Demenz gerecht zu werden.[125] Zur Umsetzung dieses Ansatzes ist oft die Anpassung des Personalschlüssels notwendig, da die intensivere Zuwendung zum Erkrankten oft auch mit mehr Zeit einhergeht. Bedeutungsvoll ist auch eine angepasste Kommunikation mit den Betroffenen. Auch hier gilt es bei der Kommunikation, die Bedürfnisse der Erkrankten zu berücksichtigen. Dafür bedarf es meistens einer entsprechenden Nachqualifizierung des Pflegepersonals.

– **Therapeutische Anpassung**
Demenzsensibel bedeutet, dass man auch alle therapeutischen Entscheidungen auf die Bedürfnisse von Menschen mit Demenz ausrichtet. Dafür müssen bestehende Behandlungsstrategien hinterfragt und neu ausgerichtet werden. Besonders zu erwähnen sind dabei Konzepte zur Medikamentensicherheit, die Delirprävention und das Auslassen von freiheitsentziehenden Maßnahmen. Teilweise kann es dabei auch im Interesse der Patienten sein, wenn manche Interventionen und Therapien unterlassen werden, da sie zu traumatisierend wären und damit die psychische Situation verschlechtern würde.

---

[125] Vgl.: DNQP (2019), S. 31 ff.

- **Übergänge**

  Vor allem die Übergänge ins Krankenhaus und dabei ganz besonders die Notfallaufnahme stellen für Demenzkranke eine große Herausforderung dar. Die entstehende Wartesituation dort führt zu Unsicherheit und Unruhe bei Demenzerkrankten. Zur Erleichterung der Wartesituation haben sich schallgedämmte Warteinseln in den Notfallambulanzen bewährt, die für Ablenkung und Ruhe sorgen.[126] Aber auch die hausinternen Verlegungen und die adäquate Entlassung bedürfen eines besonderen Augenmerks. Auch hier hat sich der Einsatz von Liaisondiensten sehr bewährt. Vor allem aber eine offene und institutionalisierte Kommunikation über die notwendigen Maßnahmen über die Bereichsgrenzen hinweg (bspw. auch durch interprofessionelle Fallbesprechungen) und ein gut strukturiertes Entlassungsmanagement unterstützen den Patienten und vereinfachen die Übergänge.[127]

- **Bauliche Maßnahmen**

  Neben organisatorischen Maßnahmen zeigen immer wieder auch bauliche und räumliche Konzepte große Erfolge. Dabei stellt die Stationsgröße einen elementaren baulichen Faktor dar. Kleine Einheiten haben sich im Alltag bewährt, da Menschen mit einer Demenz sich dort besser orientieren können und auch die Interaktionsmöglichkeiten zwischen Patienten und Pflegenden sich verbessern.[128] Aufgrund der teilweise stark kognitiven Einschränkungen und gesundheitlichen Einschränkungen ist es wichtig, deutliche Referenzpunkte auf den Stationen zu setzen und genügend Rastplätze zu schaffen.[129] Ergänzt wird die demenzsensible Architektur durch Farb- und Lichtkonzepte, die vor allem bei der Orientierung helfen sollen. Der Einsatz von Niedrigbetten zur Sturzprävention und verschiedenste Orientierungshilfen haben sich neben den vielen anderen Maßnahmen ebenso bewährt.

Die Umsetzung dieser Ideen ist immer abhängig von dem Träger der Einrichtung. Wichtig ist aber, dass der Träger die Einführung solcher Konzepte vollumfänglich unterstützt, damit sie auch erfolgreich sein können.[130] Daher müssen sich die Leitungskräfte bereits vor der ersten Umsetzung von Konzepten mit dem Thema beschäftigen wollen und den Umsetzungswunsch konsentieren. Danach muss

---

[126] Vgl.: Büter/ Marquardt (2019), S. 118

[127] Vgl.: BFSFJ (2018), S. 16 ff.

[128] Vgl.: Büter/ Marquardt (2019), S. 37

[129] Vgl.: Büter/ Marquardt (2019), S. 37 ff.

[130] Vgl.: DNQP (2019), S. 31

jedes Projekt auf die Rahmenbedingungen der Einrichtungen und die Umsetzungsmöglichkeiten hin überprüft werden. Eine Erfolgsgarantie gibt es dabei nicht. Jedoch zeigen alle Projekte, dass vor allem die Sensibilisierung für das Thema grundlegend ist. Um Projekte und Konzepte umsetzen zu können, bedarf es an Ärzten und Pflegenden, die das Krankheitsbild und seine Auswirkungen verstehen, die mit den Verhaltensweisen umgehen und zu denen die Demenzkranken Vertrauen aufbauen können.

In den Projekten haben meistens die Pflegenden eine Vorreiterrolle eingenommen. Dazu gehört auch die personelle Kontinuität bei den Pflegenden, was zu einer engeren Beziehung zu den Pflegenden führte und die Patienten auch ein Gefühl von Sicherheit vermittelte.[131] Generell haben sich viele Konzepte behauptet, in denen die pflegerische Expertise zur Behandlungs- und Entlassungsfähigkeit berücksichtigt wurde.

6.4   Fazit

Während der Entstehung dieser Arbeit beschäftigten sich gleich vier Kinofilme mit dem Thema Demenz, was ein Zeichen dafür ist, dass das Thema Demenz in der Gesellschaft angekommen ist. Die erfolgreichen und zum Teil prämierten Filme „Honig im Kopf", „Still Alice", „Falling" und „Father" zeigen auf, wie vielfältig das Thema Demenz ist und dass es uns alle angeht, da es jeden von uns plötzlich betreffen kann, unabhängig davon, ob man selbst Betroffener ist oder als Angehöriger einen Betroffenen begleiten muss.

Dieses Kapitel zeigt deutlich, dass Demenz eine gesellschaftliche Aufgabe mit steigender Brisanz ist. Glaubt man den Studien, wird aufgrund des demographischen Wandels und der damit verbundenen alternden Gesellschaft die Prävalenz von Demenzkranken in den nächsten Jahren deutlich steigen. Gleichzeitig erhöht sich damit auch die Anzahl der Patienten mit einer Demenz im Krankenhaus, die vor allem aufgrund demenzassoziierter Krankheitsbilder in den Abteilungen Chirurgie[132] und Innere Medizin behandlungsbedürftig aufgenommen werden müssen. Dabei hat sich in der Vergangenheit gezeigt, dass dieses Patientenkollektiv nicht in den standarisierten Prozessablauf der Krankenhäuser zu integrieren ist und damit auch alternative Vergütungssysteme entwickelt werden müssen. Derzeit gibt es kaum finanzielle Anreize bzw. Spielräume, um demenzsensible Konzepte

---

[131] Vgl.: DiAG (2012), S. 29

[132] Anmerkung: Unter Chirurgie werden alle chirurgischen Fakultäten wie Orthopädie, Unfallchirurgie, Gefäßchirurgie und Allgemeinchirurgie subsummiert

umzusetzen und damit eine optimale Versorgung der Patienten zu gewährleisten. Dabei wäre es allein aus sozio-ökonomischer Sicht sinnvoll, in eine bessere Versorgung von Menschen mit einer Demenz zu investieren. Denn sie tragen, nochmal mehr als die Menschen im Vergleichsalter, ein hohes Risiko im Rahmen der Krankenhausbehandlung einen schwerwiegenden Funktionsverlust zu erleiden, der später zu einer einem erhöhten Pflegebedarf führt.[133] Dennoch benötigen Menschen mit einer Demenz schon jetzt ein hohes Maß an Individualität und lassen sich nicht in die engen Routineabläufe einbinden. Kernpunkt wird sein, dass die Krankenhäuser lernen müssen, ihre Dienstleistungen zukünftig nicht nur auf jüngere Menschen auszulegen, sondern auch die älteren Menschen zu berücksichtigen. Finanzielle Anreize im Krankenhaus würden diese Veränderung höchst wahrscheinlich beschleunigen.

Unabhängig von allen anderen Rahmenbedingungen und Konzepten wird die Rolle der Angehörigen zur Versorgung der Patienten immer mehr an Bedeutung gewinnen. Diese haben in den meisten Fällen den besten Bezug zu dem betroffenen Patienten und können damit auch die Behandlung im Krankenhaus unterstützen und für eine stabile Situation sorgen. Entsprechende Konzepte wie bspw. das Rooming-in wurde bereits in einigen Kliniken implementiert und zeigen erste gewünschten Erfolge.[134] Im Sinne des Person-zentrierten Ansatzes nach Kittwood besteht ein Pflegedreieck, bei dem neben dem Erkrankten und den Pflegenden auch die Angehörigen ihr Wissen und ihre Expertise in die Versorgung miteinbringen.[135] Dieses partnerschaftliche Verhältnis sorgt für eine größere Konstante in der Versorgung und ermöglicht auf die Bedürfnisse des Erkrankten besser einzugehen.

Die schwierigste Aufgabe wird es sein, die Haltung der Professionen und damit vor allem die der Mediziner gegenüber den altersassoziierten Erkrankungen zu ändern. Diese widerspricht nicht nur der Einbeziehung der Angehörigen in die Behandlung, sondern auch, sich außerhalb des bekannten Systemcodes krank/gesund auf die chronisch Kranken einzulassen. Dies wird aber nur gelingen, wenn die Gesellschaft ihre Einstellung zum Alter und zum Altern ändern. Zurzeit gilt es als erstrebenswert, möglichst jung und agil zu wirken, was auch die Nachfrage nach Kosmetika und plastischer Chirurgie dokumentiert. In Würde zu altern und dies an körperlichen Merkmalen wie bspw. Falten zu zeigen, ist gesellschaftlich nicht akzeptiert. „Wer alt ist, ist schwach", so die landläufige Meinung. Solange sich diese gesellschaftliche Einstellung nicht ändert und die

---

[133] Vgl.: Hauer/ Bauer (2019), 266
[134] Siehe: Isfort (2009), S. 948 ff.
[135] Vgl.: James et al. (2019), S. 36 f.

damit verbundene Wertschätzung gegenüber den Berufen, die sich mit dem Alter beschäftigen, fehlt, werden auch die Mediziner vermeiden, sich diesem Thema intensiver zu widmen, da derzeitig die Orientierung an dieser Patientenklientel auch mit einer Abwertung der eigenen Rolle verbunden ist.

Jedoch sei an dieser Stelle auch erwähnt, dass sich trotz der fehlenden Wertschätzung der Gesellschaft auch jetzt schon erste Tendenz erkennen lassen, wie die Versorgung aus medizinischer Sicht verbessert werden kann. So haben sich in den letzten Jahren Ärzte als Geriater spezialisiert, die sich ausschließlich um den alten Menschen kümmern und sich auf seine Bedürfnisse ausrichten und eher einen rehabilitativen Ansatz verfolgen. Ergänzend dazu werden die Pflegeberufe weiterhin dazu gezwungen sein, sich mit der Demenz auseinanderzusetzen, da sie trotz fehlender Wertschätzung der Gesellschaft den Auftrag der Pflege und Betreuung älterer und pflegebedürftiger Menschen wahrnehmen müssen. Ob die Neuerungen in der Vergütungsstruktur im Krankenhaus und die Regelungen, Pflegepersonal im Zusammenhang mit dem Pflegebedarf der Patienten zu erfassen, etwas an der Versorgungsqualität ändert, ist noch umstritten. Die Maßnahmen zeigen aber zumindest eine erste Wertschätzung und Erwartungen an die Expertise der Pflegenden, die auch zu einer Verbesserung der Gleichberechtigung unter den Berufsgruppen zumindest im Krankenhaus führen könnte.

Trotz aller Veränderungen, die sich durch die neuen Rahmenbedingungen ergeben können, ist es wichtig, auch jetzt schon eine Veränderung in der Krankenhauskultur zu bewirken. Nur durch eine veränderte Kultur und eine offenere Haltung der Professionen gegenüber dem Krankheitsbild Demenz wird eine adäquate Versorgung von demenzkranken Patienten möglich sein. Als Grundvoraussetzung für eine verbesserte Behandlung gilt die Qualifizierung des Personals (Medizin und Pflege), welche die entsprechende Sensibilisierung zum Umgang mit den Demenzkranken und damit auch einen Kulturwandel ermöglichen sollen. Alle geriatrischen Konzepte bauen bereits jetzt schon auf eine interprofessionelle Kooperation, um dabei den Patienten möglichst ganzheitlich bewerten zu können. Solch eine Art der Kooperation wäre auch für die Behandlung demenzerkrankter Patienten in allen Fakultäten und sogar für alle anderen Krankheitsbilder sinnvoll. Dies würde wiederum bedeuten, dass sich alle Professionen zum Wohle des Patienten als gleichberechtigte Partner begegnen müssten, um damit die Behandlung der Patienten abzustimmen. Es zeigt sich, dass die Einführung demenzsensibler Konzepte eine sehr komplexe Aufgabe ist, ohne die die Krankenhäuser in Zukunft aber nicht mehr auskommen werden.

Zwischenbetrachtung

7

Wie in den vorhergegangenen Ausführungen beschrieben wurde, gilt das Krankenhaus als Zentrum medizinischer Praxis in Deutschland. Das ihm diese zentrale Stellung im Gesundheitssystem zugeschrieben wurde, ist das Resultat von jahrhundertelangen Prozessen. Vor allem in den letzten 200 Jahren hat sich diese Stellung weiter gefestigt. An dieser Entwicklung war die ärztliche Berufsgruppe elementar beteiligt und sie hat das System dabei in ihrem Interesse geformt und gesellschaftlich legitimieren lassen. Im Kontext der aktuellen Entwicklungen im Gesundheitssystem mit den sich ständig verändernden ökonomischen Rahmenbedingungen, dem demographischen Wandel, der Akademisierung des Pflegeberufs sowie den veränderten Rahmenbedingungen für die ärztliche Tätigkeit kommt es nachweislich zu Irritationen im System. Diese Irritationen führen vor allem zu Veränderungen in der Behandlungslogik und damit auch zu einer Veränderung in der Zusammenarbeit zwischen Ärzten und Pflegenden, denen im Krankenhaus eine zentrale Position zugeschrieben wird.

Das Krankenhaus mit seiner langen Tradition der Fürsorge und Gastfreundschaft war zu Anfang vor allem ein Ort, an dem Pilger und Obdachlose gepflegt wurden. Auch wenn die Tätigkeit nicht immer durch professionell geschulte Pflegende durchgeführt wurde, so erlangten die dort tätigen Pflegenden, anfangs vor allem Ordensleute, ein hohes Ansehen in der Bevölkerung. Da das System nicht auf medizinische Prozesse, sondern auf pflegerische Fürsorge ausgelegt war, waren Mediziner zu dieser Zeit nicht regelhaft in den Krankenhäusern tätig, sondern wurden nur bei Bedarf durch die Pflegenden hinzugezogen. Die Deutungsmacht in der Organisation lag damit nur bei den Pflegenden. Erst mit Anfang des 19. Jahrhunderts übernahmen auch Ärzte feste Aufgaben in den Krankenhäusern und erkannten für sich die Bedeutung und die Möglichkeiten einer Tätigkeit in einem Krankenhaus. Durch die Ansammlung von Kranken war es möglich, die

© Der/die Autor(en), exklusiv lizenziert an Springer Fachmedien Wiesbaden GmbH, ein Teil von Springer Nature 2023
J. Kurmann, *Demenz als Störfaktor?*, Vallendarer Schriften der Pflegewissenschaft 14, https://doi.org/10.1007/978-3-658-42191-5_7

177

Behandlungsmethoden zu evaluieren und gleichzeitig mehr über die verschiedenen Krankheiten zu lernen. Diese Möglichkeit führte zu einer stetig steigenden Anzahl von Ärzten in den Krankenhäusern. Dieser quantitative Anstieg ging einher mit einem erheblichen Bedeutungszuwachs der Ärzte, was schlussendlich in einer Systemdominanz mündete. Die Ärzte entwickelten daraufhin innerhalb kürzester Zeit ein Funktionssystem mit eigener Systemlogik im Krankenhaus, das nach einiger Zeit in einem autonomen Handlungsfeld mündete. Verbunden mit einem parallel entstandenen gesellschaftlichen Auftrag erhielten die Ärzte so ihre Definitionsmacht über Krankheit und Gesundheit. So entstand das Funktionssystem der Krankenbehandlung mit dem Codewert krank/gesund. Bedeutsam ist dabei, dass das Funktionssystem nur auf die Herstellung von Gesundheit und nicht auf die Behandlung von Krankheit abzielt, obwohl die Krankheit den Zugang zum System ermöglicht.[1] Gleichzeitig schafften es die Pflegenden nicht, ihre Stellung im Krankenhaus zu verteidigen und ein eigenes Funktionssystem auszubilden und so ihre Autonomie darzustellen. Vielmehr orientierten sie sich an der Systemlogik der Mediziner (krank/gesund) und ordneten sich damit diesen unter. Diese strukturelle Abhängigkeit wurde weiter durch die patriarchalische Geschlechterdominanz unterstützt und führte zu einer Verfestigung der Hierarchisierung der Berufe im Krankenhaus zum Vorteil der Mediziner.

Aus professionstheoretischer Sicht beschreibt das Habituskonzept von P. Bourdieu sehr eindrücklich, warum es den Medizinern im System Krankenhaus gelungen ist, ihre Stellung auszubauen bzw. zu festigen, und warum die Gesundheitsberufe Medizin und Pflege auf ihre bisherigen Handlungsmuster beschränkt sind und sich mit den Veränderungsprozessen schwertun. Die Mediziner haben in der Vergangenheit (und tun es noch heute) sehr auf die Zugangsbeschränkung zur Ausbildung geachtet, so dass in der Vergangenheit vor allem nur die Eliten die Möglichkeit hatte, eine ärztliche Ausbildung zu erhalten. Da vor allem diese elitären und einflussreichen Bevölkerungsgruppen den Beruf der Medizin ergriffen haben, war auch eine entsprechende Einflussnahme in die gesellschaftliche Willensbildung möglich. Mit dieser Vorsortierung der Auszubildenden wurde gewährleistet, dass ein gewisser Bildungsstand, aber vor allem auch eine gewisse Erziehung vorausgesetzt werden konnten, in der Regel aus der Oberschicht oder mindestens aus der gehobenen Mittelschicht. Dieser elitäre Habitus mit all seinen wirksamen Wahrnehmungs-, Denk- und Handlungsschemata war damit eine einheitliche Voraussetzung für die Ausbildung. Da auch die wissenschaftliche Ausbildung an den Universitäten hoch standardisiert war, konnten die Mediziner sich auf die Herausbildung eines einheitlichen professionellen Habitus verlassen.

---

[1] Vgl.: Grasekamp (2017), S. 265

Den letzten Schliff gab es dann in den Krankenhäusern, was zu einer Festigung der hierarchischen Strukturen führte. Mit diesem Wissenskorpus und elitären Habitus wurden die Mediziner systembeherrschend und entwickelten sich zur Leitprofession im Funktionssystem der Krankenbehandlung. Frauen war es zu Beginn der Professionsentwicklungen nicht möglich, ein Studium aufzunehmen, weshalb sie nur die parallel entstandenen zuarbeitenden Berufe erlernen konnten.[2] Grund dafür war die gesellschaftliche Entwicklung, in der männliche und weibliche Arbeitsleistungen unterschieden wurden und damit bestimmte Arbeiten damit nur von Männern bzw. von Frauen ausgeübt werden konnten. Durch diese Haltung entwickelte sich eine kulturelle Konstruktion von Geschlecht, die zusätzlich auf die Professionsentwicklung bzw. auf den Habitus einwirkte und damit die weibliche Arbeitsleistung (wie sie bspw. der Pflege zugeschrieben wird) schlechter stellte. Dieses Verständnis von geschlechtsbezogener Arbeitsleistung und der damit verbundenen Hierarchisierung wirkt sich bis heute auf die Zusammenarbeit der Pflegenden mit den Ärzten aus, obwohl es heutzutage durchaus üblich ist, dass auch Frauen in klassischen Männerberufen und andersherum vertreten sind. Auch die Ökonomisierung im Gesundheitswesen und hier vor allem in den Krankenhäusern unterstützte die Feminisierung der Pflege. Dies zeigt sich vor allem darin, dass das DRG-System auf die Leistung der Ärzte ausgelegt ist und damit die pflegerische Leistung als nicht erlösrelevante Nebentätigkeit degradiert wird. Mit dieser Abrechnungslogik war es seit der Einführung möglich, Pflegende auszubeuten, indem man immer mehr Stellen abbaute und die Arbeitsbelastung pro Kopf immer weiter steigerte. Damit ist die Ökonomisierung mit der arztzentrierten Abrechnungslogik ein Verstärker für die Ungleichbehandlung und Unterstützung der Leitprofession Medizin. Dieser Sachverhalt wird von den Ärzten allerdings nicht so empfunden. Die Ökonomisierung hat auch für die Ärzte viele Nachteile gebracht und die Deprofessionalisierung der Ärzte unterstützt (siehe Kapitel 4.1.1). Diese Ungleichbehandlung der Berufe verbunden mit einer erhöhten Arbeitsbelastung der Pflegenden führte in den letzten 20 Jahren zu einem deutlichen Anstieg der Berufsabbrecher in der Pflege und mündet aktuell in einen Pflegepersonalmangel. Hinzu kommt, dass sich die nicht immer einfache Zusammenarbeit der beiden Berufsgruppen durch die Personalverschiebung zugunsten der Ärzte noch weiter problematisiert. Vor allem die Pflegenden haben sich aufgrund der steigenden Arbeitsbelastung immer weiter von den Ärzten abgegrenzt und gaben Tätigkeiten an Hilfskräfte und Ärzte ab. Mit verschiedenen Förderprogrammen und der Einführung von pflegeabhängigen Zusatzentgelten versuchte die Politik dem Trend seit 2009 entgegenzuwirken

---

[2] Vgl.: Wehner (2010), S. 41; Sanders (2009), S. 16

und die Zahl der Pflegekräfte in den Krankenhäusern zu erhöhen – leider bisher nur mit sehr begrenztem Erfolg. So berichtet der GKV Spitzenverband im Jahr 2019, dass die Fördergelder von 2016 bis 2018 zwar zu einer nachweislichen Aufstockung des Pflegepersonals geführt haben, aber nur zwischen 44 % und 66 % der Fördersumme in den Jahren abgerufen wurden.[3] Neben anderen Gründen war es vor allem das fehlende Pflegepersonal auf dem deutschen Arbeitsmarkt, was zu der nicht vollständigen Inanspruchnahme der Fördergelder führte. Dass es einen Mangel an Pflegenden gibt, bestätigt auch die ständig steigende Vakanzzeit. Mit diesem Wissen und um die Versorgungsqualität der Menschen in den deutschen Krankenhäusern zu verbessern, führte der Gesetzgeber 2019 die Personaluntergrenzen ein. Mit dieser Maßnahme wurde erstmals in Deutschland ein festgeschriebenes Patienten-Pflegekraft Verhältnis festgelegt, das aber den bereits bestehenden Mangel an Pflegefachpersonen noch weiter verschärfte bzw. in einigen Krankenhäusern zu einer Reduzierung der Bettenkapazitäten führte, da nicht ausreichend Personal für die Vorgaben zur Verfügung stand. Zur weiteren Unterstützung ist seit dem 01.01.2020 die Finanzierung der Pflegekräfte auf den Stationen aus der DRG herausgelöst und folgt nun wieder dem Kostendeckungsprinzip. Jedoch tritt die erhoffte Entlastung der Pflegenden nicht ein, da die ersten Sparmaßnahmen der Einrichtungen wieder zulasten der Pflegenden gehen. Einerseits werden Hilfskräfte, die die Pflege von pflegefernen Tätigkeiten entlastet haben, abgebaut und anderseits werden ärztliche Tätigkeiten an Pflegende übertragen, um bei den Ärzten zu sparen. Somit bleibt das arztzentrierte System Krankenhaus stabil, indem es die weibliche Arbeitskraft wieder benachteiligt und zugunsten des Systems ausbeutet. Auch die Corona-Pandemie bestätigte diesen Sachverhalt: So wurden die Personaluntergrenzen eine Zeitlang ausgesetzt und damit die Versorgung der Kranken unter der Prämisse der Ausbeutung der Pflege gesichert.

Obwohl die Pflegenden eine zentrale Stellung im Krankenhaus haben, entwickelte das arztdominierte Krankenhaus keine Kultur der Kooperation und offenen Kommunikation. Auch wenn dies zu einer extremen Unzufriedenheit im Pflegedienst führt, macht diese Kommunikationsstruktur für das Krankenhaussystem Sinn. Jedoch entsteht durch die veränderten Rahmenbedingungen immer häufiger die Notwendigkeit und in letzter Zeit sogar immer mehr der Wunsch zur Kooperation. Vor allem die jungen Generationen der Gesundheitsberufe fordern eine Veränderung des tradierten und stark hierarchischen Systems, wie sie in einer gemeinsamen Stellungnahme letztlich 2018 formuliert haben.[4] Damit wird

---

[3] Vgl.: GKV-Spitzenverband (2019), S. 30
[4] Vgl.: DbfK/ BPhD/ bvmd (2018), S. 1 ff.

auch die Forderung lauter, dass eben nicht mehr die Behandlungsentscheidungen allein von einem Arzt getroffen werden, sondern dass verschieden Aspekte und Perspektiven (Pflege, Apotheker, Psychologe, Sozialarbeit, etc.) bei den Entscheidungen berücksichtigt werden. Bei dieser strategischen Kooperation soll es durch Verständnis füreinander und durch eine klare Abgrenzung der Zuständigkeiten zu einem optimaleren Einsatz von Ressourcen kommen. Dabei steht das Patientenwohl an oberster Stelle und im Mittelpunkt gemeinsamer Entscheidungsprozesse.[5] Diese verbesserte Kooperation zwischen den beiden Professionen sollte dabei zu einer Verantwortungspartnerschaft führen, in der beide im gleichen Maße für den Patient Verantwortung tragen, was aber zur Auflösung der alles überlagernden ärztlichen Verantwortlichkeit führen würde.[6] Die Notwendigkeit und der Wunsch, die Aufgabenverteilung im Gesundheitswesen grundsätzlich zu verändern, sind in vielen Ländern bereits seit langem manifestiert. So hat die Schweizer Akademie der Medizinischen Wissenschaften 2007 einen Bericht vorgestellt der 2011 nochmals kommentiert wurde.[7] Multiprofessionalität wird vor allem immer in den Bereichen gefordert, in denen die Probleme der Patienten nicht mehr in die Systemlogik (krank/gesund) der Leitprofession des Krankenhauses passen. Dies betrifft vor allem Erkrankungen, die mit einem chronischen Leiden einhergehen. Ein chronisches Leiden bedeutet fehlende Anschlussfähigkeit in der medizinischen Systemlogik, da die Differenz zu krank in dem binären System nicht mehr hergestellt werden kann. Bei einer chronischen Erkrankung geht es nicht mehr um den Kampf gegen die Krankheit, da dieser nicht zu gewinnen ist. In manchen Fällen gelingt es den Ärzten, eine Anschlussfähigkeit herzustellen, indem mit der Logik der Akutmedizin agiert und damit eine vermeintliche Gesundheit hergestellt werden kann. Doch eigentlich geht es bei den chronischen Krankheiten vielmehr um den Erhalt der Lebensqualität. Ab diesem Punkt ist die Perspektive von anderen Gesundheitsberufen wie bspw. der Pflege gefragt, die mehr auf Salutogenese ausgelegt und damit in der Situation prinzipiell anschlussfähiger ist. Da sich vor allem die Krankenpflege schon viel zu lange an den binären Kode krank/gesund angeschlossen hat, ist es auch für sie nicht immer einfach, sich an die neuen Rahmenbedingungen bzw. Krankheitsbilder anzupassen. Grundsätzlich fällt es ihr aber leichter, da in der Ausbildung bereits ein anderer Schwerpunkt gesetzt wird und dieser in den letzten beiden Gesetzesnovellen noch deutlicher herausgestellt wurde. Es wird nach Zielen gesucht und dabei

---

[5] Vgl.: DbfK/ BPhD/ bvmd (2018), S. 1
[6] Vgl.: Pfisterer-Heise (2020), S. 206
[7] Siehe: SAMW (2011)

nach den individuellen Ressourcen geschaut, um für den Einzelnen eine lebenswerte Situation zu schaffen. Im besten Fall soll der Patienten befähigt werden, die Situation zu beherrschen, solange es geht. Unterstützt wird dieser Veränderungsprozess im Krankensystem durch die Akademisierung der Pflegeberufe und die damit verbundenen Veränderung im Habitus der Pflegenden. Durch die akademische Ausbildung erhalten die Pflegenden ein neues Grundmuster für ihre Denkschemata, was vor allem zu einer besseren Begründbarkeit ihres Handelns und einer breiten wissenschaftlichen Basis führt.

Besonders gut lässt sich diese Notwendigkeit der Veränderung anhand der Versorgung von Menschen mit einer kognitiven Einschränkung betrachten. Hier kann die ärztliche Perspektive nur einen Teilaspekt der Versorgung darstellen, da es bei dieser Patientengruppe vor allem um die pflegerischen Aspekte geht, die zum Ziel haben, den Patienten eine Selbständigkeit möglichst lange zu ermöglichen. Eine medikamentöse Therapie ist hier nur sehr eingeschränkt möglich. Dass die Versorgung dieser Patientengruppe von hoher Relevanz ist und mittlerweile im Alltag der Akutkrankenhäuser angekommen ist, zeigen verschiedenste Studien zu dem Thema. Die GHoSt Studie bestätigt, dass 18,4 % der Patienten in deutschen Krankenhäusern mit einer komorbiden Demenz aufgenommen und behandelt werden.[8] Andere Studien gehen teilweise von noch höheren Zahlen aus. Bei dieser Prävalenz ist es erstaunlich, dass sich die Organisation Krankenhaus immer noch nicht strukturell auf diese Patientengruppe vorbereitet hat und Konzepte zur Verbesserung der Versorgung noch immer die Ausnahme sind. Der G-BA hat in seiner Richtlinie nach § 63 Abs. 3c SGB V in der Fassung vom 20. Oktober 2011[9] bereits definiert, dass die Demenz ein Bereich ist, in dem die Pflege selbständig heilkundliche Tätigkeiten ausüben kann. Trotz einiger Projekte zur Verbesserung der Demenzversorgung hat bis heute kein Modellprojekt im Rahmen dieser gesetzlichen Möglichkeit stattgefunden. Die Tatsache, dass sich das Krankenhaus weder strukturell auf Menschen mit einer Demenz ausrichtet noch den Pflegenden im Rahmen von Modellvorhaben Verantwortlichkeiten bei der Behandlung von chronisch Kranken, hier im speziellen Menschen mit einer Demenz, überträgt, spricht dafür, dass das Funktionssystem nicht den Veränderungsbedarf aus seiner Umwelt spürt. Das Funktionssystem nutzt weiterhin seine binäre Kodierung krank/gesund und bleibt auch der Systemlogik der Leitprofession treu. Da sich aber die anderen Gesundheitsberufe – vor allem die

---

[8] Vgl.: Kirchen-Peters/ Krupp (2019), S. 12

[9] Anmerkung: Richtlinie des Gemeinsamen Bundesausschusses über die Festlegung ärztlicher Tätigkeiten zur Übertragung auf Berufsangehörige der Alten- und Krankenpflege zur selbständigen Ausübung von Heilkunde im Rahmen von Modellvorhaben nach § 63 Abs. 3c SGB V (Richtlinie nach § 63 Abs. 3c SGB V)

Pflegenden – dieser Problematik annehmen, erfährt das System eine Irritation. Die Pflegenden wollen sich nicht der Leitprofession unterordnen, sondern fangen an, ein eigenes System auszubilden. Dies wird vor allem deshalb möglich, weil die Ärzte sich nicht mit dem Thema der Demenz auseinandersetzen wollen. Sie wollen lieber „Medizin machen"[10] und empfinden die Demenz nur als Störung ihrer professionellen Tätigkeit. Durch diese „Lücke", die die Pflegenden versuchen zu füllen, scheint die Deprofessionalisierung der Ärzte auch weiter vorangetrieben zu werden. Sie sind nicht mehr alleinherrschend in dem System. Eine andere Profession (die Pflege) emanzipiert sich zu einem Teil und schwächt damit den Machtanspruch.

Der Bedarf in den Einrichtungen, sich um Menschen mit einer Demenz zu kümmern, steigt derzeit immer weiter. Es ist nicht selten, dass aufgrund des fehlenden Hintergrundwissens und der zunehmenden Arbeitsverdichtung nicht adäquat auf die Bedürfnisse von Menschen mit einer Demenz reagiert wird und dadurch herausfordernde Verhaltensweisen ausgelöst werden. Teilweise wirkt schon allein das Krankenhausmilieu auf Demenzkranke symptomfördernd.[11] Diesem Problem wird dann teilweise mit Sedierung und Fixierung begegnet. So verschlechtert sich der körperliche und geistige Zustand der Patienten im Krankenhaus schnell und dies führt zu einem schwer zu durchbrechendem Teufelskreis.[12] Die häufigsten Probleme sind dabei Unruhe, Hinlauftendenzen, Stürze, erschwerte Diagnostik und Therapie, Probleme mit anderen Patienten und sehr oft auch eine nicht adäquate Entlassung. Neben den eindeutigen Nachteilen für die Betroffenen haben diese Probleme auch gesundheitsökonomische Konsequenzen. Allein das Auftreten einer kognitiven Beeinträchtigung sorgt für eine Verlängerung der Liegezeit um ca. 20 % und hat häufig Komplikationen in der Behandlung zur Folge.[13]

Das Konzept der demenzsensiblen Krankenhäuser scheint ein richtiger Weg zur Verbesserung der Versorgung dieser vulnerablen Gruppe zu sein und auch ein Ansatz, die interprofessionelle Kooperation zu verbessern. Demenzsensible Einrichten formulieren vor allem gemeinsame Ziele zur Behandlung der Patienten und zeigen damit auf, wie wichtig jede Perspektive in der Versorgung und Behandlung der Patienten ist.

---

[10] Anmerkung: „Medizin machen" bedeutet in diesem Zusammenhang, dass die Ärzte sich vornehmlich an der Kodierung ihres Systems orientieren und sich damit sich auf die Erkrankungen fokussieren, die auch durch ihre Intervention geheilt werden können. Das sind aber eben nicht die chronischen Erkrankungen.

[11] Vgl.: Kirchen-Peters/ Krupp (2019), S. 12

[12] Vgl.: James et al. (2019), 21

[13] Vgl.: LZG (2015), S. 13 f.

Neben einigen staatlichen Institutionen, wie beispielsweise dem MAGS oder dem BFSFJ, dem Land Rheinland-Pfalz, dem Freistaat Bayern, einigen Kommunen, wie beispielsweise Düsseldorf oder Bremen, der deutschen Alzheimer Gesellschaft engagieren sich ganz besonders die Robert Bosch Stiftung und der Malteser Hilfsdienst e. V. für die Etablierung demenzsensibler Strukturen in Krankenhäusern. Besonders auffällig ist dabei, dass sich vor allem Krankenhäuser mit bereits bestehenden Geriatrien den Projekten oder Studien anschließen, um die Versorgung der Demenzkranken weiter zu verbessern. Doch auch wenn einige Geriatrien in Deutschland teilweise auch ohne Förderung bereits gute Lösungsstrategien entwickelt haben, bleiben in den übrigen Abteilungen der Krankenhäuser die demenzsensiblen Strukturen weiterhin eher die Ausnahme. Diese Tatsache scheint die Vermutung zu festigen, dass eine Nebendiagnose nicht die notwendige Anschlussfähigkeit im System krank/gesund findet, obwohl es ein größeres politisches Interesse an dem Thema gibt, wie man an den ganzen Initiativen des Bundes, der Länder und vereinzelter größerer Kommunen sehen kann. Das medizingeprägte System möchte sich offensichtlich nicht mit dem Alter und den damit verbundenen Erkrankungen auseinandersetzen. Diese Haltung der Medizin zum Alter spiegelt sich in der gesellschaftlichen Haltung zum Altern wider. Es ist in den letzten Jahrzehnten nicht angesehen zu altern. Altern wird mit Vergänglichkeit und Schwäche in Verbindung gebracht – Eigenschaften, die in der derzeitigen Gesellschaft, die auf Leistung und Schnelligkeit ausgelegt ist, nicht angesehen sind. Erst wenn sich diese Haltung ändert, kann es Veränderungen im System geben.

Sprache kann sehr viel über die Haltung einer Profession aussagen. Dabei spiegeln die Begriffe und vor allem die Metaphern, die verwendet werden, eine Sichtweise auf die Welt oder bestimmte Sachverhalte wider, die eng mit dem Habitus verbunden sind. In den letzten beiden Abschnitten wurde deutlich herausgestellt, dass der Programmcode des Krankenhaues mit dem Habitus der Mediziner verbunden ist, wobei das System sich vor allem auf diesen professionellen Habitus bezieht. Demnach können Veränderungen im System nur durch einen veränderten Habitus entstehen. Im folgenden Abschnitt soll die Haltung der Mediziner zur Demenz mithilfe der genutzten Metaphern dargestellt und analysiert werden. Die Metaphern dienen dabei als Transmitter des Inneren. Dabei sollen auch die Grenzen und Möglichkeiten des ärztlichen Handelns erörtert werden. Auch hierbei spielt die Kooperationsbereitschaft zur Pflege eine bedeutende Rolle.

Metaphern

8

Zu Beginn der Beschäftigung mit Metaphern assoziierte der Autor mit dem
Begriff den bildhaften Vergleich der griechischen Mythologie, in der beispiels-
weise Hercules als Löwe beschrieben wurde, da er auch buchstäblich den
Nemeischen Löwen erschlagen haben soll und als Zeichen seiner Stärke auch
das Löwenfell trug. Dabei wird die Stärke von Hercules mit der Stärke des
Löwens verglichen und ins Verhältnis gesetzt („Hercules ist stark wie ein Löwe").
Analogien dieser Art fanden sich zur Genüge in der römischen und griechischen Mythologie und wurden zu einem großen Teil als Metaphern in die
Alltagssprache übernommen. Damals hatten die Mythologien und die darauf
aufbauenden Metaphern einen Ordnungszweck, durch den die sozialen Gruppen
geformt und geprägt werden sollten.[1] Im heutigen Verständnis gilt die Metapher
umgangssprachlich auch als nicht-wörtlicher Sprachgebrauch und hat schmücken-
den Charakter. Der eigentliche Ausdruck wird dabei durch etwas ersetzt, das
deutlich und anschaulicher ist und nicht der festgelegten Bedeutung entspricht.
Doch die Metapherntheorie, die an dieser Stelle erläutert werden soll, hat mit
diesem Analogiebegriff nur noch bedingt etwas zu tun. Im fünften Kapitel wurde
das Thema Kommunikation und die Bedeutung dieser in der Kooperation zur
Behandlung von Patienten herausgestellt. Daran anknüpfend werden nun in diesem Kapitel die Metapher und ihre Bedeutung in der Kommunikation und bei
der Generierung von Handlungspraxis näher beschrieben. Wenn man den Ausführungen von Lakoff und Johnson in ihrem Buchklassiker „Leben in Metaphern"
glauben darf, spielt die Metapher bei der Kommunikation eine bedeutende Rolle.
Dort steht: „Wer auch immer kommuniziert, verwendet Metaphern, meistens

---

[1] Vgl. Campbell (1996), S. 15

J. Kurmann, *Demenz als Störfaktor?*, Vallendarer Schriften der Pflegewissenschaft
14, https://doi.org/10.1007/978-3-658-42191-5_8

unbemerkt, stillschweigend und ohne ihnen besondere Aufmerksamkeit zu schenken."[2] Mit diesen Ausführungen wird deutlich, dass wir ohne Metaphern gar nicht kommunizieren können und dass sie eine nicht zu vernachlässigende Bedeutung für unsere Sprache haben. Sprache ist solch ein komplexes und schwer greifbares Phänomen, dass Metaphern unerlässlich für das Verständnis von Sprache sind.[3] Metaphern sind allgegenwärtig und wir kommen in der Sprache kaum ohne sie aus, weil sie uns helfen, Zusammenhänge erklärbar zu machen.[4] Mit diesem Wissen kann anhand der Metaphorik herausgearbeitet werden, welche metaphorischen Konzepte die berufliche Wirklichkeit konstituieren und das Handeln der Personen erklären. Die Metaphernanalyse kann dabei helfen zu verstehen, was nicht direkt erkennbar ist und einen Einblick in die innere Haltung der Personen geben.

8.1   Metapherntheoretische Grundlagen

Der Begriff Metapher leitet sich ursprünglich aus dem griechischen Wort „metaphorá" ab und bedeutet so viel wie „Übertragung" oder „hinübertragen".[5] Laienhaft wird unter einer Metapher ein bildlicher Vergleich verstanden. Dies bildet jedoch nur einen kleinen Teil der modernen Metapherntheorie ab und ist eher der klassischen Metapherntheorie zuzuschreiben.[6] Eine allgemeingültige Definition von Metaphern gibt es aufgrund der vielfältigen Sichtweise auf das Thema allerdings nicht. Diese ersten Ansätze zu einer Metapherntheorie finden sich bereits bei Aristoteles und sind demnach über 2000 Jahre alt. Seine Theorie (Substitutionstheorie) gilt heute als Grundlage der klassischen Metapherntheorie und spielt trotz ihres Alters weiterhin eine bedeutende Rolle.[7] So definiert Aristoteles in seiner Poetik die Metapher als Übertragung eines Wortes (das somit in uneigentlicher Bedeutung verwendet wird), und zwar entweder von der Gattung auf die Art oder von der Art auf die Gattung oder von einer Art auf eine andere, oder nach den Regeln der Analogie.[8] Seiner Theorie zufolge

---

[2] Siehe: Lakoff/Johnson (2014), S. 7

[3] Vgl.: Kruse/ Biesel/ Schmieder (2011), S. 72

[4] Vgl.: Richards (1936), S. 33 f.

[5] Vgl.: Skirl/ Schwarz-Friesel (2013), S. 4; Schachtner (1999), S. 18; Hager (2013), S. 6

[6] Vgl.: Hager (2013), S. 4

[7] Vgl.: Hager (2013), S. 6

[8] Vgl.: Niedermair (2001), S. 144; Hager (2013), S. 6

wird damit ein Wort durch ein anderes substituiert, was aufgrund einer vorhandenen Ähnlichkeitsbeziehung zwischen den beiden Begriffen möglich ist.[9] Der Kern der aristotelischen Definition ist die Übertragung.[10] Metaphern sind nach dieser Sichtweise ein Vergleich, bei denen das „wie" wegfällt (siehe dazu das Beispiel mit Hercules). Für Aristoteles war die Metapher vor allem ein sprachliches Mittel der poetischen Redeweise und es fand nur dort seine Anwendung. Diese Perspektive war auch längere Zeit die vorherrschende Meinung der wissenschaftlichen Auseinandersetzung. Aus diesem Grund wurde die Metapher lange Zeit nur als Schmuck und Ornament der Sprache angesehen und hatte keine weitere Bedeutung. Da es mittlerweile eine unüberschaubare Menge an Neuerscheinungen zum Thema Metaphern gibt, sollen an dieser Stelle die bekanntesten Theorien zusammenfassend dargestellt werden.

8.2 Die traditionellen Linguistische Metapherntheorien

Als älteste aller Metapherntheorien gilt die Substitutionstheorie, die auf die Theorie von Aristoteles aufbaut. Die Substitutionstheorie geht davon aus, dass bei einer Metapher das eigentliche Wort durch ein fremdes ersetzt wird, wobei zwischen diesen beiden Wörtern eine Ähnlichkeit oder Analogie besteht.[11] Es muss dabei immer eine Ersetzbarkeit hergestellt werden können. Hercules ist (stark wie) ein Löwe. Das Wort „wie" verdeutlicht dabei den Vergleich und die Herleitung der Metapher. Betrachtet man den Satz, könnte man ohne Probleme den Vergleich zum Löwen weglassen. Durch den metaphorischen Gebrauch des Löwen im Zusammenhang mit der Stärke des Hercules bekommt der Satz noch einen anderen Sinn und füllt damit die Lücke im Vokabular der wörtlichen Bedeutung des Begriffs „stark".[12] Der Löwe steht nämlich für eine ganz bestimmte Stärke, die auch mit Mut und Tapferkeit im gleichen Maße verknüpft wird. Die Substitution von „stark" mit „Löwe" gibt der Aussage damit eine ganz bestimmte Konnotation und macht gezielt auf eine Ähnlichkeitsbeziehung aufmerksam. Heutzutage wird die Substitutionstheorie aber als zu starr bezeichnet, um der Vielfalt der metaphorischen Bedeutungen gerecht zu werden.[13]

---

[9] Vgl.: Hager (2013), S. 7

[10] Vgl.: Niedermair (2001), S. 145

[11] Vgl.: Axmann (2009), S. 6

[12] Vgl.: Black (1954), S. 61 ff.

[13] Vgl.: Skirl/ Schwarz-Friesel (2013), S. 57

Um die komplexeren Sachverhalte in der Sprache zu erklären, ist aus der Substitutionstheorie die Interaktionstheorie entstanden. Diese geht nicht nur von der Analogie der Begriffe aus, sondern davon, dass Metaphern auch neue Bedeutungen schaffen können, in dem sie miteinander interagieren. Dies ist beispielsweise dann nötig, wenn das verfügbare Sprachrepertoire nicht ausreicht (Bspw. Wolkenkratzer, warme Farben, Mauer im Kopf).[14] Damit wird die Metapher oder die metaphorische Schöpfung nicht mehr nur als Vergleichswort angesehen, sondern erhält eine neue eigene Bedeutung.[15] Durch diese neue Bedeutung ist die Metapher auch nicht mehr ersetzbar oder übersetzbar. Sie konstituiert sich aus der Interaktion der Begriffe, zwischen denen sie eine Beziehung aufbaut, und wird dadurch vom Kontext abhängig. Es geht nicht mehr um die Wortmetapher, sondern um die metaphorische Aussage.[16] Diese Theorie verdeutlicht, dass die Metapher mehr sein muss als nur ein stilistisches Phänomen. Metaphern sind nach dieser Theorie nicht nur vom Kontext der Worte abhängig, sondern auch von anderen Kriterien wie beispielsweise den kulturellen Rahmenbedingungen, in denen die Worte ihren Sinn erhalten haben. Black beschreibt diese kulturellen Einflüsse als „Gemeinplätze".[17] Diese Gemeinplätze sind kulturelle Orte oder Ereignisse, die das Verständnis eines Sachverhaltes prägen. Ganz wesentlich bei der Interaktionstheorie ist, dass die Metapher nicht nur die Konnotation einer Aussage aktualisiert, sondern dass die Metapher eine eigene, eine Hauptkonnotation erhält und sich damit eine neue Wortbedeutung entwickelt, die die Aufmerksamkeit auf das semantische Ereignis lenkt.[18] Dabei wirken sie als Wahrnehmungsfilter und können entweder Sachverhalte besonders hervorheben oder ausblenden.

8.3   Die Metapherntheorie nach Paul Ricoeur

Auch Paul Ricoeur bezieht sich zu Beginn auf die Substitutionstheorie von Aristoteles und bestätigt in seiner Theorie, dass sich die metaphorische Verdrehung zunächst in dem jeweiligen Wort selbst vollzieht.[19] Dabei steht die Metapher

---

[14] Vgl.: Niedermair (2001), S. 148

[15] Vgl.: Axmann (2009), S. 8 f.

[16] Vgl.: Niedermair (2001), S. 149, Black (1954), S. 75 f.

[17] Vgl.: Black (1954), S. 75 f.

[18] Vgl.: Weinrich (1963), S. 366 f.

[19] Vgl.: Ohlendorf (2005), S. 5

durch ihren Bezug zum Mythos in einem Spannungsverhältnis zwischen Wahrheit und Dichtung und Nachahmung und Überhöhung.[20] Bleibt es nur bei der Verdrehung oder besser gesagt beim Tausch der Wörter, kann die Metapher nicht mehr als Schmuck oder Ornament in der Rede sein. Diese Art der Metapher kann auch ohne Probleme ausgetauscht oder sogar weggelassen werden. Erst durch die Interaktion des metaphorischen Wortes mit dem restlichen Satz entsteht Neuschöpfung und damit eine Relevanz für den Diskurs. In seiner Theorie bezieht sich Ricoeur vor allem auf die Interaktionstheorie von Max Black. Dabei erhält das Wort erst durch die Mitwirkung des spezifischen Kontextes im Satz seine metaphorische Bedeutung und macht damit eine wörtliche Verwendung einzelner Wörter unmöglich.[21] Damit stiftet die Metapher nur Sinn innerhalb einer Aussage, weil sie neue Informationen über die Wirklichkeit mitbringt.[22] Diese metaphorische Aussage ist nicht mehr zu übersetzen, da die Aussage eine eigene Konnotation und damit eine eigene einzigartige Bedeutung erhalten hat. Diese Art der Metapher nennt Ricoeur ein Ereignis oder auch schöpferische Metapher, weil sie nur in einem spezifischen Kontext existiert und auch nur in diesem spezifischen Kontext identifizierbar ist. Diese sprachlichen Neuschöpfungen müssen dabei vor allem durch den Leser verstanden werden, damit sie auch eine reproduzierbare Bedeutung erhalten. Um die Konstruktion neuer Bedeutungen zu reglementieren, ist das System der Gemeinplätze nötig.[23] Gemeinplätze sind die kulturellen Rahmen, die wir in einer Gesellschaft haben. Diese kulturellen Rahmen definieren die individuelle Sozialisation einer Gesellschaft und die jeweiligen Werte. Nur wenn Autor und Empfänger einen gemeinsamen Gemeinplatz haben, kann die Metapher von dem Empfänger so verstanden werden, wie sie vom Autor intendiert ist. Innerhalb dieser Gemeinplätze kann es auch sog. tote Metaphern geben. Tote Metaphern sind Metaphern, die bereits in das Sprachrepertoire übernommen wurden und damit eine eigene Bedeutung erhalten haben und so im ersten Moment nicht mehr als Metapher identifiziert werden.[24] Sie sind damit kein Ereignis mehr, stehen aber weiterhin in einer engen dialektischen Beziehung mit den lebendigen Metaphern.[25] Ricoeur interessiert sich vor allem für die schöpferischen Metaphern. Für ihn sind die Metaphern semantische Innovationen,

---

[20] Vgl.: Debatin (1995), S. 19
[21] Vgl.: Ohlendorf (2005), S. 4
[22] Vgl.: Ricoeur (1974), S. 47 ff.
[23] Siehe: Ohlendorf (2005), S. 7
[24] Vgl.: Ohlendorf (2005), S. 6
[25] Vgl.: Debatin (1995), S. 169

ohne die unsere Sprache nicht auskommt.[26] Es ist vor allem die schöpferische Kraft der Metapher, die ihn fasziniert.

8.4   Die Metapherntheorie nach Hans Blumenberg

Die Theorie von Blumenberg geht im Verständnis der Metaphern und deren Einfluss auf unser Denken noch weiter. Schon früh beschreibt Blumenberg in seinen Texten, dass nicht nur die klaren Definitionen im Wortschatz der Gesellschaft das Denken beeinflussen, sondern dass auch die Metaphern einen Einfluss auf das Denken haben. Mit dieser damals neuartigen Strukturierung des Denkens wurde Blumenberg in der Mitte des 20. Jahrhunderts einer der bekanntesten Philosophen zum Thema Metapher und prägt den Begriff Metaphorologie[27] bis heute.[28] Für ihn sind Metaphern damit auch Begriffe, die sich nur dadurch von anderen Begriffen unterscheiden, dass sie auf zweifache Weise (der wörtlichen und uneigentlichen Weise) verwendet werden können.[29] Im Allgemeinen versteht Blumenberg unter der Metaphorik eine Lehre von Bildern und interessiert sich dabei vor allem für die Funktionen, die sie im geschichtlichen Prozess der Verständigung eingenommen haben.[30] Für Blumenberg hat die Metapher ihre Wurzeln in der antiken Rhetorik und ist damit ein Ergebnis mythischer Transformationen.[31] Mythos und Metapher haben in seinen Theorien ähnliche Funktionen und werden von ihm oft gemeinsam genannt, da sie beide eine Orientierung im Denken bieten. Mythische Vergleiche helfen dabei durch rekursive Geschehnisse, die neue Situation besser zu verstehen und damit Sachverhalte deutlicher zu machen. Während der Mythos die Sanktionen seiner uralt unergründbaren Herkunft trägt, darf die Metapher durchaus als Fiktion auftreten.[32] Gemeinsam bieten sie den Menschen in Zeiten des Umbruchs eine Orientierung und können damit die Veränderung verständlicher gestalten. Als Restbestände entstehen Metaphern beim Übergang vom Mythos zum Logos und gehen in den festen Sprachgebrauch über.

---

[26] Vgl.: Ricoeur (2004), S. 165, 248

[27] Anmerkung: Unter Metaphorologie versteht Blumenberg die Untersuchung des konkreten Gebrauchs von Metaphern in verschiedenen Kontexten.

[28] Vgl.: Gehring (2014), S. 201

[29] Vgl.: Merker (2009), S. 155

[30] Vgl.: Wetz (2014), S. 16

[31] Vgl.: Blumenberg (2015), S. 118

[32] Vgl.: Nicholls/ Heidenreich (2014), S. 219

In seinen Ausführungen unterscheidet Blumenberg zwischen drei Metaphernarten. Die erste Metaphernart dient nur als Schmuck und Ornament einer Rede
und soll damit für eine Steigerung der angestrebten Wirkung bei den Zuhörern
sorgen; die Metapher trägt in diesem Fall nichts zur Erweiterung der Aussage
bei.[33] Die zweite Metaphernart beschreibt eine unklare Denkform; sie bringt
unpräzise zum Ausdruck, was sich in eigentlicher Sprache besser sagen ließe.
Aus diesem Grund fordert Blumenberg sogar, nicht auf diese Metaphernart aus-
zuweichen, wo normale Formeln möglich seien.[34] Diese Art von Metaphern
bringen Interpretationsspielräume mit und können dadurch Sachverhalte verne-
beln. Auch wenn Blumenberg sich für alle Metaphernarten interessiert und in
seinen Ausführungen darauf verweist, dass alle Arten von Metaphern ihren Sinn
haben, konzentriert er seine Forschung nur auf die dritte Metaphernart, die „absolute Metapher". Dabei sind es vor allem die Alltagsmetaphern wie bspw. Quelle
und künstliche Metaphern wie bspw. Glühbirne oder Atomkern, die ihn inter-
essieren. Die absolute Metapher ist dabei kein Ornament in der Sprache oder
ein Vergleich wie die anderen Metaphernarten. Die absolute Metapher hat laut
Blumenberg einen eigenen Bedeutungsgehalt, ohne den die Sprache nicht auskommen kann. Die absoluten Metaphern bilden eigene Grundbestände an Sprache
und lassen sich nicht mehr im Laufe der Wissensentwicklung nicht mehr durch
andere Begriffe verdrängen, da sie eine Dimension des unbegrifflich Metaphorischen definieren, die sich nicht ins begrifflich Logische übersetzen lassen.[35]
Absolute Metaphern dienen der Beantwortung höchster und unabweislicher Fragen, die sich jeder wissenschaftlichen Klärung entziehen: Absolute Metaphern
beantworten jene vermeintlich naive, prinzipiell unbeantwortbaren Fragen, deren
Relevanz ganz einfach darin liegt, dass sie nicht eliminierbar sind, weil wir sie
nicht stellen, sondern als im Daseinsgrund gestellte vorfinden.[36] Die absolute
Metapher soll zur Sprache bringen, was prinzipiell weder in der Terminologie der
empirischen Wissenschaft noch durch wörtlichen Gebrauch der Alltagssprache
ausgedrückt werden kann.

Dabei geben die absoluten Metaphern der Welt eine Struktur und dienen als
Orientierung in dieser, wobei sie dabei auch bestimmte Haltungen und Konnota-
tionen mit sich bringen. In seinen Werken beschreibt Blumenberg die Bedeutung
der absoluten Metaphern an Beispielen wie „die nackte Wahrheit", „die Uhr-
Metapher" oder aber „der Licht-Metapher". Vor allem anhand der Metapher

---

[33] Vgl.: Wetz (2014), S. 17
[34] Vgl.: Wetz (2014), S. 17 f.
[35] Vgl.: Wetz (2014), S. 19; Gehring (2014), S. 205
[36] Siehe: Wetz (2014), S. 20

der „nackten Wahrheit" zeigt er auf, wie bestimmte Aspekte in diesem Begriff konnotiert werden können, je nachdem in welchem Zusammenhang sie gesehen werden.[37] Darüber hinaus können Metaphern auch ganz praktische Konzepte beinhalten, die das Verstehen vereinfachen können. So beschreiben von Bülow und Krusche im Buch Hans Blumenberg ‚Quellen, Ströme, Eisberge' den Zusammenhang zwischen der Natur und dem rhetorischen Bedürfnis, Situationen zu veranschaulichen. So steht die „Quelle" beispielsweise für Anfang und Ursprung, verweist aber gleichzeitig auf den Quellengrund und bietet die Möglichkeit, zur Quelle zurück, also in die Vergangenheit zu gehen.[38] Diese Ausführungen sollen aufzeigen, dass eine Metapher vielfältige Möglichkeiten bietet, Konzepte zu begreifen und rhetorische Zusammenhänge herzustellen, also greifbar und verstehbar zu machen. Die absolute Metapher bietet damit einen Anhalt zur Orientierung und gibt der Welt Struktur, indem sie das nie erfahrbare und nie übersehbare Ganze der Realität repräsentiert.[39] Dieses Veranschaulichen von (prinzipiell unanschaulichen) Ideen ist aber nur in der uns bekannten Weltorientierung möglich. Damit ist neben dem mythischen, religiösen und metaphysischen Sinnhorizont auch ganz explizit die wissenschaftliche Weltanschauung gemeint.[40]

8.5   Die Metapherntheorie nach Lakoff und Johnson

Auch George Lakoff und Mark Johnson haben die kulturellen Aspekte in ihrem Metaphernkonzept aufgenommen und gelten heute als wegweisend in der modernen Metapherntheorie. Ihr Buch „Leben in Metaphern" gilt dabei als richtungsweisend. Nach Lakoff und Johnson durchdringen die Metaphern unser gesamtes Leben und zeigen sich nicht nur in der Sprache, sondern werden auch in unserem Denken und Handeln wirksam.[41] Mit dieser Theorie wenden sie sich komplett von der klassischen Theorie ab, die Metaphern als rein sprachliches Mittel verstanden hat. Lakoff und Johnson gehen davon aus, dass die individuellen Konzepte unsere Wahrnehmung strukturieren und damit einen enormen Einfluss auf unsere Alltagsrealität haben.[42] Und da beide davon ausgehen, dass die Konzeptsysteme metaphorisch angelegt sind, ist es nur logisch, dass die Art

---

[37] Vgl.: Blumenberg (2015), S. 61 ff.

[38] Vgl.: von Bülow/ Krusche (2012), S. 9 ff.

[39] Vgl.: Blumenberg (2015), S. 25 f.

[40] Vgl.: Wetz (2014), S. 22 f.

[41] Vgl.: Lakoff/ Johnson (2014), S. 11; Schachtner (1999), S. 17; Dern (2011), S. 68 f.

[42] Vgl.: Lakoff/ Johnson (2014), S. 11

zu denken, zu erleben und zu handeln auch eine Sache der Metapher ist.[43] Die Metapher gilt in der neuen Theorie als Ordnungsgröße der Erfahrungen und des Handelns. Damit bestimmen metaphorische Konzepte alle unsere kognitiven Prozesse und strukturieren den Alltag, wie wir handeln, leben, wahrnehmen und kommunizieren. Die Metapher bildet auf vorbewusste Art und Weise ein wesentliches Werkzeug des Denkens, Handelns und Verstehens.[44] Trotz dieser neuen Perspektive auf die Metapher, hat auch die klassische Metapher in der Theorie von Lakoff und Johnson weiterhin ihre Bedeutung und ihren Nutzen. Die konzeptuelle Metapher ist eine abstrakte Größe, eine höher liegende Instanz, die in einer konkreten Situation schließlich mit einer sprachlichen (klassischen) Metapher manifestiert wird.[45] Durch diese Transformation ist es anhand der sprachlichen Ausdrücke möglich, Rückschlüsse auf das metaphorische Konzept zu ziehen.[46]

Im Gegensatz zur klassischen Metapherntheorie stellt die Metapher damit nicht nur ein Ornament dar, sondern bildet den Normalfall und damit ein alltagssprachliches Phänomen.[47] Man könnte sagen, wir leben geradezu in Metaphern. Die von uns gewählten und zur Verfügung stehenden Metaphern eröffnen bestimmte Handlungsdimensionen, indem sie bekannte Erfahrungen, Wissensbestände und Einstellungen des bildspendenden Bereichs auf unsere Handlungen übertragen.[48] Dabei können die metaphorischen Konzepte je nach Kulturkreis, Zeitgeist und Individuum variieren und damit auch das Verständnis auf die Dinge eines Individuums oder einer Gesellschaft modifizieren.[49] Konzepte können damit als mentale Organisationseinheiten gesehen werden, in denen wir Wissen speichern und neue Informationen in Kategorien mit bestimmten Eigenschaften einteilen.[50] Lakoff und Johnson gehen davon aus, dass Metaphern nur über ihren Bezug zur Konzeptualisierung menschlicher Erfahrungen verstanden und dargestellt werden können.[51]

Sie unterscheiden einzelne Arten von konzeptionellen Metaphern, die zwar alle eine ähnliche Grundstruktur haben, jedoch einige Unterschiede in ihrer

---

[43] Vgl.: Lakoff/ Johnson (2014), S. 11
[44] Vgl.: Hager (2013),S. 1; Kruse/ Biesel/ Schmieder (2011), S. 68
[45] Siehe: Hager (2013),S. 17
[46] Vgl.: Lakoff/ Johnson (2014), S. 15
[47] Vgl.: Kruse/ Biesel/ Schmieder (2011),S. 65, S. 82
[48] Vgl.: Kruse/ Biesel/ Schmieder (2011), S. 68
[49] Vgl.: Kruse/ Biesel/ Schmieder (2011), S. 73ff; Junge (2011), S. 7 f.
[50] Vgl.: Skirl/ Schwarz-Friesel (2013),S. 7
[51] Siehe: Skirl/ Schwarz-Friesel (2013),S. 10

Beschaffenheit besitzen. Diese werden im Folgenden näher erläutert und ermöglichen damit ein besseres Verständnis der Theorie nach Lakoff und Johnson.

8.5.1 Strukturmetapher

Die Strukturmetapher ist die Basis der Metapherntheorie von Lakoff und Johnson. Durch die Strukturmetapher werden Konzepte mit den Begriffen eines anderen Konzepts definiert.[52] Das bedeutet, dass ein konkreter konzeptueller Herkunftsbereich „X" auf einen eher abstrakten konzeptuellen Zielbereich „Y" projiziert wird und damit mit den Begriffen von „X" verstanden wird. Die Strukturmetapher findet sich häufig in alltagssprachlichen metaphorischen Ausdrücken und bildet dadurch eine Strukturierungsgröße in unseren Alltagsaktivitäten. Ein klassisches Beispiel für eine Strukturmetapher ist das Konzept „Zeit ist Geld". Dieses Konzept strukturiert verschiedenste metaphorische Ausdrücke, wie „Ihnen wird die Zeit knapp" oder „Zeit vergeuden". Jedoch hat sich dieses metaphorische Konzept schon so sehr in unserer Kultur verfestigt, dass es sich auch bei für uns normalen Konzepten wiederfindet: Telefongebühr pro Einheit, Stundenlöhne, etc.[53] An diesem Beispiel wird deutlich, wie tief manches metaphorische Konzept in unsere Kultur integriert ist und wie sehr es unser Denken beeinflusst. Doch auch ein so tief integriertes Konzept wie „Zeit ist Geld" gilt noch lange nicht in allen Kulturen. Strukturmetaphern haben meistens Subkategorien, die weitere Ableitungen der Metapher zulassen wie bspw. „Zeit ist Geld, Zeit ist eine begrenzte Ressource und Zeit ist ein kostbares Gut". Dies zeigt, dass Strukturmetaphern sehr komplex sein können und wie sehr metaphorische Ausdrücke unser Konzeptsystem bestimmen können. Daher bieten sie uns viele Möglichkeiten zur Analyse der Konzeptsysteme. Strukturmetaphern bilden die Basis für Orientierungsmetaphern, die im Folgenden näher erläutert werden.

8.5.2 Orientierungsmetaphern

Als weiterer Aspekt der Metapherntheorie definieren Lakoff und Johnson die Orientierungsmetaphern. Orientierung ist in dem Fall wörtlich gemeint, da sich diese Metaphern meistens im Raum orientieren und aufgrund ihrer Wechselseitigkeit von mehreren Konzepten organisiert werden, die eine innere Systematik

---

[52] Vgl.: Lakoff/ Johnson (2014), S. 22
[53] Vgl.: Lakoff/ Johnson (2014), S. 16 f.

aufweisen.[54] Das bedeutet, dass die Raummetaphern in ihrer Gesamtsystematik auch einem kohärenten System folgen (z. B. dass positive Begriffe wie Macht, Tugend, Glück oder Status mit dem Konzept „Höhe" in Verbindung gebracht werden). Sie sind niemals willkürlich, sondern haben einen starken Bezug zu unseren physischen und kulturellen Erfahrungen und zum kulturellen Gesamtsystem. Dabei verfügen die Metaphern über eine räumliche Dimension, an der sie sich orientieren.[55] Beispielsweise „Gesundheit und Leben sind oben" bzw. „Krankheit und Tod sind unten". Aus diesen Konzepten ergeben sich Aussagen wie: Sie erfreut sich hervorragender Gesundheit; mit der Gesundheit geht es bergauf /bergab; er ist seiner Krankheit erlegen, etc..

Grundlegend sind immer der kulturelle Bezug und die dazugehörigen kulturellen Werte der Metaphern. Denn nur wenn die Wertevorstellungen gleich sind und damit die Gleichheit der Dinge vorausgesetzt werden kann, sind die Systeme konsistent.[56] Konflikte entstehen immer bei Koexistenz unterschiedlicher Wertevorstellungen, die auch innerhalb einer Gesellschaft und damit auch zwischen den Metaphern entstehen können.[57] Besteht solch ein Konflikt, muss herausgefunden werden, welches Konzept die höchste Priorität hat und damit am ehesten akzeptiert werden kann.

8.5.3 Ontologische Metaphern

Bei der ontologischen Metapher geht es darum, die Welt in Entitäten, abgegrenzte Objekte, Gefäße und Substanzen einzuteilen. Dinge werden konkretisiert. Dabei wird eine weitere Basis zum Verständnis der Konzepte durch unsere Erfahrungen mit konkreten Objekten und Materien gebildet, indem wir unsere Erfahrungen mit Objekten oder Materien herausgreifen und diese als eigene Entitäten oder Materien behandeln.[58] So ist es möglich, sich auf abstrakte Ereignisse, Handlungen und Zustände zu beziehen, sie zu kategorisieren, zu gruppieren und zu quantifizieren. Dies hilft dabei, mit unseren Erfahrungen rational umgehen zu können. Genauso werden Tätigkeiten im Allgemeinen metaphorisch als Substanz und deshalb als Gefäß betrachtet[59] (bspw. „Ich bin mit sehr viel Energie in die

---

[54] Vgl.: Lakoff/ Johnson (2014), S. 22 ff.

[55] Vgl.: Axmann (2009), S. 11

[56] Vgl.: Lakoff/ Johnson (2014), S. 32

[57] Vgl.: Axmann (2009), S. 13 f.

[58] Vgl.: Lakoff/ Johnson (2014), S. 35

[59] Vgl.: Lakoff/ Johnson (2014), S. 42

Diskussion gegangen.“). Wenn Dinge nicht eindeutig Einzelgebilde sind oder
scharfe Grenzen haben, kategorisieren wir sie so, als ob sie diese Eigenschaften besäßen.[60]Nur indem wir Objekte in dieser Weise greifbar machen, können
wir bestimmte Ziele mit diesen Objekten erreichen (bspw. ein Gebirge). Die
Grundlage für die ontologische Metapher ist unsere Erfahrungen mit physischen
Objekten, die zu bestimmten Sichtweisen von Ereignissen, Aktivitäten, Emotio-
nen, Ideen, usw. führen.[61] Lakoff und Johnson beschreiben eine ontologische
Metapher ausführlicher, die für sie eine besondere Bedeutung hat, die Gefäß-
Metapher. Der Theorie der Gefäß-Metapher liegt zugrunde, dass der Mensch
ein Gefäß mit einer begrenzten Oberfläche ist und er durch seine Haut von der
übrigen Welt getrennt ist.[62] Dadurch entsteht ein Innen, das Innere des Körpers
und ein Außen, alles, was nicht im Inneren des Körpers ist. Diese Innen-Außen-
Orientierung projizieren wir auf andere physische Objekte, die durch eine Fläche
begrenzt sind.[63] Diese Gefäße können eindeutig erkennbar sein (z. B. Gebäude),
aber auch unscharf und damit nicht direkt als Gefäß erkennbar sein (z. B. die
Lichtung eines Waldes). Lakoff und Johnson gehen sogar davon aus, dass wir
unser Blickfeld mit Hilfe der Gefäß-Metapher konzeptualisieren.[64] Alles, was
wir sehen, liegt „innerhalb“ unseres Blickfeldes und alles, was wir nicht sehen,
liegt „außerhalb“ des Blickfeldes. Mit der Theorie, dass begrenzte Räume Gefäße
sind, ergibt sich damit das metaphorische Konzept „Blickfelder sind Gefäße“ von
ganz allein.[65]

8.5.4   Sonderfälle der Ontologie

Lakoff und Johnson beschreiben drei Sonderformen der Ontologie, die an dieser Stelle kurz beschrieben werden sollen. Die Personifikation, die Metonymie
und die Synekdoche. Die Personifikation ist die Metapher, die am deutlichsten der Ontologie entspricht. Dies liegt darin begründet, dass die Entität der
menschlichen Gestalt am besten zu begreifen ist. Diesen Sachverhalt erläutern
Lakoff und Johnson mit dem Konzept „Die Inflation ist eine Person“ und zeigen

---

[60] Siehe: Lakoff/ Johnson (2014), S. 35
[61] Vgl.: Hager (2013), S. 26; Lakoff/ Johnson (2014), S. 35 f.
[62] Vgl.: Lakoff/ Johnson (2014), S. 39
[63] Vgl.: Lakoff/ Johnson (2014), S. 39
[64] Vgl.: Lakoff/ Johnson (2014), S. 41
[65] Vgl.: Lakoff/ Johnson (2014), S. 41

dafür Beispiele der Sprache auf.[66] Diese ontologische Metapher wird besonders hervorgehoben, da sie ein großes Spektrum an Metaphern abdeckt und so hilft, bestimmte Phänomene verständlicher zu machen, indem sie Phänomene mit menschlichen Qualitäten versieht.[67]

Bei der Metonymie stellt sich die Situation ganz anders dar: „Das Schnitzel wartet auf seine Rechnung."

Mit diesem Fall wird nicht wie bei der Personifikation eine menschliche Qualität dem Schnitzel zugeschrieben. Es geht vielmehr darum, einen Zusammenhang zwischen zwei Entitäten herzustellen, die sich aufeinander beziehen.[68] In diesem Fall zwischen dem Schnitzel und der Person, die es bestellt hat.

Ein Sonderfall der Metonymie stellt die Synekdoche dar. Bei der Synekdoche steht der Teil für das Ganze (pars pro toto).[69] Beispiel: „Wir brauchen mehr Muskeln für unser Team."

Mit dieser Aussage wird darauf hingewiesen, dass noch Personen fehlen, die ihre Muskelkraft bei einem Wettstreit einsetzen können. Da es dem Autor der Aussage vor allem auf den Muskel ankommt, benennt er nur die Muskeln als Teil der Personen und konnotiert damit seine Aussage entsprechend. Auch wenn die Metonymie und die Metapher gemeinsam haben, etwas verstehbar zu machen, so hat die Metonymie in erster Linie die Aufgabe, eine Beziehung zwischen zwei Entitäten herzustellen.[70] Genau wie die Metapher bildet die Metonymie Konzepte und damit einen Bestandteil unseres alltäglichen Denkens, Handelns und Sprechens. Durch metonymische Konzepte können wir eine Sache mittels ihrer Beziehung zu einer anderen Sache konzeptualisieren.[71] Lakoff und Johnson beschreiben dabei, dass wir bei Picasso nicht nur an ein Kunstwerk denken, sondern an die Beziehung zwischen Werk und Künstler.

---

[66] Vgl.: Lakoff/ Johnson (2014), S. 44 f.

[67] Vgl.: Lakoff/ Johnson (2014), S. 45 f.

[68] Vgl.: Lakoff/ Johnson (2014), S. 46

[69] Vgl.: Lakoff/ Johnson (2014), S. 47

[70] Vgl.: Lakoff/ Johnson (2014), S. 47 f.

[71] Siehe: Lakoff/ Johnson (2014), S. 50

8.6   Konnotation, Kontext und Anwendbarkeit – Die Abhängigkeiten der Metapher in Kultur und Habitus

Wie in allen obenstehenden Konzepten beschrieben, können metaphorische Konzepte nicht losgelöst von den Rahmenbedingungen betrachtet werden, in denen sie genutzt werden. Entweder ist es eine bestimmte Situation, eine bestimmte Person oder eine bestimmte Kultur, die der Metapher eine eigene Bedeutung in einer bestimmten Situation gibt. Die metaphorische Aussage soll dabei Verwandtschaften aufzeigen, wo man nicht direkt eine erkannt hätte und schafft dabei Neues.[72] Mit ihrer bekannten Vergangenheit hilft sie neue Erfahrungen verstehbar zu machen. Je nachdem welches metaphorische Konzept genutzt wird, kann damit gleichzeitig noch ein bestimmter Sachverhalt betont werden. So hat das Konzept „Argumentation ist Krieg" einen ganz anderen Einfluss auf eine Diskussion als das Konzept „Argumentation ist Tanz". Gerade wegen dieser starken normativen und suggestiven Kraft kann die Metapher, wie bspw. in der politischen Rhetorik, zu Manipulationszwecken missbraucht werden.[73] Dabei beziehen sich Metaphern immer auf ein semantisches Vorverständnis eines Adressaten. Je eingeschränkter dieses Vorverständnis ist, umso leichter wird ihr beeinflussender Gebrauch. So bietet bspw. der Begriff „Klimawandel" die Interpretierbarkeit, dass der Wandel noch Zeit hat und dass man den Wandel noch aufhalten kann. Anders ist der Begriff der Klimakatastrophe. Diese Metapher ist viel drastischer.

Andererseits ist ein Konzept auch immer abhängig von der Bedeutung, die es für eine Teilgruppe innerhalb einer Kultur hat. So hat die Metapher „Liebe ist ein gemeinsam geschaffenes Kunstwerk" für einen Menschen, der sich intensiv mit Kunst beschäftigt, eine andere Bedeutung als für jemanden, der Kunstwerke nicht als Kunst versteht, sondern als Ausstellungsobjekte.[74]

Auch wenn sich die Hauptorientierungen wie bspw. oben-unten, innen-außen, zentral-peripher quer durch alle Kulturen ziehen, ist es von Kultur zu Kultur unterschiedlich, welche dabei die wichtigste ist und welche Orientierung sie geben.[75] Das Konzept „Mehr ist besser" bzw. „Mehr ist oben" ist in der westlichen Kultur stark verbreitet. Jedoch gilt dies nicht für die Mönchsorden, bei denen das Konzept gilt „"Weniger ist besser" bzw. „Weniger ist oben". Hierbei ist gut zu erkennen, dass die Orientierung oben-unten gleich ist, aber der

---

[72] Vgl.: Ricoeur (1974), S. 48

[73] Vgl.: Debatin (1995), S. 334

[74] Vgl.: Lakoff/ Johnson (2014), S. 165

[75] Vgl.: Lakoff/ Johnson (2014), S. 34

kulturelle Wert dahinter ein anderer. Dabei sind die elementaren Werte einer Kultur mit der metaphorischen Struktur der elementarsten Konzepte dieser Kultur kohärent und können niemals unabhängig von ihrem Ursprung verstanden werden.[76] Gleichzeitig kann davon ausgegangen werden, dass jegliche Erfahrung kulturabhängig ist und nicht unabhängig von dieser Kultur betrachtet werden kann. Lediglich physische Erfahrungen können zu einem großen Teil unabhängig von diesem kulturellen Rahmen erlebt werden.[77] Diesen Vorteil haben auch die Gefäß-Metaphern. Sie können unabhängig vom Kontext von allen Teilnehmern in gleicher Weise verstanden werden.[78] Dies vereinfacht den Bezug und das Verständnis.

Das Konzept der kulturabhängigen Metaphern hat viele Gemeinsamkeiten mit dem Konzept des Habitus von Pierre Bourdieu. In beiden Konzepten hat der kulturelle Rahmen eine entscheidende Wirkung auf die Entwicklung und das Verhalten von Personen. Sie ergänzen sich daher ideal. Diese „metaphorische" Habitualisierung spiegelt sich vor allem im Wortschatz der Sprache, wie auch im Lexikon der Redewendung und in feststehenden Ausdrücken wider.[79] Damit bildet die Sprach- und Kulturgemeinschaft gleichsam das unabgeschlossene, habituelle wie potenzielle Sprachrepertoire, was sich vornehmlich in Metaphern äußert.[80] Dieser Theorie folgend nutzt jede Profession bei der Sprachgestaltung verschiedene Metaphern unterschiedlich häufig. Dabei werden Metaphern, die eine bedeutende Rolle spielen, häufiger genutzt und entsprechend werden sie nicht mehr so sehr als Metaphern wahrgenommen. Dennoch kann sich in einer Kultur die Nutzung einzelner Metaphern, abhängig von Zeitgeist, Subkultur oder einzelner Personen noch etwas unterscheiden.[81] Trotz dieser Variationsmöglichkeiten setzten der Habitus, sowie die Metapher Grenzen, die eine fortwährende Neuschöpfung der Praxis verhindern.[82] Diese Tatsache macht den professionellen Habitus der Mediziner und der Pflegenden im Krankenhaus mit Hilfe der von ihnen genutzten Metaphern-Konzepte einschätzbar und greifbar. Dieser These folgend könnte eine Befragung zum Thema Demenz der beiden Protagonisten

---

[76] Vgl.: Lakoff/ Johnson (2014), S. 28, S. 31

[77] Vgl.: Lakoff/ Johnson (2014), S. 71

[78] Vgl.: Lakoff/ Johnson (2014), S. 21

[79] Vgl.: Lakoff/ Johnson (2014), S. 66

[80] Vgl.: Debatin (1995), S. 203

[81] Vgl.: Kruse (2011), S. 74

[82] Vgl.: Schachtner (1999), S. 23

Einblick in die innere Haltung zu der Erkrankung und zu der damit verbundenen Herausforderung geben. Es ist davon auszugehen, dass die genutzten Metaphern oder Metaphern-Konzepte die Haltung offenbaren und die Grenzen des Verstehens zeigen. Diese Erkenntnis soll im Folgenden anhand einer fiktionalen Narration durchgespielt werden.

Die fiktionale Narration einer qualitativen Studie im Rahmen einer Expertenbefragung

In den vorangegangenen Kapiteln wurde im Rahmen einer Literaturrecherche das Thema der interprofessionellen Zusammenarbeit zwischen den beiden Berufen Medizin und Pflege beleuchtet und aufgearbeitet. Dabei wurden neben den Professionalisierungs- und Deprofessionalisierungstendenzen der beiden Berufe auch die Rahmenbedingungen, in denen sich die beiden Berufe gemeinsam bewegen, betrachtet. Ein besonderer Schwerpunkt wurde dabei auf die Versorgung von Demenzkranken im Krankenhaus gelegt, da dieser Versorgungsauftrag ganz besondere Schwierigkeiten aufweist. Es wurde deutlich beschrieben, dass Menschen mit einer Demenz nicht in das Krankenhaus passen, da es nicht auf dieses Patientenkollektiv eingestellt ist und die Demenz nicht an den Programmcode des Krankenhauses anschlussfähig ist. Die Menschen mit einer Demenz können sich daher nicht in den vorgegebenen Strukturen des Akutkrankenhauses zurechtfinden. Beide Professionen, Pflegende und Ärzte, sind oft mit den Patienten überfordert oder wollen sich nicht um die Problemstellung in der Versorgung kümmern. Die Gründe dafür sind bei beiden Professionen unterschiedlich. Dass auch eine qualitativ gute Versorgung gelingen kann, zeigen die demenzfreundlichen Krankenhäuser. Ihre Strukturen sind patientenzentriert und die gute Kooperation der Hauptprofessionen ermöglicht eine qualitativ hochwertige und patientenzentrierte Versorgung der Demenzkranken auch im Krankenhaus. Doch diese angepassten Strukturen sind leider nur die Ausnahmen und noch sehr selten in deutschen Akutkrankenhäusern anzutreffen. Vielmehr zeigt das System Krankenhaus, wie resistent es gegen Veränderungen ist und wie stark der Selbsterhalt der tradierten Strukturen (des Funktionssystems) ist.

In diesem Kapitel sollen die Erkenntnisse der Literaturarbeit auf poetische Weise durchgespielt werden. Es wird eine Geschichte darüber erzählt, wie eine Befragung zu diesem Thema aussehen könnte. Alles, was dabei beschrieben wird,

© Der/die Autor(en), exklusiv lizenziert an Springer Fachmedien Wiesbaden GmbH, ein Teil von Springer Nature 2023
J. Kurmann, *Demenz als Störfaktor?*, Vallendarer Schriften der Pflegewissenschaft 14, https://doi.org/10.1007/978-3-658-42191-5_9

ist reine Fiktion. Ziel des Autors ist es, die Erkenntnisse, die sich im Rahmen der Literaturarbeit ergeben haben, in stereotypischen Bildern der Protagonisten durchzuspielen und dabei in ihren zu erwartenden Äußerungen zu beschreiben. Die Figuren in dieser Geschichte werden als Idealtypen konstruiert. Der Idealtypus ist dabei weder als reales Abbild der Wirklichkeit noch als Durchschnitt realer Faktoren zu verstehen.[1] Die idealisierten Experten sollen die Realität veranschaulichen und Zusammenhänge der Krankenbehandlung deutlich machen.[2] Bei der Kreation dieser Idealtypen spielt auch die berufliche Sozialisation des Autors als Krankenpfleger eine Rolle, da er die Typen aus seiner subjektiven Perspektive kreiert. Dieses Kapitel darf nicht als wissenschaftliche Arbeit verstanden werden, sondern vielmehr als eine fiktionale Narration einer wissenschaftlichen Arbeit, wie sie aus Sicht des Autors verlaufen würde. Die Narration ist daher eine Ergänzung zu der vorhergehenden Forschungsarbeit, in der die Thesen verdeutlicht werden. Als Methode für die folgende Fiktion wurde die Delphi-Befragung ausgewählt, da der Autor diese auch bei einer realen Befragung durchgeführt hätte. Zur Heranführung in die Methodik wird zuerst ein kurzer Überblick über sozialwissenschaftliche Forschungsmethoden und das Forschungsdesign gegeben. Im Anschluss daran wird der Schwerpunkt auf die Expertenbefragung im Rahmen der Delphi-Methode gelegt. Im letzten Abschnitt dieses Kapitels werden die Ergebnisse einer antizipierten Befragung der Experten dargestellt und interpretiert.

9.1   Allgemeine Forschungsmethoden

In der Forschung haben sich im Laufe der Zeit zwei große Ansätze herausgebildet, die in konkurrierenden Ideen – man könnte sagen, in verschiedenen Weltanschauungen, die sich im Wissenschaftsverständnis ausdrücken – wurzeln.[3] Dabei wird zwischen dem quantitativen und dem qualitativen Forschungsansatz unterschieden.[4] Welche Untersuchungsmethode geeignet ist, ist dabei abhängig von der Fragestellung der Forschungsarbeit. Beide Methoden haben aufgrund ihrer unterschiedlichen Ansätze unterschiedliche Anwendungsmöglichkeiten und

---

[1] Vgl.: Weber (1904), S. 76 f.

[2] Vgl.: Weber (1904), S. 74 f.

[3] Siehe: Mayer (2007), S. 83

[4] Vgl.: Mayer (2007), S. 83

können sich bei manchen Fragestellungen sogar ergänzen, um noch detaillierte Ergebnisse zu erhalten. Grundsätzlich können beide Theorien wie folgt unterschieden werden.

9.1.1 Die quantitative Forschungsmethode

Die quantitative Forschungsmethode gilt grundsätzlich als hypothesen- oder theorieüberprüfend. Das bedeutet, dass der Forscher eine bereits gefestigte Theorie hat, die er durch die Forschung überprüfen möchte. Mayer beschreibt den quantitativen Forschungsansatz wie folgt: „Die quantitative Forschung beschäftigt sich mit dem Aufzeigen und Erforschen von Ursachen und kausalen Beziehungen. Da diese als theoretische Annahmen in Form von Hypothesen formuliert und deduktiv überprüft werden, bezeichnet man diese in der Forschung als theorieprüfend. Das übergeordnete Ziel besteht immer darin, aus den Ergebnissen allgemein gültige Aussagen abzuleiten. Die Überprüfung der Hypothesen erfolgt mit möglichst objektiven, von dem Forscher unabhängigen und standardisierten Methoden, die Auswertung der Daten erfolgt mithilfe statistischer Techniken."[5] Dabei können aber nicht nur Hypothesen überprüft werden, sondern auch im Rahmen der Verarbeitung der Daten neue Erkenntnisse gewonnen werden. Die Erkenntnisse basieren dabei immer auf Zahlenwerten, die in einen Zusammenhang mit der vorausgegangenen Hypothese gestellt werden. Aufgrund der statistischen repräsentativen Notwendigkeit sind die Gruppen bei quantitativen Forschungen häufig groß. Dadurch entsteht die Notwendigkeit, bei den Befragungen hoch standardisierte Erhebungstechniken anzuwenden, die durch eine Vorselektion der Fragen vor allem zu einer Informationsreduzierung der Antworten führen.[6] Des Weiteren versuchen die quantitativen Verfahren durch ihren Aufbau einen möglichst objektiven Zugang zu den Probanden zu bekommen, indem sie die Interpretationen und subjektiven Konstruktionen der Erforschten eliminieren.[7]

9.1.2 Die qualitative Methode

Dem gegenüber steht der qualitative Ansatz, der als theoriebildend beschrieben wird. Mayer beschreibt die Methode so: „Mit qualitativer Forschung will man

---

[5] Siehe: Mayer (2007), S. 85 f.
[6] Vgl.: Lamnek (2010), S. 20
[7] Vgl.: Przyborski/ Wohlrab-Sahr (2014), S. 13

Phänomene des menschlichen Erlebens möglichst ganzheitlich und von innen heraus („subjektiv") erfahren und verstehen. Die Datenerhebung ist offen und wird mithilfe von halb oder nicht standardisierten Instrumenten durchgeführt. Die Datenauswertung erfolgt mittels interpretativer Methoden und erzeugt Beschreibungen. Ziel der qualitativen Forschung ist es, aus den gewonnenen Daten Theorien und Konzepte zu entwickeln; sie ist daher theoriebildend, man geht induktiv vor."[8] Jedoch kann auch im Rahmen einer qualitativen Forschung eine vorformulierte Hypothese überprüft werden. Dies kann vor allem immer dann geboten sein, wenn Theorien sehr lange existieren oder Theorien raum-zeitlich unbeschränkt sind.[9]

Für die qualitative Forschung beschreibt Lamnek[10] die folgenden Prinzipien als wesentlich:

– Offenheit,
– Forschung als Kommunikation,
– Prozesscharakter von Forschung und Gegenstand,
– Reflexivität von Gegenstand und Analyse
– Explikation und
– Flexibilität.

Unter diesen Punkten nimmt die Offenheit bei der qualitativen Forschung einen besonderen Stellenwert ein. Die qualitative Forschung zeichnet eine möglichst große Offenheit während des gesamten Forschungszeitraums aus. So beschreiben Vertreter der qualitativen Methode, den Wahrnehmungstrichter bei der empirischen Sozialforschung möglichst lange und möglichst weit offen zu halten, um damit größtmögliche Informationen, die auch unerwartet hervorgebracht werden, erhalten zu können.[11] Daher ist auch die Bildung einer festgelegten Hypothese im Voraus nicht immer sinnvoll, da diese auch die Wahrnehmung bereits eingrenzen kann. Die Hypothesenentwicklung ist damit ein konstitutives Element des Forschungsprozesses.[12] Die Explorationsfunktion der qualitativen Sozialforschung wird betont, die bei der Anwendung standardisierter Techniken vernachlässigt

---

[8] Siehe: Mayer (2007), S. 89
[9] Vgl.: Mayring (2010), S. 25
[10] Vgl.: Lamnek (2010), S. 19
[11] Vgl.: Lamnek (2010), S. 20
[12] Vgl.: Lamnek (2010), S. 80

wird.[13] Auch die Kommunikation hat in der qualitativen Forschung eine besondere Bedeutung. In der qualitativen Methodologie wird der Forschungsprozess als Kommunikationsprozess begriffen.[14] Die wahrgenommene Wirklichkeit konstruiert sich demnach durch die Kommunikation der Menschen. Aus diesem Grund wird in der qualitativen Forschung die gesellschaftliche Realität mit Hilfe von Kommunikation hergestellt, woraus sich anschließend eine Theorie ableiten lässt.[15] Dabei versteht sich auch die Interaktionsbeziehung zwischen Forscher und Beforschten als konstitutiver Bestandteil der Forschung und nicht als Störfaktor.[16] Die qualitative Forschung erhebt ihre Daten damit mehr aus der Interaktion der Menschen und nicht, wie es das Ziel der quantitativen Forschung ist, unabhängig vom Menschen. Das Forschungsziel qualitativer Forschung besteht darin, die Prozesse zu rekonstruieren, durch die die soziale Wirklichkeit in ihrer sinnhaften Strukturierung hergestellt wird.[17] Dies betrifft nicht nur die Prozesse, die beobachtet und erforscht werden sollen, sondern auch die Forschung selbst. Die Forschungspraxis selbst beruht auf der Rekonstruktion des wissenschaftlichen Handelns.[18] Damit ist diese Methode sehr stark am alltäglichen Geschehen der Menschen orientiert und bietet dadurch viele Möglichkeiten, genau dieses zu erforschen.

9.2 Studiendesign und Forschungsprozess

Zu einer Geschichte gehört auch eine entsprechende Einleitung. Diese Erzählung startet mit der Fiktion eines Forschungsprozesses. Das Ziel der Studie wäre es, im Rahmen einer Befragung die Zusammenhänge in der Versorgungsqualität von Demenzkranken im Krankenhaus zu untersuchen und zu klären, was diese Versorgungsqualität beeinflusst. Dabei ist der Blick auf die Professionen zu richten, die maßgeblich die Krankenhausbehandlung bestimmen. Dies sind vor allem die Mediziner und die Pflegenden. Basierend auf den Ergebnissen der vorangegangenen Literaturarbeit wurde die Hypothese der demenzfeindlichen Kultur im Krankenhaus herausgearbeitet, die wiederum auf einen demenzfeindlichen Habitus der (Akut-)Mediziner basiert. Der Demenzkranke ist für die Mediziner ein

---

[13] Siehe: Lamnek (2010), S. 20
[14] Siehe: Lamnek (2010), S. 21
[15] Vgl.: Przyborski/ Wohlrab-Sahr (2014), S. 23
[16] Vgl.: Lamnek (2010), S. 21 f.
[17] Siehe: Lamnek (2010), S. 30
[18] Vgl.: Przyborski/ Wohlrab-Sahr (2014), S. 34

Störfaktor. Diese Hypothese ist auch für die fiktionale Narration handlungsleitend. Mit dem Wissen, dass Habitus und Sprachstil, sowie die Nutzung von
Metaphern eng miteinander verbunden sind, können Kommunikationsstrukturen
einer Profession Einblicke in Haltungen bieten. Demnach wird für die fiktionale
Befragung vorausgesetzt, dass die Hypothese der demenzfeindlichen Kranken-
hausstrukturen stimmt und dass diese Haltung sich auch in den Antwortmustern
der Mediziner wiederfindet. Mit dieser Annahme werden die Idealtypen der
Befragung konstruiert und deren Antworten entsprechend inszeniert. Dabei soll
sich neben der Haltung der Professionen zur Demenz auch die Haltung der
Professionen zueinander abbilden. Als zentralen Fragestellungen wurden die im
Abschnitt 1.3 formulierten Thesen genutzt. Wie bereits im ersten Teil dieser
Arbeit ausführlich dargestellt, beeinflusst neben verschiedenen Rahmenbedingungen vor allem die Kultur der Kooperation und die Kommunikation zwischen den
beiden dominierenden Berufsgruppen und dem Patienten die Versorgungsqualität,
was sich im operativen Vollzug sehr gut erkennen lässt. Basis der Inszenierung ist ein konzeptionierter Leitfaden, der für die Befragung genutzt würde.
Die Teilnehmer der Befragung wurden aus dem Krankenhaussektor rekrutiert,
wobei darauf geachtet wurde, dass sie Experten waren. Das bedeutet, dass sie
eine längere Zeit im Krankenhaussetting gearbeitet haben und auch einschlägige
Erfahrungen in der Behandlung und Pflege von Menschen mit einer Demenz
gemacht haben. Es konnten insgesamt fünf Teilnehmer für die Expertenbefragung
gewonnen werden. Die Forschungsnarration wird im Rahmen einer 2-stufigen
Delphi-Befragung durchgeführt. Nach der fiktiven Rücksendung der Fragebögen
aller Befragten wurden die Ergebnisse zusammengestellt und nach Kategorien
sortiert. Die zusammengefassten Ergebnisse wurden dann ein weiteres Mal an
die Experten geschickt, mit der Bitte, zu den Ergebnissen Stellung zu nehmen.
Nach Rücksendung dieser zweiten Befragung werden die Ergebnisse erneut ausgewertet und poetisch zusammengefasst. Zur Analyse der Aussagen wurde die
Grounded Theory Methode nach Corbin & Strauss gewählt und schließlich in
eine Schlussfolgerung überführt. Auch wenn es sich bei dieser Befragung um
eine reine poetische Narration handelt, werden zur Vervollständigung und um
die das Verfahren nachvollziehbarer zu machen, die einzelnen Forschungsschritte
kurz dargestellt.

9.2.1 Die Auswahl der Teilnehmer für die Expertenbefragung

Die Expertenbefragung unterscheidet sich von den anderen Interviews durch einen maßgeblichen Punkt: den Experten selbst. Die Auswahl der Interviewpartner wird durch die Entscheidung, welches Expertenwissen Gegenstand der Untersuchung ist, strukturiert.[19] Bei dieser fiktionalen Befragung wurden die Experten durch das Wissen und eine entsprechende Erfahrung bei der Versorgung von Demenzkranken im Krankenhaus ausgewählt. Im Rahmen der vorausgegangenen Literaturrecherche wurde sehr deutlich, dass der Blick auf die Versorgung von Demenzkranken durch die Protagonisten im Krankenhaus (vor allem die Ärzte und die Pflegende) sehr unterschiedlich ist, obwohl sich alle in den gleichen Rahmenbedingungen bewegen. Aus diesem Grund ist es sinnvoll, die Berufsgruppen zu befragen, die im Krankenhaus direkt mit der Versorgung dieser Patientengruppe betraut sind. Darüber hinaus war die Perspektive aus betriebswirtschaftlicher Sicht äußerst interessant, da oft ökonomische Gründe genannt werden, die eine qualitativ hochwertige Versorgung im Krankenhaus verhindern. Der Autor kommt selbst aus dem Krankenhaussektor und hatte dadurch einen leichteren Feldzugang und damit auch zu den Experten in diesem Bereich. Darüber hinaus konnte der Erstprüfer auch noch mit seinen Kontakten im Bereich Demenzversorgung den Zugang zu den Experten vereinfachen. Diese Art der Auswahl der Experten birgt auch die Gefahr der eigenen Begrenzung der Studie, da man nur auf ein bekanntes Umfeld zurückgreift. In diesem Fall überwiegt aber der Vorteil, dass die Experten am gesamten Verfahren auch komplett teilnehmen und nicht nach einer ersten Befragung nicht mehr teilnehmen würden. Insgesamt wurden fünf Teilnehmer, drei Frauen und zwei Männer, in die Studie aufgenommen und schriftlich befragt. Befragt wurde ein Chefarzt einer geriatrischen Abteilung[20], ein Chefarzt einer unfallchirurgischen Abteilung, eine pflegerische Stationsleiterin einer internistischen Station, eine Betriebswirtin und Gesundheitsökonomin, die die Geschäftsführerin eines Krankenhauses der Regelversorgung in Nordrhein-Westfalen ist, und eine Sozialarbeiterin, die im Krankenhaussozialdienst arbeitet. Die Teilnehmer waren zum Zeitpunkt der Befragung zwischen 41 und 59 Jahre alt. Alle Teilnehmer wiesen mehrere Jahre Krankenhauserfahrung

---

[19] Siehe: Przyborski/ Wohlrab-Sahr (2014), S. 121

[20] Anmerkung: Der Geriater ist der Einzige der befragten Experten, der aus einem rehabilitativen Versorgungsbereich kommt. Eine geriatrische Behandlung versteht sich von der Grundausrichtung bereits als rehabilitativ, da unabhängig der akuten Erkrankung immer die Selbständigkeit im Fokus. Aus diesem Grund arbeitet der Geriater bereits unter völlig anderen Voraussetzungen als die anderen Mediziner im Akutkrankenhaus

und zusätzlich auch noch Erfahrungen in der Versorgung von Demenzkranken mit entsprechender Expertise aus. Für die Ergebnisse dieser fiktionalen Narration ist eine möglichst detaillierte Beschreibung der Experten notwendig gewesen. Dadurch soll die fiktionale Expertise besser nachvollzogen werden können.

9.2.2 Die Expertenbefragung im Rahmen der Delphi-Befragung

Die Expertenbefragung wurde mit Hilfe der Delphi-Methode durchgeführt. Im Vergleich zu der einfachen Expertenbefragung sieht der Autor bei der Delphi-Befragung einige Vorteile, um eine qualifiziertere und breitere Expertenmeinungen zu erhalten. Die Experten zeichnen sich dabei nicht nur durch spezifisches Theoriewissen aus, sondern auch durch empirische Erkenntnisse.[21] Eine ganze Reihe von Autoren sehen Delphi-Befragungen primär als ein Instrument zur verbesserten Erfassung von Gruppenmeinungen beziehungsweise für eine gezielte Steuerung der Gruppenkommunikation.[22] Dabei besteht die Grundidee der Delphi-Befragung darin, die Expertenmeinungen in mehreren Wellen zur Problemlösung zu nutzen und dabei das anonyme Feedback für weitere Konzentrierungen zu nutzen.[23] Das strukturierte anonyme Feedback gilt dabei als typisches Merkmal und dient als Instrument der Gruppenkommunikation, die durch ihren Ansatz eine Meinungsführerschaft verhindert.[24] Da das Gesundheitswesen in besonderer Weise sehr streng hierarchisch ist und dadurch die Gefahr der Einflussnahme von Meinungsführern besonders groß ist, scheint das Verfahren besonders gut für den Krankenhausbereich geeignet zu sein.[25]

Ziel dieser Delphi-Befragung ist es, die Ansichten der Expertengruppe über die Probleme und Lösungsmöglichkeiten bei der Versorgung von Demenzkranken im Krankenhaus zu ermitteln. Das Ergebnis dieses Typs von Delphi-Befragungen wird danach zu bewerten sein, inwieweit die Ansichten aller Teilnehmer mithilfe des Instruments methodisch einwandfrei abgebildet wurden und ob erwartet werden kann, dass es im Verlauf der Delphi-Befragung tatsächlich zu einer Verbesserung der Urteile gekommen ist.[26] Aus diesem Grund wird der Inhalt der

---

[21] Vgl.: Häder (2014), S. 48

[22] Siehe: Häder (2014), S. 19

[23] Vgl.: Häder (2014), S. 22

[24] Vgl.: Häder (2014), S. 21

[25] Vgl.: Häder (2014), S. 78

[26] Siehe: Häder (2014), S. 33

Befragung nicht nur qualitativ, sondern auch quantitativ bewertet, indem versucht wird, die Mehrheitsfähigkeit der Meinungen herzustellen.[27] In der Folgewelle werden die Experten mit den Ergebnissen der ersten Befragung konfrontiert und um Stellungnahme gebeten. Der dadurch entstehende Lernfaktor löst kognitive Aktivitäten aus und kann zu neuen Ergebnissen und Erkenntnissen der Teilnehmer führen. In dieser fiktiven Befragung wurden die Experten nach der ersten Runde noch einmal mit den gesammelten Ergebnissen der ersten Befragung konfrontiert, die durch eine Zusammenfassung ergänzt wurde und um eine Stellungnahme gebeten. Binnen einer Frist von vier Wochen sollten die Rückmeldungen zurückgesendet werden. Die Rückmeldungen der Experten wurden daraufhin noch einmal ausgewertet. Die abschließenden Ergebnisse wurden den Experten zum Ende der Studie zur Verfügung gestellt, womit die Befragung endete.

9.2.3 Entwicklung eines Fragebogens und Durchführung der Befragung

Zu Beginn der Entwicklung des Leitfadens musste die Fragestellung operationalisiert werden.[28] Dabei sollten die Fragen möglichst konkret sein, um auch sinnvolle Antworten zu ermöglichen. Die Fragen wurden entwickelt, indem die zentralen Thesen zum Forschungsvorhaben herangezogen wurden und mögliche Perspektiven daraus in einer Fragestellung formuliert wurden. Im Fragebogen wurden überwiegend offene Fragen gestellt, bei dem die Experten Stellung beziehen konnten. Ergänzend dazu wurden wenige geschlossene Fragen gestellt, bei denen eine Prioritätensetzung erfolgen sollte. Auf die Abfrage von demographischen Daten wurde bewusst verzichtet, jedoch wurden die Fragebögen mit einer Paginiernummer gekennzeichnet, um eine Identifikation der Antworten zu ermöglichen. Zur Validierung des Fragebogens wurde ein Pretest mit einem Chefarzt einer anderen geriatrischen Abteilung durchgeführt. Bei dieser Befragung ergaben sich vor allem in der Formulierung der Fragen ein paar Änderungsbedarfe.

Die Teilnehmer wurden vorab telefonisch durch den Autor über die Befragung und das Vorgehen informiert. Dabei erhielten Sie auch einen Überblick über die Qualifikationen der anderen Teilnehmer, wobei aber genaue Personalien nicht bekanntgegeben wurden. Danach wurden die Fragebögen postalisch an die Experten versendet. Zur Präzisierung der Aufgabenstellung wurde dem Fragebogen auch nochmal ein Anschreiben sowie außerdem ein frankiertes und beschriftetes

---

[27] Vgl.: Häder (2014), S. 33 f.
[28] Vgl.: Häder (2014), S. 92

Rückkuvert beigefügt. Aufgrund des hohen Aufwands für die Experten entschied sich der Autor für nur eine Feedbackrunde, also für ein 2-stufiges Delphi-Verfahren. Bei dem kleinen Expertenkreis birgt jede weitere Runde eine steigende Gefahr, dass die Teilnehmer abspringen könnten. Bei Delphi-Befragungen wird ansonsten zum Teil über hohe Anteile an Ausfällen vor allem in der ersten Befragungsrunde berichtet.[29] In dieser fiktiven Befragung gab es keine Ausfälle – alle Teilnehmer gaben auch im zweiten Durchlauf eine Rückmeldung.

9.2.4   Auswertungsmethodik

Zur Auswertung der Ergebnisse hat sich der Autor für die Grounded Theory entschieden. Das Besondere an der Grounded Theory ist die Offenheit und Flexibilität des Verfahrens. Es gibt kein festgelegtes Verfahren, sondern die Grounded Theory ist mehr als eine konzeptionell verdichtete, methodologisch begründete und in sich konsistente Sammlung von Vorschlägen zu sehen, die sich als nützlich erwiesen haben.[30] Dabei können mit der Methode genauso Theorien gebildet wie auch Theorien überprüft werden.[31] In der vorliegenden Arbeit soll sie genutzt werden, um die Hypothesen in der Empirie zu überprüfen. Datensammlung und Datenanalyse erfolgen gleichzeitig, da die Datensammlung die Hypothesenbildung begleitet.[32] Dieses Vorgehen macht die Methode so besonders, da dieser Wechselprozess zwischen Sammlung und Hypothesenbildung einen sehr dynamischen Prozess darstellt. Damit können Konzepte und Hypothesen, die sich zwischenzeitlich ergeben, am Ende des Verfahrens komplett verworfen werden.[33] Das Sampling der Kategorien zur Hypothesenbildung oder –überprüfung orientiert sich bei dieser Methode aber nicht an Personen, sondern an Schilderungen, Situationen etc..[34] Dies erfolgt so lange bis eine theoretische Sättigung eintritt. Bei einer realen Befragung würden die Ergebnisse anonymisiert. Bei der vorliegenden Erzählung einer Befragung verzichtet der Autor bewusst auf eine Anonymisierung, um die Aussagen besser herauszustellen und die individuellen Haltungen besser aufzeigen zu können.

---

[29] Vgl.: Häder (2014), S. 163

[30] Vgl.: Lamnek (2010), S. 90

[31] Vgl.: Lamnek (2010), S. 105

[32] Siehe: Lamnek (2010), S. 105

[33] Vgl.: Przyborski/ Wohlrab-Sahr (2014), S. 200

[34] Vgl.: Przyborski/ Wohlrab-Sahr (2014), S. 200

9.3 Darstellung der Ergebnisse der Expertenbefragung

Es folgt der Hauptteil der fiktionalen Narration, die Fabulierung der Ergebnisse. Wie bereits weiter oben beschrieben, geht es bei dieser fiktiven Ergebnisdarstellung um die poetische Darstellung von antizipierten Ergebnissen, wie der Autor sie von dem Idealtyp der ausgewählten Experten erwartet. Durch diese pointierte Erzählung sollen die Ergebnisse der Literaturarbeit noch einmal verdeutlicht werden. Die Ergebnisse der fiktionalen Befragung werden dabei in sechs Kategorien dargestellt, die sich im Rahmen der Auswertung ergeben hätten. Dabei werden bedeutende Zitate der einzelnen Experten in den sechs Kategorien dargestellt und die Gemeinsamkeiten interpretiert. Danach werden die Ergebnisse zusammenfassend dargestellt und im Gesamtblick interpretiert. Im letzten Teil werden dann die antizipierten Ergebnisse der zweiten Welle zusammengefasst und in drei Gruppen dargestellt und ebenfalls interpretiert.

9.3.1 Kategorie 1: Ökonomische Rahmenbedingungen – Die Marktwirtschaftliche Orientierung als Hindernis bei der Versorgung von Menschen mit Demenz

Die Einführung der DRGs war ein Paradigmenwechsel in der Finanzierung der Krankenhäuser, die eine Ökonomisierung und Marktorientierung des ganzen Systems zur Folge hatte. Seitdem orientiert sich das Krankenhaussystem an den abrechenbaren medizinischen Leistungen. Hinzu kommt die Notwendigkeit, alle Prozesse zu optimieren, um einen möglichst großen Gewinn aus der medizinischen Fallpauschale zu generieren. Demnach erscheint es nicht verwunderlich, dass sich bei den Befragungen auch eine Kategorie „Ökonomische Rahmenbedingungen" entwickelt hat. Alle Experten beschreiben Probleme bei der Versorgung von Menschen mit einer Demenz, die auf die aktuelle marktwirtschaftliche Ausrichtung zurückzuführen sind. Dabei geht es vor allem um die politischen Vorgaben und die Bezahlung bzw. die fehlende Bezahlung von Leistungen.

> *„Oft stelle ich mir die Frage, ob diese oder jene Behandlung wirklich nötig ist, weil es für den Patienten immer Stress bedeutet und es an der Behandlung eh nichts ändern würde. Natürlich weiß ich, dass es oft mit der Abrechnung zu tun hat, aber im Sinne des Menschen, der sowieso schon Stress hat, weil er bei uns liegt, finde ich es oft nicht vertretbar."* (Stationsleiterin)

> *„Wir müssen die dementen Patienten ja irgendwie durchbekommen, sonst kriegen wir nachher nichts bezahlt. Da kann man keine Rücksicht auf die Demenz nehmen. Es gilt, alle notwendigen Leistungen zu erbringen und auch einigermaßen die Verweildauer einzuhalten."* (Unfallchirurg)

> *„Ich spreche das dann auch während der Visiten an, aber die Ärzte machen dann trotzdem ihr Ding und dagegen kann ich ja nichts tun."* (Stationsleiterin)

Der Konflikt der Pflege wird an dieser Stelle deutlich. Die ökonomischen Zwänge stehen im Gegensatz zu dem pflegerischen Habitus. Die Stationsleiterin sieht sich als Fürsprecherin des Patienten und steht dabei in einem ethischen Konflikt. Demgegenüber steht die Abrechnungslogik, die durch ärztliche Prozeduren ausgelöst wird und eben nicht durch pflegerische Leistungen. Einerseits muss die Abrechnung der Patientenfälle optimiert werden, damit das Krankenhaus wirtschaftlich stabil aufgestellt ist, andererseits gilt es, den Patienten vor vermeintlich unnötigen Untersuchungen zu verschonen. Verschlimmert wird der Konflikt der Pflegenden durch das Gefühl der Ohnmacht gegenüber der ärztlichen Entscheidungshoheit, die sich beispielsweise in der Visite zeigt.

> *„Bei mir auf der Station sind sie gut aufgehoben, da wir andere Möglichkeiten haben. Aber im restlichen Haus ist die Situation eher suboptimal, da die anderen Fachabteilungen nicht für die Bedürfnisse der Patienten ausgelegt sind. Das liegt natürlich auch an der Vergütungsstruktur."* (Geriater)

> *„Die Kolleginnen in den Geriatrien haben ganz andere Möglichkeiten bei der Versorgung der Dementen. Vor allem haben die da noch andere Unterstützung."* (Stationsleiterin)

> *„Eine Lösung ist die Verlegung in die Geriatrie."* (Unfallchirurg)

> *„Teilweise rufen mich die Kollegen an und fragen, ob ich den Patienten denn endlich mal übernehmen kann, dann versuche ich schon mal, jemanden vorzuziehen. Ich weiß ja, welchen Druck die haben."* (Geriater)

> *„Dabei ist es bei uns aber auch wichtig, dass alle Therapien stattfinden, ansonsten bekommen wir das auch nicht abgerechnet"* (Geriater)

> *„Deshalb haben wir mit der Abrechnung der geriatrischen Komplexmaßnahmen begonnen. So kann man zumindest noch etwas Geld mit den Patienten verdienen."* (Geschäftsführerin)

Während das Krankenhaus in seinen normalen Strukturen aus ökonomischen Gründen nicht auf die Bedürfnisse von Menschen mit einer Demenz, sondern auf Effizienz und Schnelligkeit ausgelegt ist, scheint die Abteilung Geriatrie bessere Möglichkeiten zu haben, die Patienten zu versorgen. Hier hat die Abrechnungsart einen positiven Einfluss auf die Versorgung. Das liegt aber vor allem an einer anderen Abrechnungslogik. In der Geriatrie geht es eben nicht mehr um den Primus der medizinischen Leistung, sondern um eine interprofessionelle Therapieleistung mit dem Schwerpunkt der Rehabilitation.

> *„Manchmal stelle ich mir schon die Frage, ob wir ein Altenheim sind oder ein Krankenhaus. Diese Versorgungsprobleme haben nichts mehr mit Medizin zu tun."* *(Unfallchirurg)*

> *„Teilweise werden wir die Patienten über Wochen nicht los."* *(Sozialarbeiterin)*

> *„Dem Geschäftsführer sag ich auch immer, er muss dafür sorgen, dass die Patienten schneller aus dem Haus kommen. Die verstopfen nur unsere Betten."* *(Unfallchirurg)*

> *„Ich mache bei denen aber auch immer nur das Nötigste, um die nicht länger hier zu haben."* *(Unfallchirurg)*

> *„Die Verweildauer der demenzerkrankten Patienten liegt deutlich über INEK. Das lohnt sich vorne und hinten nicht."* *(Geschäftsführerin)*

> *„Wir kümmern uns ja, aber gut aufgehoben sind die dann nicht mehr bei uns."* *(Stationsleiterin)*

In den anderen Fachabteilungen im Krankenhaus erfolgt die Abrechnung allein über die reine medizinische Leistung. Sobald der Patient wegen seiner primären Erkrankungen (in dem Fall unfallchirurgisch) behandelt ist, endet die Toleranz des Systems. Verzögerungen, die aufgrund pflegerischer Versorgungsprobleme oder anderer Nebendiagnosen entstehen, passen nicht mehr in die Behandlungslogik und werden dann als Störung empfunden. An dieser Stelle zeigt sich der neue Habitus der Mediziner im Krankenhaus. Der Patient wird im Krankenhaus nicht mehr in seiner Ganzheit wahrgenommen, sondern in Teilbereiche unterteilt. Sobald die medizinische Primärleistung der Fachabteilung erbracht wurde, ist der ökonomische Druck so hoch, dass der Patient in der Fachabteilung nicht mehr weiterbehandelt werden soll. Medizinische Leistungen werden sogar schon rationiert, um damit die Aufenthaltsdauer zu verkürzen.

> *„Diese ganzen Sachen mit Demenz und Delir sind aber auch wirklich schlecht im Katalog abgebildet, was sollen wir denn da sonst machen."* *(Geschäftsführerin)*

> *„Teilweise sollen wir die möglichst direkt nach der OP in die Geriatrie verlegen, dann verlieren wir zumindest kein Geld."* *(Unfallchirurg)*

„Ich würde mir wünschen, dass der Bereich Demenz beispielsweise durch ein Zusatzentgelt vergütet würde, mit dem man die verlängerte Verweildauer zumindest bezahlt bekommen würde." (Geschäftsführerin)

„Mittlerweile setzten wir in der Geriatrie noch ehrenamtliche Alltagsbegleiter ein." (Geschäftsführerin)

„Ich weiß, dass wir Geld verlieren, wenn ich nicht schnell genug eine Lösung anbiete." (Sozialarbeiterin)

Ökonomie ist an dieser Stelle der alles definierende Faktor. Finanzielle Anreize dienen dazu, den Bedarfen der Menschen mit einer Demenz zu entsprechen. Dabei wird auch die Verlegung in die Geriatrie nicht im Sinne des Patienten angestrebt, sondern nur, um einen ökonomischen Nachteil auszugleichen. Die Erkrankung wird nur als Abrechnungsleistung gesehen, mit der Theorie, durch eine bessere Vergütung den Bedürfnissen der Patienten besser entsprechen zu können. Der finanzielle Anreiz ist der alles definierende Faktor in der Behandlung.

„Teilweise können die Patienten nach ihrem Aufenthalt gar nicht mehr zurück in ihr Umfeld und das ist oft eine Riesensache." (Sozialarbeiterin)

„Dann wollen die Angehörigen, dass die Patienten so lange bei uns bleiben, bis sie wieder so fit wie vorher sind. Wir müssen dann immer erklären, dass das nicht geht." (Stationsleiterin)

„Und die Angehörigen wollen dann oft die Zuzahlung für ein Pflegeheim nicht übernehmen. Dann heißt es, mit dem Sozialamt Kontakt aufnehmen und das dauert dann auch wieder eh die eine Entscheidung treffen." (Sozialarbeiterin)

An dieser Stelle verlagern sich die ökonomischen Probleme hin zu den Patienten bzw. zu den Angehörigen. Die notwendige pflegerische Versorgung des Menschen mit einer Demenz setzt das System Krankenhaus unter Zugzwang, da die Patienten schnellstmöglich entlassen werden müssen. Dies ist aber aus Versorgungssicht für die Patienten und Angehörige oft nicht so schnell umsetzbar und sorgt auch bei den Angehörigen für finanzielle Belastungen. Dabei führen die Sektorengrenzen im deutschen Gesundheitssystem vor allem zu Problemen.

9.3.2 Kategorie 2: Die fehlende Zeit – Eine Metapher für die Begrenzung von Ressourcen

Die Kategorie „fehlende Zeit" kann als eine Unterkategorie der Ökonomie wahrgenommen werden. Jedoch zeigen sich auch andere Aspekte im Zusammenhang mit Zeit, die eine eigene Kategorie als sinnvoll erscheinen lassen. Die Kategorie Zeit wird bei der Befragung von den Protagonisten sehr unterschiedlich wahrgenommen. Einerseits geht es um zu wenig Zeit, die für den Patienten aufgebracht werden kann, die er aber eigentlich gebraucht würde. Andererseits verbraucht der Patient zu viel Zeit der einzelnen Protagonisten, da er sich nicht in das System Krankenhaus einfügen kann und dadurch gesondert behandelt werden muss. Als strukturierendes Merkmal wird in diesem Zusammenhang durchgehend die Metapher „Zeit ist Geld" genutzt. Zeit versteht sich dabei als begrenzte Ressource, die im Krankenhaus zur Verfügung steht und die sinnvoll eingesetzt werden muss.

> *„Wir haben ja auch oft keine Zeit für die dementen Patienten. Die sind dann oft hilflos bei uns." (Stationsleiterin)*

> *„Wir haben ja keine Zeit, um uns um die Menschen zu kümmern, wie sie es eigentlich bräuchten." (Stationsleiterin)*

> *„Die Schwestern haben für die Patienten keine Zeit bei uns. Die sollen sie lieber mit den richtigen Kranken verbringen." (Unfallchirurg)*

Zeit wird in diesem Fall als Ressource für den Patienten gesehen. Es kann dem Patienten nicht das Maß an Zeit zur Verfügung gestellt werden, welches er eigentlich bräuchte. Durch fehlende Zeit kann bei dem Patienten nicht die Betreuungsleistung erbracht werden, die er aus Sicht der Pflege benötigt oder die anderen Patienten aus Sicht des Arztes genommen wird. Dieses Fehlen an Zeit wird auch noch mit der Frage der ausreichenden Personalressourcen kombiniert.

> *„Manchmal wünsche ich mir Einen zusätzlich, der sich einfach nur mit dem Dementen beschäftigen kann." (Stationsleiterin)*

> *„Am meisten haben ja auch die Schwestern mit den Patienten zu tun, daher bekomme ich gar nicht so viel von den Problemen mit." (Unfallchirurg)*

> *„Wenn wir genug Pflegende hätten, wäre das auch in den anderen Fachabteilungen kein Problem." (Geriater)*

Vor allem für die Pflegenden bedeutet die Versorgung von Menschen mit Demenz deutlich mehr Zeitaufwand in der individuellen Betreuung. Dabei stellt sich nicht die Frage, ob man den Patienten mehr Zeit zukommen lassen will, sondern nur wie man dem Zeitbedarf auch gerecht werden kann. Die fehlende Zeit gilt dabei als limitierender Faktor, der durch mehr Pflegepersonal ausgeglichen werden könnte.

> *„Wenn einmal aus unserer Sicht alles in Ordnung ist, also die OP gut verlaufen ist und die Wunde gut verheilt ist, und das nur noch ein pflegerisches Versorgungsproblem ist, dann geh ich zwar noch in die Zimmer, aber wirklich was Medizinisches absprechen kann ich ja dann nicht mehr und widme mich dann eher den anderen Patienten."* (Unfallchirurg)

> *„Man merkt den Ärzten schon an, dass sie sich nicht so gerne mit dem Thema Demenz beschäftigen wollen. Sie widmen sich dann lieber anderen Dingen als den Demenzkranken. Die sind dann ein bisschen Menschen zweiter Klasse."* (Stationsleiterin)

Auch an dieser Stelle wird deutlich, dass Zeit als Ressource wahrgenommen wird. Jedoch wird sie an dieser Stelle als Verschwendung angesehen. Der Unfallchirurg sieht nur sein Behandlungsgebiet und er betrachtet alle anderen Aufgabenstellungen bei Menschen mit einer Demenz nicht als seine Aufgabe, für die er seine Zeit auch nicht verschwenden möchte. Um dann seine Zeit weiter sinnvoll einzusetzen, überlässt er den Pflegenden die Versorgung und orientiert sich eher an der Patientengruppe, denen er mit seiner Expertise helfen kann. Auch die Pflege bestätigt, dass die Ärzte ihre Zeit nicht mit den Belangen von Menschen mit einer Demenz „verschwenden" wollen.

> *„Wir nehmen uns immer die Zeit für die Patienten, die sie brauchen; und das ist dann auch schon der wichtigste Unterschied zu allen anderen Abteilungen!"* (Geriater)

> *„Oft brauchen die Patienten einfach schon mal etwas länger, um zu verstehen was wir wollen, aber das ist ok für mich. Lieber dem Patienten etwas mehr Zeit geben, als ihn zu drängen. Das wird dann meistens nichts und bedeutet dann auch wieder mehr Zeit, die man festhängt."* (Geriater) *„Am Ende zahlt sich jede Minute, die man mehr investiert, später auch aus."* (Stationsleiterin)

Auch der Geriater versteht Zeit als Ressource. Jedoch stellt er einen anderen Bezug dazu her. Er erkennt Zeit als Bedürfnis der Patienten, die im Behandlungssetting notwendig ist, um eine optimale Behandlung zu ermöglichen. Zeit ist damit eine Investition in die Behandlung und Teil der Therapie. Zusammen mit der Stationsleiterin stellt er nicht die Frage, ob man dem Patienten Zeit zuwendet, sondern wie man diese optimaler organisiert, um einen größtmöglichen Behandlungserfolg zu erzielen. Zeit gilt auch als Qualitätskriterium der Arbeit.

„Oft sind die Patienten echt schlecht versorgt zu Hause. Und wir müssen dann alles in kurzer Zeit organisieren, damit die auch zurechtkommen." (Sozialarbeiterin)

„Die Ärzte machen dabei schon sehr oft Druck, damit sie das Bett frei bekommen." (Sozialarbeiter)

„Demenzkranke sind immer ein Problem. Die ziehen uns die ganze Verweildauer nach unten und das bekommen wir nicht vernünftig im System vergütet." (Geschäftsführerin)

„Wir werden ja auch dafür bestraft, dass es nicht genügend Nachversorger gibt, wie Pflegeeinrichten. Würden hier mehr Plätze zur Verfügung stehen, dann könnten wir die Patienten auch deutlich schneller entlassen." (Geschäftsführerin)

„In der Zeit, in der ein Demenzkranker bei mir ein Bett blockiert, könnte ich zwei normale Patienten behandeln." (Unfallchirurg)

Zeit ist eine kostbare Ressource, die im wahrsten Sinne Geld wert ist. Da die Demenz oft als Nebendiagnose im Krankenhaus festgestellt wird, ist das Krankenhaussystem bei der Versorgung der Primärdiagnose nicht auf den Menschen mit einer Demenz ausgelegt. Es geht darum, die Patienten wie alle anderen schnellstmöglich zu behandeln und dann zu entlassen. Dies ist aber im Fall der Menschen mit einer Demenz oft mit Problemen verbunden, die die Sozialarbeiterin in ihrer Arbeit unter Druck setzen. Die Zeit, die die Krankenhäuser länger brauchen, um die Patienten zu entlassen, stellt in dem Fall ein ökonomisches Ressourcenproblem dar, das sich aus Sicht der Geschäftsführerin als Verlust darstellt. Für den Unfallchirurgen ist der Mensch mit einer Demenz eine Blockade, die verhindert, weitere Patienten schnell zu behandeln.

9.3.3 Kategorie 3: Die Demenz als Störfaktor – Herausfordernde Verhaltensweisen und Unterversorgung

Jeder Krankenhausaufenthalt bedeutet für Patienten mit einer Demenz akuten Stress und eine hohe Belastung. Durch diese Situation zeigen die Patienten zeitweise unerwünschte Verhaltensweisen, die für alle Protagonisten im Behandlungsprozess oft als herausfordernd und störend wahrgenommen werden. Teilweise stellt das Verhalten sogar eine Gefahr für Mitarbeitende oder für den Patienten selbst dar. Hinzu kommt eine potenzielle Unterversorgung der Patienten durch diese Verhaltensweise und die damit verbundene Abwehrhaltung des Krankenhauspersonals.

„Letztens hatten wir wieder einen dementen Patienten, der hat Tag und Nacht geschrien. Das hat uns alle, aber auch die Mitpatienten extrem gestresst. Solche Situationen überfordern schon manchmal den ein oder anderen." (Stationsleiterin)

„Teilweise sind die Patienten auch richtig aggressiv. Entweder weil sie Angst oder Wahnvorstellungen haben oder sich einfach nicht mehr anders zu helfen wissen, wenn sie sich missverstanden fühlen." (Stationsleiterin)

„Und dann lassen wir sie einfach über den Flur laufen, wobei man da auch immer ein Auge auf die Patienten haben muss, sonst sind die auch mal schnell weg." (Stationsleiterin)

„Oft erleben wir gar nicht, dass die ins Delir rutschen. Wir bräuchten da manchmal einfach nochmal eine Fortbildung, um das schneller zu erkennen." (Stationsleiterin)

Für die Pflegenden sind die herausfordernden Verhaltensweisen in vielerlei Hinsicht belastend, da sie den meisten Kontakt mit dem Patienten haben und dann allein Lösungen erarbeiten müssen, aber auch den Unmut der anderen Patienten auffangen müssen. Zur Deeskalation der Situationen fehlt es den Pflegenden manchmal an Werkzeugen oder an Wissen.

„Ehrlich gesagt versuche ich da auch nicht lange rum. Wenn die die Untersuchung nicht zulassen wollen, dann lasse ich es halt. Spätestens im OP kann ich mir dann alles in Ruhe angucken was kaputt ist." (Unfallchirurg)

„Wir nehmen die auch nur auf, wenn wir müssen bzw. wenn es medizinisch notwendig ist, ansonsten gucken wir, dass die nach Hause gehen. Da sind die ja besser aufgehoben als bei uns." (Unfallchirurg) *„Dann haben die Patienten Schmerzen und keiner reagiert darauf, weil das Verhalten fehlinterpretiert wird."* (Stationsleiterin)

„Oft erkennt man eine Demenz nicht direkt, manchmal sind die Patienten auch einfach nur schwierig und nicht zu führen. Die Schwestern sagen uns dann, dass die Patienten dement sind." (Unfallchirurg)

Aus ärztlicher Sicht erscheint das Thema vor allem lästig und nicht relevant zu sein. Die Patienten werden nur als schwierig wahrgenommen. Die Hinweise auf eine Nebenerkrankung Demenz und die damit verbundenen Komplikationen im Verlauf werden vor allem durch die Pflegenden wahrgenommen. Der Habitus des Mediziners ist in dem Fall nur auf ein Teilgebiet der Medizin fokussiert. Er versteht den Körper, oder konkret hier den Knochen, als eine Maschine, die repariert werden muss. Er sieht auch nur dies als seine Aufgabe und belässt die darüber hinausgehende Versorgung bei den Pflegenden

„Ich erlebe immer häufiger, dass die Patienten durch Kollegen falsch behandelt werden. Da muss noch viel Aufklärungsarbeit geleistet werden." (Geriater)

„Wir ermöglichen auch den Angehörigen, beispielsweise im Zimmer zu übernachten, wenn es für den Patienten besser ist. Davon profitiert ja nicht nur der Patient, sondern auch die Schwestern." (Geriater)

„Besonders wichtig ist aber die Tagesstrukturierung. Dann haben die Patienten über den Tag was zu tun und verhalten sich auch ruhiger" (Geriater)

Aufgrund des angepassten Settings in der Geriatrie besteht die Möglichkeit, auf das herausfordernde Verhalten der Patienten anders zu reagieren. Dazu gibt es Konzepte, die ein Delir vermeiden, herausfordernde Verhaltensweisen reduzieren und das Pflegepersonal besser auf die Patientenklientel vorbereiten. Zusätzlich werden die Angehörigen auch mit in den Behandlungsprozess eingebunden, um so besser auf die unerwünschten Verhaltensweisen zu reagieren. Durch den Geriater wird auch die Fehlbehandlung der anderen Fachabteilungen bestätigt, die offenbar durch fehlenden Bezug zu dieser Patientengruppe verursacht wird.

„Oft kommen die die Patienten ins Krankenhaus, ohne dass eine Demenz vorher diagnostiziert wurde. Dann fällt bei uns auf, dass da was nicht stimmt und die dann so nicht mehr nach Hause können." (Sozialarbeiterin)

„Manchmal erkennen die Angehörigen die Patienten auch nicht wieder, das liegt dann vor allem an der unbekannten Umgebung und der neuen Situation, die die Patienten nicht mehr verarbeitet bekommen." (Sozialarbeiterin)

„Die Entlassung der Patienten ist eine besondere Herausforderung, da die Angehörigen oft nicht mit der neuen Situation klarkommen" (Geriater)

Das veränderte Verhalten der Patienten während der stationären Versorgung stellt nicht nur die Mitarbeiter im Krankenhaus vor eine große Herausforderung, sondern irritiert auch die Angehörigen der Patienten. In einigen Fällen tritt die Demenz erst aufgrund der Aufnahme ins Krankenhaus in Erscheinung. Diese Situation ist für die Angehörigen auch neu und kommt zu der akuten Primärerkrankung hinzu, die ohnehin schon für genügend Aufregung sorgt. Die dadurch entstehende Unsicherheit verursacht für das System Krankenhaus noch weitere Probleme, da die Patienten nicht so einfach wieder entlassen werden können.

Interessanterweise kommt das Thema bei den Ausführungen der Geschäftsführerin gar nicht vor. Wahrscheinlich liegt das daran, dass sie nicht in der operativen Betreuung der Patienten eingebunden ist und daher dieses Problem gar nicht wahrnehmen kann.

9.3.4   Kategorie 4: Bedürfnisse – Was Menschen mit einer Demenz brauchen

Menschen mit einer Demenz haben besondere Bedürfnisse und müssen aus diesem Grund im Krankenhaus anders behandelt und betreut werden. Dabei spielen vor allem die Zuwendung und die Beziehungsgestaltung eine herausgehobene Rolle. In dieser Frage stehen die Protagonisten im krassen Gegensatz zueinander, wobei auch hier die Geriatrie wieder eine Ausnahme bildet. Hinzu kommen noch besondere bauliche und strukturelle Rahmenbedingungen für eine demenzgerechte Versorgung.

> *„Die Welt des Patienten mit einer Demenz passt einfach nicht in das Krankenhaus. Allein das Tempo, das wir vorgeben (müssen), und die fehlenden Rituale verkraftet ein Demenzkranker nicht."* (Stationsleiterin)

> *„Die Krankenhausstruktur ist dafür (die Versorgung von Menschen mit einer Demenz) nicht gemacht. Daher sollten die Patienten auch schnellstmöglich entlassen werden."* (Geschäftsführerin)

> *„Wenn die Patienten einmal da sind, sind sie da, da kann man auch nichts machen. Aber die Schwestern kümmern sich dann so gut es geht, bis wir sie dann wieder los sind."* (Unfallchirurg)

> *„Die Patienten brauchen mehr Zuwendung als die anderen Patienten, die wir ihnen auch versuchen zu geben."* (Stationsleiterin)

> *„Die Patienten brauchen ein besonders ruhiges Umfeld und besondere Aktivierung! Wir halten die Angebote für den Patienten vor."* (Geriater)

Die Krankenhausstrukturen sind für die Behandlung von Menschen mit Demenz nicht ausgelegt, da sind sich alle Beteiligten einig. Das liegt vor allem an der auf Effizienz und auf medizinische Prozeduren ausgelegten Prozesse. Während die Pflegenden dies erkennen und versuchen, den Patienten die notwendige Zuwendung zu geben, nehmen die anderen Protagonisten die Patienten eher als Störfaktor wahr; die demenzkranken Patienten sind nicht erwünscht und müssen möglichst schnell wieder entlassen werden. Nur die Geriatrie, die mit ihren Abläufen auf diese Klientel ausgelegt ist, positioniert sich dabei anders.

> *„Auch unter den Pflegenden ist die Patientenorientierung eine Einstellungsfrage. Viele wollen auch einfach nur ihre Arbeit erledigen und haben auch keine Zeit, mit den Patienten zu reden. Das betrifft vor allem die älteren Kolleginnen."* (Stationsleiterin)

> *„Die Versorgung ist sehr problematisch. Teilweise gehen die Patienten aufgrund des Zeitmangels bei uns unter, was mich dann auch belastet."* (Stationsleiterin)

Jedoch ist auch unter den Pflegenden diese Haltung nicht flächendeckend vertreten. Die Gründe liegen vor allem im Mangel an Zeit oder an einer zu starken Orientierung am ärztlichen Dienst. Dabei stellt vor allem der Zeitmangel bei der Patientenversorgung die Pflegenden vor einen ethischen Konflikt.

> *„Demenzerkrankte, die in anderen Abteilungen schlecht mit Schmerzmitteln eingestellt sind, diese Patienten sind absolute Risikopatienten und die Situation ist brandgefährlich." (Geriater)*

> *„In den anderen Abteilungen wird bei der Therapiewahl teilweise keine Rücksicht auf die Demenz genommen." (Geriater)*

> *„Die Demenz kann nun wirklich nicht Einfluss auf unsere Therapieentscheidungen haben. Diese sind medizinisch fundiert und können sich nicht an solch einer Nebendiagnose ausrichten." (Unfallchirurg)*

Für die Mediziner stellt sich die Situation anders dar. Für sie ist die Demenz nur ein Störfaktor, der notwendigerweise ertragen werden muss, aber ansonsten nicht weiter berücksichtigt wird. In den Abteilungen außerhalb der Geriatrie kommt es sogar zu Fehlbehandlungen, weil man sich nicht näher mit den Patienten mit einer Demenz auseinandersetzen möchte bzw. die Zeichen der Patienten fehlinterpretiert.

> *„Wir diskutieren in dem Team auch immer, welche Behandlungen und Diagnostiken braucht der Patient wirklich." (Geriater)*

Der besondere Bereich der Geriatrie hat durch die interprofessionelle Teambesprechung eine Struktur geschaffen, bei der gemeinsam mit allen Berufsgruppen eine angepasste Versorgung abgestimmt wird. Mehrere Perspektiven erleichtern die richtige Entscheidungsfindung.

> *„Vor allem bei der Erstdiagnose muss man sehr behutsam mit den Patienten und Angehörigen umgehen. Für die bricht nach der Diagnose eine Welt zusammen." (Stationsleiterin)*

> *„Auf die Wünsche, den Patienten noch länger bei uns zu behalten, können wir dabei nicht eingehen." (Sozialarbeiterin)*

Auch im Kontakt mit den Angehörigen bedarf es einer besonderen Zuwendung, die vor allem durch die Pflegenden und die Sozialarbeiter wahrgenommen wird.

9.3.5 Kategorie 5: Kommunikation – Ein Schlüssel zur besseren Patientenversorgung

Die Kommunikation spielt bei der Versorgung von Menschen mit einer Demenz eine große Rolle. Dabei geht es nicht nur um die Kommunikation mit den Menschen mit einer Demenz oder deren Angehörigen, sondern auch um die Kommunikation der Protagnisten miteinander, allen voran Ärzten und Pflegenden.

> *„Wie oft erlebe ich es, dass nur über den Patienten geredet wird, aber nicht mit dem Patienten.“ (Stationsleiterin)*

> *„Viel passiert auf der Beziehungsebene und da hilft manchmal schon ein liebes Wort.“ (Stationsleiterin)*

> *„Manchmal entstehen auch Konflikte mit anderen Patienten, die nicht verstehen, dass die Patienten eine Demenz haben.“ (Stationsleiterin)*

> *„Das Wichtigste ist, eine Beziehung zu dem Patienten aufzubauen, und natürlich die Biografie Arbeit.“ (Geriater)*

Die Kommunikation mit den Patienten erfordert ein hohes Maß an Wissen um die Erkrankung und das Beherrschen entsprechender Kommunikationstechniken. Vor allem die Beziehungsarbeit hat dabei einen hohen Stellenwert und sorgt für einen besseren Zugang zu den Patienten. Wie schnell die Situationen in der Kommunikation eskalieren können, zeigt sich beim Zusammentreffen mit anderen Patienten.

> *„Oft wird der Fehler gemacht, den Patienten nicht ernst zu nehmen. Wenn er sagt er steht gerade in seinem Haus und sucht seine Mutter, dann ist das so!“ (Stationsleiterin)*

> *„Bei den Dementen mache ich die ganze Aufklärung, wenn möglich mit den Angehörigen. Die Patienten verstehen nicht, was ich will oder was als Nächstes ansteht.“ (Unfallchirurg)*

> *„Die Gespräche sind oft schwierig. Die Patienten wissen dann gar nicht, was ich will, und dann bestätige ich sie einfach, dann sind die erstmal beruhigt.“ (Unfallchirurg)*

Auch die fehlende Kenntnis um die Erkrankung führt dazu, dass die Patienten nicht ernst genommen werden. An dieser Stelle zeigt sich wieder der unterschiedliche Ansatz der beiden Berufsgruppen. Während die Pflege den Patienten in seiner Ganzheit erkennt und auf ihn eingehen möchte, sieht der Mediziner nur seinen Teilbereich, auf den er sich fokussiert.

„Da die Kommunikation mit den Patienten nicht immer leicht ist, binden wir auch gerne schon mal die Bezugspersonen mit ein." (Geriater)

„Wir binden auch gerne die Angehörigen und dabei vor allem die Bezugspersonen bei den Gesprächen mit den Patienten ein." (Sozialarbeiterin)

Ein weiterer Aspekt ist die Kommunikation mit den Angehörigen. War es beim Unfallchirurg nur eine Flucht vor der Auseinandersetzung mit dem Patienten, nutzen es sowohl der Geriater als auch die Sozialarbeiterin als Instrument, um mit den Patienten mit einer Demenz besser arbeiten zu können. Sie binden die Angehörigen bei der Therapie aktiv mit ein.

9.3.6 Kategorie 6: Zusammenarbeiten – Interprofessionelle Kooperation als Lösung für viele Probleme?

Die letzte Kategorie ist die interprofessionelle Kooperation. Die Notwendigkeit einer interprofessionellen Kooperation wird von den Protagonisten unterschiedlich wahrgenommen. Während die Ärzte nicht an einer gleichberechtigten Kooperation interessiert sind, scheint vor allem den Pflegenden der Austausch und die Gleichberechtigung wichtig zu sein. Auch hier zeigen sich in der Geriatrie erste Strukturen, die zu einem gleichberechtigten Austausch führen.

„Bei der Visite frage ich dann die Schwestern, wie der Verlauf ist. Das reicht mir auch und wenn was Gravierendes wäre, würde die mir das dann schon sagen." (Unfallchirurg)

„Ich würde mir Gespräche über die Situation der Patienten und wie wir die Versorgung verbessern können während der Visite wünschen, aber für so was ist nie wirklich Zeit." (Stationsleiterin)

„Manchmal gehen wir schon gar nicht mehr bei der Visite mit, da es eh keinen interessiert, was wir sagen." (Stationsleiterin)

Auch bei dem institutionalisierten Austausch zwischen den beiden Berufsgruppen, der Visite, findet die Demenzerkrankung keinen Raum. Selbst wenn es von den Pflegenden gewünscht wird, nimmt sich der Mediziner dieses Themas nicht an. Auch der Versuch, das Thema Demenz und die damit verbundenen Probleme in der Visite zu platzieren, findet keine Resonanz.

„Dann musste ich mehrmals beim AVD anrufen und sagen, dass es wirklich wichtig ist, bis der gekommen ist, und dann macht der mich auch noch an, warum ich ihn so oft anrufen würde. Er muss schließlich arbeiten." (Stationsleiterin)

„Der Einzige, den es interessiert, was wir sagen ist der Oberarzt, aber auch nur weil wir schon seit 20 Jahren zusammenarbeiten und wir uns gut kennen." (Stationsleiterin)

„Die gemeinsame Visite mit der Pflege ist total wichtig für mich." (Unfallchirurg)

Die fehlende Wertschätzung der Expertise der Pflegenden scheint ein generelles Problem im Krankenhaus zu. Auch wenn die Ärzte die Wichtigkeit der Expertise in der Visite kolportieren, wird sie dennoch nur wahrgenommen, wenn es eine persönliche Beziehung zwischen Ärzten und Pflegenden gibt. In den anderen Situationen spielt diese keine Rolle.

„Wir tauschen uns regelmäßig im therapeutischen Team aus und besprechen den Verlauf der Patienten. So können wir schnell auf Veränderungen reagieren und die therapeutischen Ziele aktualisieren." (Geriater)

„In der Geriatrie gibt es die therapeutischen Teams. Die sind für die Komplexe gefordert, aber sollen dem Patienten auch wirklich was bringen." (Geschäftsführerin)

„Das therapeutische Team in der Geriatrie ist wirklich eine Bereicherung, da ich dort alle Themen ansprechen kann und wir dann gemeinsam Lösungen erarbeiten." (Sozialarbeiterin)

Auch hier zeigt die Geriatrie, wie anders der Austausch laufen kann. Durch die Unterstützung der Abrechenbarkeit findet ein regelmäßiger Austausch zwischen allen Protagonisten statt, der im Sinne des Patienten von allen Protagonisten positiv wahrgenommen wird.

9.3.7 Zusammenfassung

Es wurden sechs Kategorien aus den Daten gebildet. Die ersten beiden Kategorien *Ökonomische Rahmenbedingungen* und *Die fehlende Zeit* beschäftigten sich vor allem mit dem Thema der begrenzten Ressourcen im Krankenhaussystem und damit, welchen Einfluss ökonomische Anreize bei der Behandlungsentscheidung haben. Diese Kategorien zeigten bereits erste Anzeichen für eine unterschiedliche Wahrnehmung der Versorgungssituation bei den Pflegenden und Ärzten. Während die Ärzte sowohl ihr Zeitkontingent für die Patienten als auch die Behandlungsentscheidungen bereits komplett auf die ökonomischen Kriterien des Krankenhauses ausgelegt haben, konnte man vor allem bei der Pflege ethische

Konflikte erkennen. Sie nehmen eine Advokatenfunktion für den Patienten ein, bei der sie sich aber aufgrund der ärztlichen Entscheidungshoheit nicht immer durchsetzen können. Des Weiteren hat sich gezeigt, dass die Marktorientierung mittlerweile tief in die Entscheidungsprozesse des Krankenhauses eingedrungen ist. Dies macht eine Rücksichtnahme auf Menschen mit einer Demenz außer in speziellen Bereichen wie der Geriatrie unmöglich.

Die Kategorien *Die Demenz als Störfaktor* und *Bedürfnisse* zeigen ein ähnliches Bild. Während der Pflegedienst bemüht ist, den Bedürfnissen der Patienten zu entsprechen, nehmen die Ärzte die Bedürfnisse der Patienten kaum wahr und erleben die herausfordernden Verhaltensweisen als lästig. Dies kann zu einer Unterversorgung und Fehlbehandlung führen. Diese unterschiedliche Wahrnehmung der Situation hängt wahrscheinlich mit der Dauer des Patientenkontakts zusammen. Während die Pflegenden den ganzen Tag mit den Patienten arbeiten, sind die Ärzte oft nur kurz mit den Patienten in Kontakt. Das macht es für die Pflegenden sehr wichtig, eine Beziehung mit dem Patienten aufzubauen und damit unerwünschte Verhaltensweisen zu reduzieren.

Die beiden letzten Kategorien *Kommunikation* und *Zusammenarbeiten* zeigen auf, wie wertvoll und wirkungsvoll eine gelingende und gleichberechtigte Kommunikation mit dem Patienten, aber vor allem im interprofessionellen Team sein kann. Während in der normalen Krankenhausstruktur der Wunsch nach einer gleichberechtigten Informations- und Entscheidungskultur sehr groß ist, erkennen die Ärzte in solch einer Struktur keinen Mehrwert für ihre Arbeit. Ganz im Gegenteil erachten sie jede Einmischung in ihre Entscheidungshoheit als lästig und unnötig. Dass ein interprofessioneller Austausch und eine gleichberechtigte Kommunikation wertvoll für die Patienten sein können, zeigt das Beispiel in der Geriatrie. Allerdings haben auch hier zunächst wirtschaftliche Anreize zu solch einer Struktur geführt.

Die Ergebnisse der Kategorien und die Zusammenfassung der Ergebnisse wurden den Experten zur Verfügung gestellt. Sie wurden darum gebeten, diese ein weiteres Mal zu kommentieren und zu bewerten.

9.3.8 Ergebnisse der zweiten Welle

In dieser Fabulierung gibt es bei der zweiten Welle der Delphi-Befragung keine grundlegenden Änderungen der einzelnen Meinungsbilder. Die entstehenden Abweichungen waren aufgrund der idealtypischen Darstellung zu erwarten und liegen vor allem in der Profession und dem verbundenen Habitus der einzelnen

Protagonisten begründet. Die Kategorien der ersten Befragung waren an den Aussagen der Protagonisten und an den Gemeinsamkeiten dieser Aussags ausgelegt. Aufgrund der fehlenden neuen Erkenntnisse und überwiegenden Zustimmung der Experten, werden die Ergebnisse der zweiten Welle nach Professionen kategorisiert, um die habituellen Unterschiede der Professionen besser darstellen zu können. Daher gibt es nach der zweiten Welle nur noch drei Kategorien und die orientieren sich an den Zuschreibungen der einzelnen Professionen.

Kategorie 1: Die Perspektive der Pflegenden
Alle Befragten bestätigen erneut, dass die Pflegenden eine bedeutende Perspektive im therapeutischen Team einnehmen, da sie den meisten Kontakt zu den Patienten haben. Jedoch gehen die Meinungen deutlich auseinander, wie dies bereits umgesetzt wird und wie ernst diese pflegerische Perspektive genommen werden kann bzw. welche Inhalte die Pflegenden beitragen können. Während die Mediziner die Beteiligung der Pflegenden als ausreichend empfinden, sieht die Stationsleiterin auch in der Geriatrie noch deutlichen Handlungsbedarf. Die Perspektive der Pflegenden wird zwar häufig hinzugezogen, aber nur dann von den Ärzten in Betracht gezogen, wenn sie nützlich erscheint. Eine gleichberechtigte Mitbestimmung im Behandlungsprozess findet nicht statt. Dabei ist vor allem bei Menschen mit einer Demenz die pflegerische Perspektive genauso relevant wie die medizinische. Dies bestätigen auch die anderen beiden Experten. Als geeigneter Raum für diesen Austausch wird von allen die Visite angesehen, jedoch müsste sie umstrukturiert werden, um der pflegerischen Perspektive mehr Raum zu geben.

Kategorie 2: Die Perspektive der Ärzte
Waren sich die Mediziner über die Rolle der Pflege im Behandlungsprozess noch sehr einig, so nehmen sie ihre eigene differenzierter wahr. Aus Sicht des Unfallchirurgen sind Patienten mit Demenz im Krankenhaus falsch aufgehoben. Auch wenn er die Primärversorgung der Menschen als notwendig erachtet, sieht er die weiteren Versorgungsdefizite nicht mehr als medizinische Aufgabe an. Er nutzt dafür sehr oft die Maschinenbaumetapher. Der Mensch wurde durch seine Leistung an den Knochen repariert. Die anderen Leistungen sind nicht mehr seine Aufgabe und sollen daher außerhalb der Klinik oder in gesonderten Bereichen erbracht werden. Der Geriater sieht dies anders, vor allem da die Versorgung der Demenzkranken seine medizinische Primärleistung ist und die anderen Fachabteilungen nur die Sekundärleistung erbringen (also auch der Unfallchirurg). Die Therapie der Demenz ist eine wichtige medizinische Aufgabe, um die Lebensqualität der Patienten zu verbessern. Dies sehen die Sozialarbeiterin und die Stationsleiterin genauso. Die Geschäftsführerin positioniert sich dabei nicht klar, was sie als Kernleistung der

medizinischen Behandlung sieht. Vielmehr beschreibt sie den Bedarf, dass die verschiedenen Fachabteilungen bei übergreifenden Themen wie einer Demenz besser zusammenarbeiten müssten und sich weniger medizinisch abgrenzen sollten.

Kategorie 3: Die Perspektive der Verwaltung
Die wirtschaftlichen Rahmenbedingen, so sind sich alle einig, sind der Grund, weshalb die Versorgung von Demenzkranken in den Krankenhäusern ein Problem darstellt. Es müssten mehr ökonomische Anreize und finanzielle Möglichkeiten im Krankenhaus geschaffen werden, um Patienten mit einer Demenz ausreichend versorgen zu können. Die Geschäftsführerin sieht sogar die Vergütung in der Geriatrie als nicht ausreichend an, da die Vergütung der Leistung im Vergleich zu anderen Prozeduren schlecht abgebildet ist. Auch die aktuelle Neuregelung mit dem ausgegliederten Pflegebudget hat die angespannte Personalsituation im Pflegedienst nicht ausreichend verbessert. So werden zwar alle Pflegefachpersonen (die es derzeit nicht auf dem Arbeitsmarkt gibt) im Rahmen des Kostendeckungsprinzips vergütet, aber die Assistenzkräfte, die das Pflegepersonal entlasten sollen, eben nicht. Genau die werden dann auch eingespart, was wiederum zu einer Steigerung der Arbeitsbelastung führt. Die Stationsleiterin und Sozialarbeiterin sehen es als gesellschaftliches Versagen, dass die Alten und vor allem Demenzkranken eine schlechte Lobby haben und im Gesundheits- und Pflegesystem so schlecht repräsentiert werden. Vor allem beim Unfallchirurgen zeigt sich weiterhin eine eher ablehnende Haltung gegenüber den Menschen mit einer Demenz. Er schlägt als Lösung eine bessere Vergütung für einen Bereich vor, in dem die Menschen mit einer Demenz gesammelt versorgt werden – also weiterhin außerhalb seiner Abteilung, da er nicht der Experte für diese Patientengruppe ist. An dieser Stelle erwähnen fast alle Befragten, dass die Missstände nicht nur am fehlenden Personal liegt, sondern auch an den fehlenden Investitionsmöglichkeiten in Baustrukturen und Räumlichkeiten, die auf die Bedürfnisse von Menschen mit einer Demenz ausgelegt sind.

Schlussbetrachtung 10

10.1 Grenzen der Studie

Die vorliegende Arbeit ist eine reine Literaturarbeit, in der verschiedene Theorien und Studien miteinander in Verbindung gebracht wurden, um die vorausgegangene Fragestellung zu bearbeiten. Dabei leistet die Arbeit einen Beitrag zu der aktuellen Diskussion um die Versorgungssituation von Menschen mit Demenz im Krankenhaus und die Rolle der professionellen Pflege in diesem Zusammenhang. Die theoretische Auseinandersetzung mit den Habitusstrukturen und der Organisationskultur im Krankenhaus hat dabei gezeigt, warum die Demenz ein Störfaktor in der aktuellen Organisation Krankenhaus darstellt. In dieser Untersuchung lag der Schwerpunkt vor allem auf den beiden Professionen Ärzte und Pflegenden. Die herausgearbeiteten Ergebnisse sollten zukünftig noch durch weitere Untersuchungen, vor allem empirische Forschungen überprüft werden. Die vorliegende Arbeit hat sich dabei bewusst auf die Beschreibung der historischen Zusammenhänge und der Ist-Situation beschränkt. Die Perspektive von anderen Protagonisten im Versorgungszusammenhang wie bspw. Sozialarbeiter oder Therapeuten wurde dabei nicht berücksichtigt.

Aufbauende zukünftige Studien sollten noch mehr herausarbeiten, wie man das System verändern kann, um die Krankenhäuser generell demenzfreundlicher zu gestalten. Dabei steht die Entwicklung einer allgemeingültigen Maßnahmenliste zur Bewältigung der Herausforderungen der Demenzversorgung im Krankenhaus noch aus.

Eine weitere Grenze ist die Sozialisation des Autors mit seiner persönlichen Wahrnehmung. Der Autor selbst ist ausgebildeter Krankenpfleger und seit einigen Jahren als Pflegedirektor in verschiedenen Akutkrankenhäusern tätig, wodurch seine Wahrnehmung und auch die Interpretation der Literatur beeinflusst wird.

J. Kurmann, *Demenz als Störfaktor?*, Vallendarer Schriften der Pflegewissenschaft 14, https://doi.org/10.1007/978-3-658-42191-5_10

10.2   Ergebnisdiskussion

Der Mensch mit einer Demenz gilt im Krankenhaus als Störfaktor. Aber warum ist das so, da wir doch in einer immer älter werdenden Gesellschaft leben und sich auch das Gesundheitssystem auf diese Situation einstellen müsste. So wird die Prävalenz von Menschen mit einer Demenz aktuell auf 23 % aller Krankenhausfälle geschätzt.[1] Auch wenn einige bekannte Organisationen wie bspw. die Deutsche Alzheimer Gesellschaft e. V. sich das Ziel gesetzt haben, die Situation von Menschen mit einer Demenz mithilfe von Modellprojekten zu verbessern, konnten diese bisher primär nur in der Langzeitpflege erfolgreich implementiert werden. In den Krankenhäusern, um die es in der Ausarbeitung im Schwerpunkt geht, lassen sich nur wenige dieser Strukturen finden. Einzig im Rahmen von wenigen geförderten Projekten entstehen erste Strukturen in Krankenhäusern, die diesem Anspruch der Demenzsensibilität gerecht werden könnten. Aber leider endet das Engagement auch oft mit dem Auslauf des Projektes. Demnach scheint es Hürden in der Organisation Krankenhaus zu geben, die eine Ausrichtung nach Menschen mit einer Demenz verhindern. Das Ziel dieser Arbeit war es, Gründe für eine fehlende Orientierung an dieser Patientenklientel sowie Möglichkeiten zur Verbesserung der Versorgung zu identifizieren.

Der am weitesten verbreitete Mythos[2] ist, dass die schlechte Versorgung von Demenzkranken im Krankenhaus und die fehlende Orientierung an dieser Patientenklientel vor allem an den ökonomischen Rahmenbedingungen im Gesundheitssystem liegen. Doch tatsächlich gibt es neben den marktwirtschaftlichen Hemmnisfaktoren, vor allem machtpolitische und kulturelle Hemmnisfaktoren, die eine Demenzorientierung in den Krankenhäusern verhindern. Es konnte aufgezeigt werden, dass die wirtschaftliche Situation der Krankenhäuser tatsächlich in der Geschichte von Beginn an schwierig und die Finanzierung oft nicht ausreichend war.[3] Aus diesem Grund waren die Krankenhäuser schon früh auf Nebeneinkünfte angewiesen oder mussten Einsparungen vornehmen. Besonders in den letzten Jahrzehnten gab es einige gesetzliche Neuregelungen in Deutschland, die erheblichen Einfluss auf die Finanzierung der Krankenhäuser hatten. Als der bedeutendste Einschnitt in der Finanzierung und als entscheidendster Schritt zur marktwirtschaftlichen Orientierung der Krankenhäuser gilt

---

[1] Vgl.: Isfort et al. (2014), S. 6

[2] Anmerkung: In diesem Fall ist der Begriff Mythos negativ konnotiert. Es meint eine Geschichte, die ausgedacht wurde und ohne Hinweis auf Belege immer weitergetragen wurde und somit ein Bild eines Sachverhaltes festigte.

[3] Vgl.: Mohan (2019), S. 140

die Einführung der DRGs im Jahr 2003. Damit wurde das Leistungsgeschehen endgültig einer betriebswirtschaftlichen Kontrolle unterworfen, welches sich vor allem auf die medizinischen Zentraltechnologien (Operationssaal, Katheterlabor, etc.) konzentriert und damit die Prozesse auf die maximale Auslastung dieser Bereiche auslegt.[4] Hinzu kommt eine Begrenzung der Verweildauer, die mit einer Beschleunigung und Optimierung der internen Abläufe verbunden ist.[5] Beide Aspekte haben erheblichen Einfluss auf das gesamte Krankenhauspersonal und die Entscheidungen der Ärzte. Dies führte unausweichlich zu Konflikten zwischen dem betriebswirtschaftlich orientierten Management des Krankenhauses und den Ärzten.[6] Trotz dieser deutlichen Veränderungen zeigt sich die Stabilität des Funktionssystems, in dem der Programmcode krank/gesund weiterhin gilt und die Prozesse auch unter betriebswirtschaftlichen Rahmenbedingungen durch diesen Code definiert werden. Das bedeutet, dass die Ärzte trotz der marktwirtschaftlichen Einflüsse weiterhin eine starke Machtstellung hinsichtlich der Prozesse und auf die Weiterentwicklung des Krankenhauses haben.

Das Krankenbehandlungssystem beweist damit, dass es gegen Umwelteinflüsse und damit konkret dem Wirtschaftssystem relativ stabil ist und weiterhin den eigenen Programmcode als Primus behält. Damit konnten zwar einige Logiken des Wirtschaftssystems Einzug in das Krankenhaus nehmen, aber die Krankheit blieb weiterhin als Zugang zum System bestehen und damit auch nur der Codewert gesund zum Austritt des Funktionssystems führt. Somit behalten die Mediziner und nicht die Ökonomen weiterhin die Deutungsmacht im Krankenhaus. Auch diese Tatsache führt häufiger zu Konflikten zwischen diesen beiden Protagonisten. Dies ist u. a. daran zu merken, dass die Ausgaben im Krankenhausbereich immer weiter steigen – entgegen der Prognosen von Ökonomen und der Maßnahmen zur Kostenreduzierung. Damit ist bewiesen, dass genügend finanzielle Ressourcen im System zur Verfügung stehen, diese aber nicht im Sinne der Demenzversorgung allokiert werden, sondern für Krankheiten die passungsfähiger an das Funktionssystem sind, wie bspw. onkologische Erkrankungen.[7] Die Macht der Mediziner zeigt sich nicht zuletzt mit ihren Stimmen im G-BA, der in vielerlei Hinsicht die Entwicklungen im Krankenhaus steuert und damit auch für den eigenen Systemerhalt sorgen kann. Das Interesse an der Versorgung der älteren Gesellschaft und der Menschen mit einer Demenz scheint daher für

---

[4] Vgl.: Iseringhausen (2016), S. 107

[5] Vgl.: DiAG (2012), S 14

[6] Vgl.: Iseringhausen (2016), S. 108

[7] Die onkologischen Erkrankungen lassen die Mediziner weiterhin als Heros auftreten, der gegen die Krankheit kämpft und mittlerweile auch teilweise den Kampf gewinnen kann.

die Ärzte nicht interessant oder relevant zu sein. So beschreibt Hibbeler, dass die Geriatrie in Deutschland ein Stiefkind der Medizin ist und es in Deutschland kein flächendeckendes Konzept zur Versorgung von älteren Menschen gibt.[8] Zwar zeigen erste Entwicklungen der letzten Jahrzehnte, dass immer mehr geriatrische Abteilungen aufgebaut werden, aber von einer bedarfsgerechten Versorgung kann auch heute noch nicht gesprochen werden. Offensichtlich kann die Erkrankung Demenz keinen Anschluss an das Funktionssystem mit seinem Code krank/gesund herstellen, um damit auch im Krankenhaus an Relevanz zu gewinnen. Diese Vermutung wird auch durch die Vergütungsstrukturen im G-DRG-System untermauert. So sind onkologische Erkrankungen deutlich besser in dem System vergütet als die geriatrische Behandlung. Es bleibt dabei, dass die Erkrankungen des Alters, mit der Chronifizierung von Krankheiten nur den Zugang zu dem System erhält, indem die Mediziner mit einer Art angepasster Akutmedizin arbeiten und so die chronischen Erkrankungen in das Krankenbehandlungssystem aufnehmen. Dabei erhält nicht die Krankheit Demenz Zugang zum System, sondern nur das aktuelle akute Symptom bzw. die aktuelle akute Erkrankung, die teilweise auf die Demenzerkrankung zurückzuführen ist.

Die Literatur, die der Autor gesichtet hat, deutet darauf hin, dass es eben kein Interesse der Mediziner gibt, sich der Demenz intensiver zu widmen. Die Gründe dafür liegen im Programmcode des Funktionssystems der Krankenbehandlung und vor allem im ärztlichen Habitus selbst zu liegen. Das Krankenhaus als eine besondere Organisation hat im Laufe der Jahrhunderte sehr spezielle Strukturen hervorgebracht, die sich im Verständnis der Systemtheorie nach Luhmann autopoetisch stabilisiert haben. Dabei sorgen sie durch die Selektion mit dem Programmcode für den Systemerhalt.

Aus der Historie heraus sind die Mediziner sehr eng mit der Organisation Krankenhaus verbunden. So konnte die Organisation Krankenhaus auch erst durch den Einzug der Ärzte ins Krankenhaus den Stellenwert in der Gesellschaft erlangen, den es heute hat. Durch diese starke Abhängigkeit zur Medizin lassen sich auch die zentrale Stellung der Krankenhäuser in der Gesellschaft und die absolute Ausrichtung an medizinischen Zielen erklären.[9] Somit kann man die Entwicklung des Krankenhauses auch nicht losgelöst von der Entwicklung der Ärzte betrachten; der ärztliche Habitus und die Kultur des Krankenhauses bedingen sich gegenseitig. Als Wurzel einer professionellen Medizin innerhalb einer Organisation werden die Asklepios-Tempel angesehen. In diesen Einrichtungen praktizierten die griechischen Ärzte nach dem Vorbild ihres göttlichen Urvaters

---

[8] Vgl.: Hibbeler (2005)

[9] Vgl.: Atzeni/ von Groddeck (2016), S. 69

Asklepios.[10] Durch das Praktizieren im Tempel erreichten die Ärzte nicht nur hohes Ansehen in der Gesellschaft, sondern erhielten sogar einen religiösen Sonderstatus im Sinne eines Priestertums. Diese priesterliche Stellung der Ärzte als Heiler mit göttlichem Auftrag hat sich über die Jahrhunderte immer weiter in der Gesellschaft gefestigt, u. a. mit dem später entstehenden Vergleich mit Jesus Christus. Nicht selten wird dem Arzt beinahe Übermenschliches, in seiner Beziehung zur oftmals als nahezu omnipotent phantasierten Schulmedizin, zugetraut, dabei aber priesterliche Bescheidenheit abverlangt.[11] Der Arzt als Sinnbild der Männlichkeit galt dabei als Held und Heiliger in Figur des Priesters zugleich.[12] Die ärztliche Tätigkeit wurde mit der Aura des Drachentöters und Heros gleichzeitig umhüllt.[13] Dieser mythische Blick auf die Profession verhalf den Ärzten zu einer herausgehobenen und besonderen Stellung in der Gesellschaft.[14] So erhielten die Ärzte eine unerreichbare Stellung in der Gesellschaft, mit der alle anderen sich unterwürfig verhalten mussten. In der Neuzeit haben sich die Perspektive und die Ansätze der Ärzte in manchen Fachdisziplinen verändert. So ist es das „reduktionistische Dogma" des Maschinenmodells des Menschen, das den Mediziner bei seiner Arbeit heute vermehrt begleitet und seine Fachkenntnis ausmacht.[15] Auch wenn es mit dieser Haltung zum Menschen und zur ärztlichen Tätigkeit einiges am Heroismus der Vergangenheit einbüßen lässt, so behält es doch den „männlichen" Sonderstatus bei. Denn auch die Maschinenbaumetapher bietet den Ärzten einen Bereich der Distinktion zu anderen Professionen, da nur sie die Maschine (den Menschen) reparieren können und daher weiterhin eine Sonderstellung behalten. Dabei sieht nicht nur die Gesellschaft die Ärzte weiterhin in den Rollen der Heroen, der Priester oder der Maschinenbauer, sondern auch die Mediziner selbst betrachten sich so, wie man an vielerlei Stellen anhand der von ihnen verwendeten Metaphern erkennen kann. Durch diese Habitualisierung des ärztlichen Ethos entwickelte sich das Funktionssystem der Krankenbehandlung mit dem Codewert krank/gesund heraus. Dieses Funktionssystem ist dabei einzig auf die Vermehrung des Codewertes „krank" ausgelegt, um sich immer

---

[10] Vgl.: Schulz-Nieswandt (2010), S. 610

[11] Vgl.: Plewnia (1999), S. 19

[12] Vgl.: Schulz-Nieswandt (2010), S. 533

[13] Anmerkung: Die ärztliche Tätigkeit wurde bereits früh in der Geschichte mit dem mythischen Heros verglichen, der gegen die Krankheit (dem Drachen oder dem Ungeheuer) in die Schlacht zieht. Nachdem er die Krankheit (den Drachen oder das Ungeheuer) bezwungen hatte ließ er sich vom „niederen" Volk dafür feiern.

[14] Vgl.: Segal (2007), S. 170 f.

[15] Vgl.: Plewnia (1999), S. 17

weiter aufrechtzuerhalten.[16] Krankheit stellt damit einen positiven Wert für das Funktionssystem dar. Nur durch eine Diagnose, deren Feststellung in der Hoheitsmacht der Ärzte liegt, kann der Zugang zum System hergestellt werden. Um seine Rolle als Held oder Maschinenbauer auch adäquat spielen zu können, muss bei jeder Krankheit auch die Möglichkeit bestehen, das Gegenstück zu „krank" erreichen zu können, also „gesund", obwohl der Zustand völliger Gesundheit nach dem Gesundheitsbegriff der WHO kaum zu erreichen ist. Dennoch gilt es für den Mediziner, die akute Erkrankung zu heilen oder die Fehlfunktion zu reparieren und den Erfolg seiner Arbeit durch seine persönliche professionelle Kompetenz festzustellen. Sobald das nicht mehr möglich ist, führt dies zu Irritationen im System. Doch genau das verursacht der Wandel im Krankheitspanorama. Der demographische Wandel sorgt für immer älter werdende Patienten, zu einer steigenden Polymorbidität und vor allem zu Chronifizierungen. Die chronischen Erkrankungen sind mittlerweile so relevant, dass sie etwa 60 % bis 70 % aller Patienten in einem Schwerpunktkrankenhäuser repräsentieren.[17]. Um eine Anschlussfähigkeit an das Krankenbehandlungssystem herzustellen, herrscht bei dem größten Teil der chronischen Krankheiten eine Art angepasste Akutmedizin.[18] Dieser Trick ist aber nur möglich, weil sich der Mediziner nicht mit der Ursache der Krankheit befasst, sondern nur mit der Behandlung der Symptome. So kann der ärztliche Habitus weiterhin Krankheiten bekämpfen und Menschen von ihren Leiden befreien. Die Heldenrolle des Mediziners bleibt somit weiterhin bestehen. Doch bei der Demenz funktioniert dieses Konzept nicht. Die Symptome können nicht an die Akutmedizin angepasst werden. Auch wenn Menschen mit einer Demenz häufiger wegen akuten Erkrankungen ins Krankenhaus aufgenommen werden, dominiert während des Aufenthalts immer die Demenz den Versorgungsbedarf des Patienten. Die akut zu behandelnde Erkrankung kann dabei nicht selektiv betrachtet werden. Selbst der Versuch der Mediziner, sich nur auf das akute Krankheitsgeschehen zu konzentrieren, wird durch unerwartete oder herausfordernde Verhaltensweisen der Patienten sabotiert. Der Patient stört den Arzt bei seiner professionellen Tätigkeit, er widersetzt sich dieser sogar und ignoriert die Autorität des Arztes. Diese Begriffe, die eine Nicht-Passung des Patienten mit einer Demenz ins Krankenhaus beschreiben, könnten genauso auch von einem Mediziner selbst stammen. Seit dem 16. Jahrhundert hat sich das Krankenhaus mit seinen Prozessen und allen anderen Protagonisten an den Zielen

---

[16] Vgl.: Grasekamp (2017), S. 302
[17] Vgl.: Vetter (2005), S. 6
[18] Vgl.: Baust (2015), S. A672

des ärztlichen Habitus ausgerichtet und das bedeutet, dass alles, was diesen Zielen entgegensteht, auch zu einer Irritation des Krankenhaussystems führt. Genau das ist bei Menschen mit einer Demenz der Fall. Doch anstatt sich an dem neuen medizinischen Bedarf auszurichten, bleiben der Habitus und das Funktionssystem starr und unflexibel. Die Demenz wird nicht in die Handlungslogik aufgenommen, sondern es wird ganz im Gegenteil versucht, sich dieses Problems zu entledigen. Dies liegt vor allem in der Ausbildung der Mediziner begründet, da diese in ihrem Studium vor allem Handlungskompetenzen für ihr professionelles Fallverstehen erlernen und sich weniger mit der Beziehungsarbeit auseinandersetzen.[19] Das führt zu ihren Zielen, in denen es vor allem um den Erhalt des Lebens und weniger um die individuelle Lebensqualität geht.[20] Doch bei den Menschen mit einer Demenz geht es genau um diese beiden Aufgaben. Sie brauchen eine intensive Beziehungsarbeit, bei der das Ziel ist, die Lebensqualität der Betroffenen zu verbessern oder mindestens zu erhalten. Da diese Bedürfnisse nicht durch die Mediziner befriedigt werden können, treten die Pflegenden an diese Stelle. Die Pflege ist aufgrund ihrer Ausbildung eher an der Salutogenese orientiert. Damit versuchen die Pflegenden Pflegedefizite zu identifizieren und entsprechende Ziele zu formulieren. Dabei steht die Förderung der Selbstständigkeit (Autonomie) und Maßnahmen zur Gesundheitsfürsorge im Vordergrund. Diese Ziele sind immer langfristig ausgelegt. Scheinbar ist der pflegerische Habitus grundsätzlich perfekt für die Aufgabe der Demenzversorgung geeignet. Die akute Erkrankung ist für die pflegerische Versorgung dabei nicht der Maßstab, da die Versorgungsziele an den Symptomen orientiert sind und nicht an der medizinischen Diagnose. Jedoch ist diese Orientierung auch für die Pflegenden nicht einfach umzusetzen, ist doch das gesamte Krankenhaus an medizinischen Kriterien und dem medizinischen Code krank/ gesund ausgerichtet. So sind bspw. die Stationen nach Fachabteilungen organisiert und nicht nach dem aktuellen Pflegebedarf. Diese Systemdominanz der Krankenbehandlung verlangt damit auch von den Pflegenden eine Orientierung an dem Programmcode krank/gesund und erschwert auch die Einführung eines eigenen Programmcodes bzw. die Durchsetzung eigener Behandlungslogiken. Zusätzlich ist die individuelle Beziehungsarbeit mit einem deutlich höheren Zeitaufwand verbunden, die den Pflegenden aber nicht zur Verfügung gestellt wird.[21] Dabei spielt auch die Knappheit von Ressourcen eine Rolle, wobei diese allein nicht der Grund für die deutliche Reduzierung des Pflegepersonals in den Krankenhäusern sind. Der Grund liegt vor allem in der Kultur des Krankenhauses.

---

[19] Vgl.: Spannhorst (2019), S. 76

[20] Vgl.: Spannhorst (2019), S. 76

[21] Vgl.: Bickel et al. (2019), S. 56

Diese sorgt für eine Hierarchisierung der Professionen im Krankenhaus, wobei die Ärzte das System dominieren und die Pflegenden hierarchisch nachgeordnet sind. Somit ist für das System die pflegerische Arbeitsleistung nicht so relevant wie die medizinische und wird damit als Sparfaktor angesehen, während in die Ärzte investiert werden muss. Das G-DRG-System mit seinen ökonomischen Anreizen baut genau auf diesen Sachverhalt auf und hat in den vergangenen Jahren damit die Personalsituation der beiden Berufsgruppen entsprechend geprägt.

Neben der Logik des Funktionssystems wirkt bei dieser Hierarchisierung vor allem die gesellschaftliche Differenzierung der Geschlechter. Das weibliche Arbeitsvermögen ist hierarchisch dem männlichen Arbeitsvermögen untergeordnet, unabhängig davon, wie wichtig und zentral die Tätigkeit ist. Die Geschlechter-Hierarchisierung wirkt stärker. Diese auf Genderhierarchisierung beruhende Ungleichbehandlung führt seit einiger Zeit zu erheblichen Problemen in der Zusammenarbeit zwischen den beiden Professionen Pflege und Ärzte. In der Vergangenheit war eine „echte" Kooperation zwischen den Professionen, aber auch zwischen dem Mediziner und den Patienten nicht nötig, da die Ärzte die Macht über die Krankheit hatten. Sie allein kämpften gegen die Krankheit und hatten die Fähigkeit, die Defekte am Körper zu reparieren. Sie waren nicht auf die Kooperation mit anderen angewiesen. Die anderen Berufe im Krankenhaus sollten nur unterstützen, indem sie durch die Ärzte koordiniert wurden. Doch chronische Krankheiten ändern die Situation und führen zu einer Veränderung des Wissens- und Machtvorsprungs, da die Pflegenden die Experten bei der Versorgung von Demenzkranken sind und nicht mehr der Mediziner.

Diese Tatsache widerspricht dem ärztlichen Habitus, für den es keine weiteren Experten im Krankenhaus geben kann. Zwar geben die Mediziner etwas an Verantwortung in der Versorgung von Menschen mit Demenz an die Pflegenden ab, aber nur, indem sie gleichzeitig die Leistungen der Pflegenden und sogar die Ausbildung selbst schmälern. Mit dieser Art der Verantwortungsübertragung können die Machtstrukturen im System Krankenhaus weiterhin stabil bleiben. So zeigen diese Ausführungen sehr deutlich, wie sehr das System versucht, seine (Macht-) Strukturen zu erhalten, obwohl mit dem Einzug der Demenz ein veränderter Versorgungsbedarf entsteht, der durch die Medizin nicht mehr gewährleistet werden kann. Damit wird die Demenz ein Störfaktor, nicht nur, weil die Demenz sich nicht in den Programmcode integrieren lässt, sondern auch, weil es der Pflege die Möglichkeit bietet, einen eigenen Versorgungsbereich zu definieren. Durch diese und die weiteren Veränderungen verlieren die Mediziner ihre Systemmacht und deprofessionalisieren ihren Berufsstand. So steht das System der Krankenbehandlung an einem Wendepunkt. Doch wie versteht das System die Demenz mit seinen Irritationen – als zerstörerisch oder als transformativ? Die Projekte und auch der politische Wille zeigen, dass ein Transformationsprozess eingeleitet wird. So steht bei den demenzsensiblen Krankenhäusern nicht mehr die Therapie der Hauptdiagnose im Fokus, sondern auch die Behandlung der Nebendiagnose Demenz. Das zeigt sich u. a. dadurch, dass die Demenz bei vielen Projekten die definierende Bezugsgröße bei der Stationsorganisation ist und nicht die führende Hauptdiagnose. Bei diesem Veränderungsprozess nehmen vor allem die Pflegenden eine zentrale Rolle ein, da ihr Habitus den Ansprüchen besser entspricht.[22] So zeigen auch alle Projekte, dass vor allem das pflegerische Engagement hierbei besonders groß war. Daraus resultieren wahrscheinlich auch die Ergebnisse, dass vor allem die pflegerische Beziehungsarbeit, die Einbeziehung der Angehörigen und die Maßnahmen zur Tagesbetreuung als sehr erfolgreiche Wege betrachtet erarbeitet wurden. Hinzu kommt die Qualifizierung aller Protagonisten, die aber auch in vielen Projekten vor allem durch die Pflegenden umgesetzt wurde. Doch besonders diese Schulungen haben gezeigt, dass das Interesse an der Demenz noch mehr geweckt wurde. Hinzu kommt bei den demenzfreundlichen Krankenhäusern eine offenere Haltung gegenüber der interprofessionellen Kooperation. Diese Einrichtungen lassen vermehrt auch die Perspektive der anderen Gesundheitsberufe neben den Ärzten zu, die auch in die Behandlungsstrategie mit einfließt. Auch wenn das System immer noch an dem medizinischen Code orientiert ist und damit die Mediziner die letzten Entscheidungen treffen, findet auch hier ein erster Wandel statt. Vor allem die verbesserte interprofessionelle Zusammenarbeit führt bei allen Berufen zu einer steigenden Zufriedenheit.

Zusammenfassend zeigt die vorliegende Arbeit, wie komplex und träge das System Krankhaus ist. Die habitualisierten Muster verhindern dadurch eine zeitgemäße Transformation, um den Anforderungen der Zeit gerecht zu werden. Besonders erwähnenswert ist an dieser Stelle, dass die internen Prozesse und Machtstrukturen sich seit dem Werk von Rohde nicht merklich verändert haben, auch wenn die Herausforderung aufgrund der alternden Gesellschaft und der Chronifizierung der Krankheiten zugenommen haben.[23] Die Konzepte des demenzsensiblen Krankenhauses zeigen auf, welche Chancen diese kooperativen Strukturen für Patienten und Professionen haben. Eine echte Kooperationskultur in dem die Pflegenden mit den Ärzten auf Augenhöhe gemeinsam und gleichberechtigt für den Patienten arbeiten. Strukturen, in denen auch eine offene Fehlerkultur herrscht und man an gemeinsamen Zielen arbeitet. Genau diese Strukturen können in der Behandlung von Menschen mit Demenz erfolgreich sein und zu einer höheren Arbeitszufriedenheit führen. Jedoch muss der Druck

---

[22] Vgl.: Löhr/ Meißnest/ Volmar (2019), S. 41
[23] Vgl.: Rohde (1974)

von der Umwelt auf das System noch deutlich größer werden, damit sich in allen
Bereichen Veränderungen einstellen. Dabei sind die größten Herausforderungen
nicht die ökonomischen oder das sich verändernde Krankheitspanorama, sondern
das vermeintliche Bestreben der Pflegenden, mehr Macht im System zu erhalten und damit die Ärzte zu schwächen. Und gleichzeitig ist es genau die Angst
der Ärzte davor, an Macht einzubüßen und wegen den Pflegenden ihren hohen
sozialen Status zu verlieren. So wird auch ein Mehr an Geld, oder eine geänderte Vergütungslogik der Pflege nichts ändern können, solange sich der ärztliche
Habitus und mit ihm das System Krankenhaus nicht mit verändern. Denn es
ist klar, dass es dabei nicht um die Kranken geht, sondern um den Erhalt von
Machtstrukturen und Einfluss in der Gesellschaft.

10.3 Bedeutung für die Praxis

Die Ergebnisse dieser Arbeit sollen vor allem dabei helfen, die Kooperations-
hindernisse im Akutkrankenhaus besser zu verstehen und beiden Berufsgruppen
eine Möglichkeit bieten, die Perspektive des jeweils anderen einzunehmen. Es
soll verdeutlicht werden, dass die Versorgung von Menschen mit einer Demenz
nur durch einen gegenseitigen respektvollen Umgang der Professionen verbessert werden kann. Dabei hat jeder seine klar definierten Aufgaben und ist ein
gleichwertig Bestandteil in der Versorgungskette der Patientenversorgung. Dazu
trägt die echte Kooperation und die Neuausrichtung des Akutkrankenhauses
bei. Um auf die aktuellen und zukünftigen Bedürfnisse der Krankenbehandlung reagieren zu können, muss ein Change-Prozess des kulturellen Codes im
Funktionssystem der Krankenbehandlung eingeleitet werden oder sogar ein weiterer bzw. neuer Code entwickelt werden. Erste Ansätze einer Veränderung sind
bei den demenzsensiblen Krankenhäusern zu erkennen. Die Ausführungen zu
den sozialwissenschaftlichen Theorien können helfen zu verstehen, dass Veränderungsprozesse nur durch eine veränderte Kooperationskultur und Haltung
der beiden Professionen zueinander gelingen können. Vor allem die andauern-
den Machtkämpfe um die Vorherrschaft und die Allokation von Ressourcen im
System sind dabei kontraproduktiv und sorgen bei allen nur zu einer steigenden Unzufriedenheit. Sowohl die Pflegenden mit ihrem ständigen Drang zur
Emanzipierung als auch die Mediziner mit ihrer Verlustangst sollen gegenseitig
aufeinander zugehen, um zu bemerken, wie wertvoll eine kollegiale Kooperationskultur für die eigene Berufszufriedenheit sein kann. Die Versorgung von
chronischen Erkrankungen und dabei vor allem die Versorgung von Menschen

mit einer Demenz bedürfen mehr Beziehungsarbeit (Care) und damit einhergehend einer Professionalisierung von Pflegekonzepten. Dabei ist die Aufwertung der Care-Arbeit, zu der nicht nur die Pflege gehört, auch ein Thema der Gendergerechtigkeit und damit ein Teil der Emanzipierung des weiblichen Geschlechts in der Gesellschaft. Das bedeutet aber auch, dass die gesellschaftlichen Entwicklungen der allgemeinen Emanzipierung bzw. der Initiativen zur Gendergerechtigkeit nicht losgelöst von den Entwicklungen der Pflege (als weiblicher Beruf) gesehen werden kann. Nur wenn die kulturelle Geschlechtlichkeit und die damit verbundene Entwertung eines Geschlechts in der Gesellschaft an Bedeutung verliert, kann auch die habituelle und kulturelle Hierarchisierung von Tätigkeiten im Gesundheitswesen aufgelöst werden. Die Zusammenstellungen der Konzepte für ein demenzfreundliches Krankenhauses sollen als Ideengeber und Inspiration dienen, diese Konzepte auch in den eigenen Einrichtungen umzusetzen. Ganz besonders erfolgreich sind dabei die Special Care Units, da sich im Rahmen dieser Stationen alle auf die neue Patientenklientel einlassen können. In diesem Zusammenhang sei auch nochmal der Denkanstoß gesetzt, ob es für die Organisation der Krankenhäuser nicht generell produktiver wäre, sich bei der Konzeptionierung der Stationen am Pflege- und Betreuungsbedarf zu orientieren, anstatt an den medizinischen Fachabteilungen. So könnte auch der Personalschlüssel der Pflegenden berechnet und die pflegerische Versorgung entsprechend optimiert werden.

Abschließend sei an dieser Stelle aber nochmal kritisch reflektiert, warum es die Organisation Krankenhaus seit dem Werk von Rohde[24] von 1974 es nicht geschafft hat sich weiterzuentwickeln. Selbst die Motivation der Pflegenden sich und ihre Arbeit zu professionalisieren kann man in Fragestellen. Wäre sowohl Berufsgruppen intern als auch politisch der starke Wille vorhanden gewesen, die Pflege zu professionalisieren, dann hätte in den letzten knapp 50 Jahren mehr passieren müssen, als den Status idem bei der Krankenhausorganisation beizubehalten. Auch wenn es einige Anhaltspunkte für Professionalisierungstendenzen gibt, so ist die niedrig einstellige Akademisierungsquote in Deutschland doch eher ernüchternd als, dass sie Hoffnung gibt. Genauso wenig haben es die Pflegenden geschafft, sich in ihrer Arbeit zu emanzipieren und eine Eigenverantwortlichkeit und Unabhängigkeit von den Medizinern zu erwirken. So sind die im Jahr 2020 im Pflegeberufegesetz definierten vorbehalten Aufgaben für Pflegefachpersonen bis heute noch nicht in der Versorgungspraxis des Akutkrankenhauses angekommen. Wahrscheinlich liegt das daran, das in der Vergangenheit der Pflegeprozess in der Versorgung von Patienten im Akutkrankenhaus eher eine untergeordnete

---

[24] Vgl.: Rohde (1974)

Rolle gespielt hat, da der medizinische Versorgungsprozess priorisiert wurde. Hinzu kommt, dass durch diese Entwicklungen auch die pflegerische Arbeit ein „Begründungsproblem" hat, was die pflegerische Arbeit im Akutkrankenhaus oft als disponibel[25] erscheinen lässt. Dies Tatsache sollte durch die vorbehaltenden Tätigkeiten entgegengewirkt werden.

Teilweise scheint die Diskussion der wenigen „Eliten" aus der Pflege sich von der Mehrheit der Pflegenden entkoppelt zu haben. Dies zeigt sich bspw. auch an der Diskussion rund um die Pflegekammern. Die Einrichtung dieser wird von allen pflegerischen Berufsverbänden, dem Pflegerat und fast allen anderen pflegerischen Funktionären befürwortet und gefordert. Gleichzeitig schafft es die Mehrheit der Pflegenden nicht, sich dem Gedanken einer eigenständigen standesrechtlichen Vertretung anfreunden zu können. Ganz im Gegenteil wird über Zwangsmitgliedschaften der unterbezahlten Pflege geschimpft und das Organ als nicht zweckdienlich angesehen, die Situation in der Pflege nachhaltig zu verbessern. Vielmehr scheint sich die Basis der pflegerischen Berufsgruppe mit ihrer nachgeordneten[26] Stellung im Gesundheitswesen abgefunden zu haben. Vor allem der Frust über die Arbeitsbedingungen und die Enttäuschung über eine fehlende Wertschätzung der letzten Jahrzehnte scheint dabei eine große Rolle zu spielen. Gleichwohl es in der Zusammenarbeit im Krankenhaus immer wieder zu Abgrenzungskämpfen kommt, die vor allem durch die Pflegenden provoziert werden. Leider fehlt es auch an Vertrauen in die Vertreter der eigenen Berufsgruppe, da die vielen (guten) Argumente für eine berufsständische Vertretung und für mehr Eigenständigkeit oft mit großem Misstrauen beobachtet werden. Vielmehr werden den pflegerischen Funktionären in der Diskussion schnell Eigeninteressen vorgehalten. Die Frage, ob sich die pflegerischen Eliten von der sog. Basis entkoppelt haben und ob die Berufsgruppe der Pflegenden sich wirklich professionalisieren möchte, ist eine interessante Frage für weitere wissenschaftliche Forschungen.

Zuletzt sei noch die Frage aufgeworfen, ob die Pflege überhaupt einen eigenen Code im Funktionssystem der Krankenbehandlung entwickeln kann bzw. muss. Auch wenn das neue Krankheitspanorama eine Weiterentwicklung und Professionalisierung der pflegerischen Arbeit benötigt, ist damit aber nicht automatisch der Bedarf eines eigenständigen und unabhängigen Pflegeberufs verbunden. Eine Entwicklung der pflegerischen Arbeit, die auf die aktuellen Bedürfnisse der Bevölkerung abzielt, könnte theoretisch auch ohne eine Entkoppelung der Pflege

---

[25] Die pflegerische Arbeit wird vor allem durch die Mediziner und die Ökonomen als ersetzbar und nicht Behandlungsrelevant wahrgenommen. Dies ist der Grund weshalb auch andere Berufsgruppen, wie bspw. Medizinische Fachangestellte oder ungelernte Kräfte pflegerische Tätigkeiten im Krankenhaus übernommen haben.

[26] Die Pflege ist vor allem den Medizinern im Krankenbehandlungssystem nachgeordnet.

von der Medizin möglich sein. Die Berufsgruppe der Physiotherapeuten ist für diese Entwicklungsmöglichkeit ein gutes Beispiel. Vielleicht gilt es im Krankenbehandlungssystem einen neuen Code zu entwickeln, der aber weiterhin die Mediziner als Primus des Systems behält. Auch dies scheint möglich, da der aktuelle Code auch bei den Medizinern immer wieder zu Problemen führt. Oder bedarf es eines neuen Funktionssystems, in dem die Pflege ihren eigenen Code entwickeln kann. Dieser müsste aber wahrscheinlich außerhalb des Krankenhauses entstehen. Die durch das Gesundheitsministerium aktuell diskutierten Gesundheitskioske oder pflegerisch geleiteten Krankenhäuser könnten vielleicht genau diese Systeme sein, in denen die Pflege ihre eigenen Programmcodes entwickelt. Welche Rolle in diesem Zusammenhang der Akademisierung des Pflegeberufs zugeschrieben wird, ist für den Autor noch nicht ganz klar. Auch diese Fragestellung sollte in weiterführenden Studien erforscht werden.

Literaturverzeichnis

Adam-Paffrath, R. (2016) Würde und Demütigung aus der Perspektive professioneller Pflege. Eine qualitative Untersuchung zur Ethik im ambulanten Pflegebereich. Frankfurt am Main: Mabuse-Verlag GmbH

Arbeitsgemeinschaft der Wissenschaftlichen Medizinischen Fachgesellschaften (AWMF) Deutsche Gesellschaft für Psychiatrie und Psychotherapie, Psychosomatik und Nervenheilkunde (DGPPN)/ Deutsche Gesellschaft für Neurologie (DGN) (2016) S 3-Leitlinie „Demenzen" – Langversion. URL: https://www.awmf.org/uploads/tx_szleitlinien/038-013l_S3-Demenzen-2016-07.pdf (zugriff am 14.07.2019)

Arnold, D. (2008) „Aber ich muss ja meine Arbeit schaffen!" Ein ethnografischer Blick auf den Alltag im Frauenberuf Pflege. Frankfurt a. M.: Mabuse Verlag.

Ärzteblatt (2020) Politik. Wechsel an Spitze der Pflegekammer Niedersachsen (Montag 9. März 2020) URL: https://www.aerzteblatt.de/nachrichten/110932/Wechsel-an-Spitze-der-Pflegekammer-Niedersachsen (zugriff am 13.02.2022)

Atzeni, G./ von Groddeck, V. (2016) Die Veränderung ärztlicher Professionsnarration. In Bode, I./ Vogd, W. (Hrsg.) (2016) Mutation des Krankenhauses. Soziologische Diagnosen in organisations- und gesellschaftstheoretischer Perspektive. Wiesbaden: Springer Fachmedien. S. 67–84

Augurzky, B./ Bünnings, C./ Dördelmann, S./ Greiner, W./ Hein, L./ Scholz, S./ Wübker, A. (2016) Die Zukunft der Pflege im Krankenhaus. RWI Materialien Heft 104. Essen: Rheinisch-Westfälisches Institut für Wirtschaftsforschung

Augurzky, B./ Finke, S./ Rothe, C. (2021) Fair und versorgungsrelevant – Pflege richtig vergüten. Anreize für patientenindividuelle, gute Pflege und attraktive Arbeitsbedingungen im Krankenhaus. Impulspapier im Auftrag der AOK Rheinland-Hamburg 26. Oktober 2021. hcb – Institute for Health Care Business. https://www.aok.de/pk/fileadmin/user_upload/2021-10-26_Fair_und_versorgungsrelevant_-_Pflege_richtig_verguetet.pdf (zugriff am 09.02.2022)

Axmann, I. (2009) Leben in Metaphern: Die kognitive Metapherntheorie von Lakoff / Johnson. Norderstedt: GRIN Verlag GmbH

Ayaß, R. (2008) Kommunikation und Geschlecht. Eine Einführung. Stuttgart: W. Kohlhammer GmbH

© Der/die Herausgeber bzw. der/die Autor(en), exklusiv lizenziert an Springer Fachmedien Wiesbaden GmbH, ein Teil von Springer Nature 2023
J. Kurmann, *Demenz als Störfaktor?*, Vallendarer Schriften der Pflegewissenschaft 14, https://doi.org/10.1007/978-3-658-42191-5

Bär, S./ Pohlmann, M. (2016) Kurswechsel im Krankenhaus. Auf dem Weg zu einer markt- und profitorientierten Dienstleistungsorganisation? In: Bode, I./ Vogd, W. (Hrsg.) (2016) Mutation des Krankenhauses. Soziologische Diagnosen in organisations- und gesellschaftstheoretischer Perspektive. Wiesbaden: Springer Fachmedien. S. 229–250

Bauer, U. (2011) Die Zukunft der Pflege: Qualitäts- und Strukturfragen aus Nutzersicht. In: Bertelsmann Stiftung (2011) Reihe: change I reader. Band: Demographischer Wandel – Arbeit und Gesundheit. Gütersloh: Verlag Bertelsmann Stiftung (E-Book-Ausgabe) S. 231–249

Baust, G. (2015) Chronische Erkrankungen. Wege aus der Stagnation finden. In: Deutsches Ärzteblatt Jg. 112 Heft 15, 10. April 2015. S. A672

Becker, B. (1998) Erfahrungsbericht: Kooperation auf der Stationsebene aus Sicht einer projektbeteiligten Ärztin. In: Henning, K./ Isenhardt, I./ Flock, C. (Hrsg.) (1998) Kooperation im Krankenhaus. Bern: Verlag Hans Huber. S. 119–124

Becker-Lenz, R. / Müller, S. (2009) Der Professionelle Habitus in der Sozialen Arbeit. Frankfurt a. M.: Peter Lang Verlag.

Bickel, H./ Schäufele, M./ Hendlmeier, I./ Heßler-Kaufmann, J. B. (2019) Demenz im Allgemeinkrankenhaus – Ergebnisse einer epidemiologischen Feldstudie. General Hospital Study (GHoSt). Robert Bosch Stiftung GmbH. Stuttgart: Offizin Scheufele Druck und Medien GmbH & Co. KG

Black, M. (1954) Die Metaphern. In: Haverkamp, A. (Hrsg.) (1996) Theorie der Metapher. Darmstadt: Wissenschaftliche Buchgesellschaft. S. 55–79

Blum, K./ Offermanns, M./ Steffen, P. (2019) Situation und Entwicklung der Pflege bis 2030. Deutsches Krankenhausinstitut e.V. (DKI) URL: https://www.dki.de/sites/default/files/2019-10/DKI%202019%20-%20Pflege%202030%20-%20Bericht_final_0.pdf (zugriff am 23.02.2022)

Blumenberg, H. (2015) Paradigmen zu einer Metaphorologie. 6. Auflage. Frankfurt am Main: Suhrkamp Taschenbuch Verlag.

Böcken, J./ Kostera, Th. (2017) Faktencheck Pflegepersonal im Krankenhaus. Internationale Empirie und Status quo in Deutschland. Bertelsmann Stiftung. Gütersloh: Bertelsmann Stiftung

Bollinger, H./ Hohl, J. (1981) Auf dem Weg von der Profession zum Beruf. Zur Deprofessionalisierung des Ärzte-Standes. In: Soziale Welt, 32,1981, Baden Baden: Nomos Verlagsgesellschaft mbH & CO. KG. S. 440–464

Borchers, H. (2004) Analyse von Machtverhältnissen in der Pflege (Diplomarbeit). Norderstedt: GRIN Verlag für akademische Texte.

Bourdieu, P. (1979) Entwurf einer Theorie der Praxis. Frankfurt a. M.: Suhrkamp Verlag

Bourdieu, P. (1982) Die feinen Unterschiede. Kritik der gesellschaftlichen Urteilskraft. Frankfurt a. M.: Suhrkamp Verlag

Bourdieu, P. (1988) Homo academicus. Frankfurt a. M.: Suhrkamp Verlag

Bourdieu, P. (2005) Die verborgenen Mechanismen der Macht. Hamburg: VSA: Verlag

Brandenburg, H. (2018) Demenz: Deutungskämpfe, Versorgung, gutes Leben. In: Sauer, T./ Schnurrer, V./ Bockenheimer-Lucius, G. (Hrsg.) (2018) Angewandte Ethik im Gesundheitswesen. Aktuelle Entwicklungen in Theorie und Praxis. Berlin: Lit Verlag Dr. W. Hopf. S. 187–198

Breitkreuz, J./ Schüssel, K./ Brückner, G./ Schröder, H. (2021) Krankheitslastbestimmung mit Prävalenzen und Schweregraden auf Routinedatenbasis. In: GGW (2021) Jg. 21, Heft

1 (Januar). S. 24–34 URL: https://www.wido.de/fileadmin/Dateien/Dokumente/Publik ationen_Produkte/GGW/2021/wido_ggw_012021_breitkreuz_et_al_neu.pdf (zugriff am 04.01.2022)

Bremer, H. (2005) Habitus, soziale Milieus und die Qualität des Lebens, Lernens und Lehrens. In: Dewe, B./ Wiesner, G./ Zeuner, Ch. (Hrsg.) (1/2005) Report 1/2005 Literatur- und Forschungsreport Weiterbildung 28. Jahrgang. S. 55–62 URL: http://www.die-bonn. de/doks/bremer0501.pdf (zugriff am 02.09.2021)

Bruns, Ch./ Dr. Christ, H./ Richter, H. (2000) Kommunikation im Krankenhaus – Gespräche sicher und kompetent führen, Köln: Verlag H. Stam GmbH

Bühren, A./ Eckert, J. (2011) „Feminisierung der Ärzteschaft. Überschätzter Effekt. In: Deutsches Ärzteblatt Jg. 108 Heft 21, 27. Mai 2011; S. A1168–A1170

Bundesärztekammer (2021) (Muster-)Weiterbildungsordnung 2018 in der Fassung vom 26.06.2021. URL: https://www.bundesaerztekammer.de/fileadmin/user_upload/downlo ads/pdf-Ordner/Weiterbildung/20210630_MWBO_2018.pdf (zugriff am 22.01.2022)

Bundesministerium für Gesundheit (2022) GKV-Finanzstruktur- und Qualitätsweiterentwicklungsgesetz (GKV-FQGW). URL: https://www.bundesgesundheitsministerium.de/ service/begriffe-von-a-z/g/gkv-fqwg.html (zugriff am 13.02.2022)

Bundesverband Geriatrie (2017) Zertifizierte geriatrische Einrichtungen. Zertifiziert nach den Anforderungen des Qualitätssiegels Geriatrie Stand Juli 2017. URL: https://www. bv-geriatriede/images/INHALTE/Qualitaet/QS/170728_QSG_Zertifizierte_Einrichtun gen.pdf(zugriff am 13.02.2022)

Bundesverband Geriatrie (2021) Auslegungshinweise des Bundesverbandes Geriatrie zum OPS 8–550 Version 2021. URL: https://www.bv-geriatrie.de/images/INHALTE/Verban dsarbeit/DRG-Projektgruppe/Auslegungshinweise_2021/2021-Auslegungshinweise_ OPS_8-550_BV_Geriatrie_Finaler_Entwurf.pdf (zugriff am 13.02.2022)

Bundesministerium für Familie, Senioren, Frauen und Jugend (BFSFJ) (2018) Demenz und Krankenhäuser – Aufbau demenzfreundlicher Strukturen. Handreichung zum Bundesmodellprogramm Lokale Allianzen für Menschen mit Demenz. Berlin: MKL Druck GmbH & Co. KG

Büter, K./ Marquardt, G. (2019) Handbuch und Planungshilfe Demenzsensible Krankenhausbauten. Berlin: DOM publishers

Campbell, J. (1996) Schöpferische Mythologie. München: Heinrich Hugendubel Verlag

Cassier-Woidasky, A.-K. (2007) Pflegequalität durch Professionsentwicklung. Eine qualitative Studie zum Zusammenhang von professioneller Identität, Pflegequalität und Patientenorientierung. Frankfurt am Main: Mabuse-Verlag GmbH

Combe, A./ Helsper, W. (1996): Einleitung Pädagogische Professionalität. Historische Hypotheken und aktuelle Entwicklungstendenzen. In: Combe, A./ Helsper, W. (Hrsg.) (1996) Pädagogische Professionalität – Untersuchungen zum Typus pädagogischen Handelns. Frankfurt a. M.: Suhrkamp taschenbuch wissenschaft. S. 9–48

Debatin, B. (1995) Die Rationalität der Metapher: eine sprachphilosophische und kommunikationstheoretische Untersuchung. Berlin: Walter de Gruyter & Co.

Dern, Ch. (2011) Von Kriegern, Networkern und Architekten: Metaphernkonzepte des gegenwärtigen polizeilichen Diskurses. In: Junge, M. (Hrsg.) (2011) Metaphern und Gesellschaft: Die Bedeutung der Orientierung durch Metaphern. Wiesbaden: Verlag für Sozialwissenschaften /Springer Fachmedien Wiesbaden GmbH. S. 67–86

Deutsche Alzheimer Gesellschaft e.V. Selbsthilfe Demenz (2020) Informationsblatt 1 Die Häufigkeit von Demenzerkrankungen. URL: https://www.deutsche-alzheimer.de/filead min/alz/pdf/factsheets/infoblatt1_haeufigkeit_demenzerkrankungen_dalzg.pdf (zugriff am 29.07.2020)

Deutsche Gesellschaft für Geriatrie e.V.(2022) Spezialstationen für Patienten mit kognitiver Einschränkung. URL: https://www.dggeriatrie.de/spezialstationen-fuer-patienten-mit-kognitiver-einschraenkung (zugriff am 13.02.2022)

Deutsche Gesellschaft für Palliativmedizin (2018) Neu seit 2018. 8–98e Spezialisierte stationäre palliativmedizinische Komplexbehandlung. URL: https://www.dgpalliativmedizin. de/category/5-neu-ops-8-98e-dokumentationshilfen.html (zugriff am 13.02.2022)

Deutscher Berufsverband für Pflegeberufe e.V. (DBfK) (2019) Advanced Practice Nursing. Pflegerische Expertise für eine leistungsfähige Gesundheitsversorgung. URL: https:/ /www.dbfk.de/media/docs/download/Allgemein/Advanced-Practice-Nursing-Brosch uere-2019.pdf (zugriff am 26.01.2022)

Deutscher Berufsverband für Pflegeberufe e.V. (DBfK)/ Bundesverband der Pharmaziestudierenden in Deutschland e.V. (BPhD)/ Bundesverband der Medizinstudierende in Deutschland e.V. (bvmd) (2018) Gemeinsame Stellungnahme zum interprofessionellen Arbeiten im Gesundheitswesen der Zukunft. URL: https://www.junge-pflege.de/media-jp/docs/bundesverband/unsere-projekte/2018-09_Gemeinsame-Stellungnahme_Interpr ofessionellen-Arbeiten-im-Gesundheitswesen-der-Zukunft.pdf (zugriff am 06.12.2020)

Deutsches Netzwerk für Qualitätsentwicklung in der Pflege (DNQP) (2019) Expertenstandard Beziehungsgestaltung in der Pflege von Menschen mit Demenz. Osnabrück: Schriftenreihe des deutschen Netzwerks für Qualitätsentwicklung in der Pflege

Deutsches Zentrum für Altersfragen (2010): Sechster Bericht zur Lage der älteren Generation in der Bundesrepublik Deutschland. Altersbilder in der Gesellschaft. Berlin: Deutsche Zentrum für Altersfragen

Diözesan-Arbeitsgemeinschaft der katholischen Krankenhäuser (DiAG) (2012) Menschen mit Demenz im Krankenhaus. Eine Handreichung der interdisziplinären Arbeitsgruppe der Diözesan-Arbeitsgemeinschaft der katholischen Krankenhäuser (DiAG) in der Erzdiözese Köln. Köln: DiAG

Donath, E. (2011) Neue Impulse aus dem Ausland. Das von der Robert Bosch Stiftung geförderte Internationale Studien- und Fortbildungsprogramm Demenz. In: Forum sozialarbeit + gesundheit 3/2011, S. 20–21

Dörge, Ch. (2009) Professionelles Pflegehandeln im Alltag. Vision oder Wirklichkeit? Frankfurt a. M.: Mabuse-Verlag GmbH

Dunkel, W. (2005) Erfahrungswissen in der Pflege – Basis einer Professionalisierung jenseits von Verwissenschaftlichung? In: Bollinger, H./ Gerlach, A./ Pfadenhauer, M. (2005) Gesundheitsberufe im Wandel. Soziologische Beobachtungen und Interpretationen. Frankfurt am Main: Mabuse-Verlag GmbH, S. 161–175

Eckhardt, M. (2004): Pflege und Medizin: Interdisziplinäre Zusammenarbeit im Krankenhaus. Kooperations- und kommunikationstheoretische Gesichtspunkte und deren Relevanz für die Pflegeausbildung. Norderstedt: GRIN Verlag GmbH

Eckart, W. U. (2017) Geschichte, Theorie und Ethik der Medizin. 8. Auflage. Berlin: Springer-Verlag GmbH Deutschland

Ehlert, G. (2010): Profession, Geschlecht und Soziale Arbeit. In: Bereswill, Mechthild / Stecklina, Gerd (Hrsg.) Geschlechterperspektiven für die Soziale Arbeit Zum Spannungsverhältnis von Frauenbewegungen und Professionalisierungsprozessen. Weinheim und München: Juventa Verlag. S. 45–60

Fitzgerald, A./ Dauz, E./ Toplak, H. (1998): Kooperative Kommunikation im Krankenhaus. Wien: Facultas Verlags- und Buchhandels AG

Foucault, M. (1976) Mikrophysik der Macht. Berlin: Merve Verlag GmbH.

Foucault, M. (1983) Der Wille zum Wissen. Frankfurt a. M.: Suhrkamp Verlag.

Foucault, M. (2005) Analytik der Macht. Frankfurt a. M.: Suhrkamp Verlag.

Foucault, M. (2011) Die Geburt der Klinik. Frankfurt a. M.: Fischer Taschenbuch Verlag.

Füsgen, I. (2012): Unsere Krankenhäuser brauchen neue Konzepte. In: Füsgen, Ingo / Fröhlich, Lutz (2012): Patienten mit Gedächtnisstörungen im Krankenhaus. Wiesbaden: Medical Tribune Verlagsgesellschaft mbH; S. 11–16

Gauthier, S./ Rosa-Neto, P./ Morais, J. A./ Webster, C. (2021) World Alzheimer Report 2021. Journey through the diagnosis of dementia. Alzheimer´s Disease International. URL: https://www.alzint.org/u/World-Alzheimer-Report-2021.pdf (zugriff am 08.01.2022)

Gehring, P. (2014) Metapher. In: Buch, R./ Weidner, D. (Hrsg.) (2014) Blumenberg lesen. Berlin: Suhrkamp Verlag. S. 201–213

Gerst, Th./ Hibbeler, B. (2012) Auf dem Weg in die Akademisierung. Deutsches Ärzteblatt Jg. 109 Heft 49, 7. Dezember 2012. S. A 2458–A 2461

Gesundheitsberichterstattung des Bundes (2020) Gesundheitsausgaben in Deutschland als Anteil am BIP und in Mio. € (absolut und je Einwohner) URL: http://www.gbe-bund. de/oowa921-install/servlet/oowa/aw92/dboowasys921.xwdevkit/xwd_init?gbe.isgbetol/ xs_start_neu/&p_aid=i&p_aid=62563592n&nummer=522&p_sprache=D&p_indsp=-& p_aid=1481218(zugriff am 08.03.2021)

GKV-Spitzenverband (2019) Bericht des GKV-Spitzenverbandes zum Pflegestellen-Förderprogramm in den Förderjahren 2016 und 2018 an das Bundesministerium für Gesundheit. Berlin, 28.06.2019. URL: https://www.gkv-spitzenverband.de/media/dok umente/krankenversicherung_1/krankenhaeuser/budgetverhandlungen/pflegesonderpro gramm/2019_06_28_KH_Bericht_Pflegesonderprogramm.pdf (zugriff am 04.10.2021)

Goffman, E. (1973) Asyle. Frankfurt a. M.: Suhrkamp Verlag.

Goffman, E. (2011) Wir alle spielen Theater 10. Auflage. München: Piper Verlag.

Grasekamp, G. (2017) Binäre Codierung und das System der Krankenbehandlung. Eine systemtheoretische und philosophische Untersuchung. Weilerswist: Velbrück Wissenschaft

Graßhoff, G. (2011): Kommentar zu den Beiträgen im Themencluster III. „Genese von Professionalität im Ausbildungskontext". In: Becker-Lenz, R. u. a. (Hrsg.) (2011) Professionelles Handeln in der Sozialen Arbeit. Wiesbaden: Verlag für Sozialwissenschaften. S. 247–252

Greving, H. (2011) Heilpädagogische Professionalität Eine Orientierung. Stuttgart: Kohlhammer Verlag.

Gronemeyer, R. (2015) Warum die Demenz medikalisiert wird. In: Buttner, P. (Hrsg.) (2015) Was brauchen Menschen mit Demenz. Vierteljahresheft zur Förderung von Sozial-, Jugend- und Gesundheitshilfe. 46. Jahrgang. Nr. 1/2015. Berlin: Lambertus-Verlag GmbH. S. 28–39

Güther, H. (2018) Anerkennungskonflikte in der Gerontologischen Pflege. Grundlagen für ein partnerschaftliches Verhältnis. Wiesbaden: Springer Fachmedien. GmbH

Häder, M. (2014) Delphi-Befragung Ein Arbeitsbuch. 3. Auflage. Wiesbaden: Springer Fachmedien

Hager, U. (2013) Metaphern in der Wissensvermittlung: Kognitive Metaphernkonzepte in
Sach- und Fachtexten zum Web 2.0. Hamburg: Diplomica Verlag GmbH

Hauer, K./ Bauer, J. M. (2019) Mit >>klassischer<< Therapie ist es nicht getan: Frühreha-
bilitation im Akutkrankenhaus. In: Horneber, M./ Püllen, R./ Hübner, J. (Hrsg.) (2019)
Das demenzsensible Krankenhaus. Grundlagen und Praxis einer patientenorientierten
Betreuung und Versorgung. Stuttgart: W. Kohlhammer GmbH. S. 264–276

Haufe Online Redaktion (2020) Kritik an der Neuordnung der Pflegeberufe. News 20.2.2020
Pflegeberufegesetz. URL: https://www.haufe.de/oeffentlicher-dienst/personal-tarifrecht/
kritik-an-der-neuordnung-der-pflegeberufe_144_510118.html (zugriff am 24.01.2022)

Heiner, M. (2004) Professionalität in der Sozialen Arbeit. Stuttgart: Kohlhammer Verlag.

Helms, S. (2019) Krebstherapie. Die wichtigsten Waffen der Medizin gegen Krebs.
Stern online 23.12.2019. URL: https://www.stern.de/gesundheit/das-sind-die-waffen-im-
kampf-gegen-krebs-8694180.html (zugriff am 22.01.2022)

Hibbeler, B. (2005) Geriatrie. Für ein selbstbestimmtes Leben im Alter. In: Deutsches Ärzteblatt Jg. 102 Heft 24, 17. Juni 2005. S. A 1722–A1728

Hofmann, W./ Rösler, A./ Vogel, W./ Nehen, H.G. (2014) Spezialstation für akut erkrankte,
kognitiv eingeschränkte Patienten in Deutschland. Positionspapier. In: Zeitschrift für
Gerontologie und Geriatrie 2. S. 136–140

Holder, P. (2009) Habitus. In: Fröhlich, G./ Rehbein, B. (Hrsg.) Bourdieu Handbuch Leben-
Werk-Wirkung, Stuttgart: J.B. Metzler´sche Verlagsbuchhandlung und Carl Ernst Poeschel Verlag GmbH. S. 124–127

Hutwelker, M. (2005) Zum Problem der Professionalisierungsbedürftigkeit pflegerischen
Handelns, In: Bollinger, H./ Gerlach, A./ Pfadenhauer, M. (2005) Gesundheitsberufe
im Wandel. Soziologische Beobachtungen und Interpretationen. Frankfurt am Main:
Mabuse-Verlag GmbH, S. 147–159

Infratest dimap (2021) Aktuelle bundesweite Umfrage. Letzte Ergebnisse. Weiter Vorbehalte
gegen gendergerechte Sprache. Welt am Sonntag. URL: https://www.infratest-dimap.
de/umfragen-analysen/bundesweit/umfragen/aktuell/weiter-vorbehalte-gegen-genderger
echte-sprache/(zugriff am 19.01.2022)

Isenhardt, I./ Grobe, J. (1998) Kommunikations- und Kooperationsstrukturen. In: Henning,
K./ Isenhardt, I./ Flock, C. (Hrsg.) (1998) Kooperation im Krankenhaus: Strukturwandel,
Kostendruck, Qualitätsansprüche; mit Handlungsempfehlungen für Reorganisationspro-
zesse in Krankenhäuser. Bern: Verlag Hans Huber. S. 65–118

Iseringhausen, O. (2016) Dekompensation der Klinik? Beobachtungen von Prozessen zwischen Medizin und Management. In: Bode, I./ Vogd, W. (Hrsg.) (2016) Mutation des
Krankenhauses. Soziologische Diagnosen in organisations- und gesellschaftstheoretischer Perspektive. Wiesbaden: Springer Fachmedien. S. 103–118

Isfort, M. (2009) Demenz-Projekt im Krankenhaus. Rooming-in für Angehörige. In: Die
Schwester der Pfleger 10/09, S. 948–951

Isfort, M. (2012) Neuausrichtung von Tätigkeiten im Krankenhaus Von Kooperation und
Konfusion. In: KU Gesundheitsmanagement 3/ 2012; S. 35–38

Isfort, M./ Klostermann, J./ Gehlen, D./ Siegling, B. (2014): Pflegethermometer 2014. Eine
bundesweite Befragung von leitenden Pflegekräften zur Pflege und Patientenversorgung

von Menschen mit Demenz im Krankenhaus. Köln: Deutsches Institut für Pflegeforschung e.V. (dip) URL: https://www.dip.de/fileadmin/data/pdf/projekte_DIP-Institut/Pfl ege-Thermometer_2014.pdf (zugriff am 02.01.2022)

James, J./ Cotton, B./ Knight, J./ Freyne, R./ Pettit, J./ Gilby, L. (2019) Menschen mit Demenz im Krankenhaus versorgen. Praxisbuch zur professionellen Begleitung von Betroffenen und Angehörigen. Bern: Hogrefe Verlag

Janzen, P. (2014) Was passiert nach dem Krankenhaus? Lebensweltorientierung und die Praxis der Entlassung Pflegebedürftiger. Marburg: Tectum Verlag

Junge, M. (Hrsg.) (2011) Metaphern und Gesellschaft: Die Bedeutung der Orientierung durch Metaphern. Wiesbaden: Verlag für Sozialwissenschaften /Springer Fachmedien Wiesbaden GmbH

Jütte, R. (1996) Vom Hospital zum Krankenhaus: 16. Bis 19. Jahrhundert. In: Labisch, A./ Spree, R. (Hrsg.) (1996) Einem jeden Kranken in einem Hospitale sein eigenes Bett. Zur Sozialgeschichte des Allgemeinen Krankenhauses in Deutschland im 19. Jahrhundert. Frankfurt/Main: Campus Verlag GmbH. S. 31–50

Jütte, R. (2018) Aufklärung und „informed consent". Deutsches Ärzteblatt Jg. 115 Heft 27–28, 9. Juli 2018. S. A 1324–A1328

Kalkowski, P./ Paul, G. (2011) Professionalisierungstendenzen in Berufen der Wellness-Branche. Im Rahmen des BMBF-Förderschwerpunktes „Dienstleistungsqualität durch professionelle Arbeit" – Unterpunkt 2.2.1 „Beruflichkeit, Qualifizierungswege und -strategien für professionalisierte Dienstleistungsarbeit". Forschungsbericht. SOFI Soziologisches Forschungsinstitut Göttingen an der Georg-August-Universität. Göttingen: SOFI. URL: http://www.sofi-goettingen.de/fileadmin/Publikationen/Wellness-Ges amtbericht.pdf (zugriff am 30.08.2021)

Kalkowski, P./ Paul, G. (2012) Professionalisierungstendenzen im Wellness-Bereich? SOFI Arbeitspapier/ SOFI Working Paper 2012 – 8, Soziologisches Forschungsinstitut Göttingen (SOFI) an der Georg-August-Universität. Göttingen: SOFI. URL: http://www.sofi-goettingen.de/fileadmin/Publikationen/Working-Paper_nr8.pdf (zugriff am 30.08.2021)

Kastner, U./ Löbach, R. (2014) Handbuch Demenz Fachwissen für Pflege und Betreuung 3. Auflage. München: Elsevier GmbH

Keller, R. (2008) Michel Foucault. Konstanz: UVK Verlagsgesellschaft mbH.

Kirchen-Peters, S. (2012) Analyse von hemmenden und förderlichen Faktoren für die Verbreitung demenzsensibler Konzepte in Akutkrankenhäusern. Endbericht mit Handlungsempfehlungen an die Deutsche Alzheimer Gesellschaft; Saarbrücken: Institut für Sozialforschung und Sozialwirtschaft e.V. Saarbrücken

Kirchen-Peters, S. (2014) Herausforderung Demenz im Krankenhaus. Ergebnisse und Lösungsansätze aus dem Projekt Dem-i-K; Saarbrücken: Ministerium für Soziales, Gesundheit, Frauen und Familie

Kirchen-Peters, S. (2015) Demenzkranke in der Klinik. Warum es bei der Versorgung klemmt. In: Thieme (2015) CNE.fortbildung 1.2015, Lerneinheit. Stuttgart: Georg Thieme Verlag KG. 3. S. 2–6

Kirchen-Peters, S./ Krupp, E. (2019) Praxisleitfaden zum Aufbau demenzsensibler Krankenhäuser. Robert Bosch Stiftung GmbH. Stuttgart: Offizin Scheufele Druck und Medien GmbH & Co. KG

Klatetzki, Th. (2012) Professionelle Organisation. In: Apelt, M./ Tacke, V. (Hrsg.) (2012) Handbuch Organisationstypen. Wiesbaden: Springer Fachmedien. S. 165–183

Klemperer, D. (2006) Vom Paternalismus zur Partnerschaft: Der Arztberuf im Wandel, In: Pundt, J. (Hrsg.) Professionalisierung im Gesundheitswesen: Positionen – Potenziale – Perspektiven. Bern: Verlag Hans Huber. S. 61–75

Klie, Th. (2021) Recht auf Demenz. Ein Plädoyer. Stuttgart: S. Hirzel Verlag GmbH

Knoll, A. (2010) Professionelle Soziale Arbeit. Freiburg: Lambertus Verlag.

Krampe, E.-M. (2009) Emanzipation durch Professionalisierung? Akademisierung des Frauenberufs Pflege in den 1990er Jahren: Erwartungen und Folgen. Frankfurt am Main: Mabuse Verlag GmbH

Kruse, J./ Biesel, K./ Schmieder, Ch. (2011) Metaphernanalyse: Ein rekonstruktiver Ansatz. Wiesbaden: Verlag für Sozialwissenschaften /Springer Fachmedien Wiesbaden GmbH

Kühne, A. (2013) Generisches Femininum an der Uni Leipzig. „Frauen sind keine Sonderfälle." Der Tagesspiegel. URL: https://www.tagesspiegel.de/wissen/generisches-femininum-an-der-uni-leipzig-frauen-sind-keine-sonderfaelle/8310626.html (zugriff am 19.01.2022)

Kurz, A. / Freter, H.-J. / Saxl, S. / Nickel, E. (2018) Deutsche Alzheimer Gesellschaft e.V. Demenz. Das Wichtigste 6. Auflage. Berlin: Meta Druck

Laib, Ch. M. S. (2017) Das Bild des Arztes und sein Auftrag in der Gesellschaft von 1949 bis zur Gegenwart im Spiegel des Deutschen Ärzteblattes. Zugl.: Tübingen, Inaugural-Dissertation, 2017. URL: https://publikationen.uni-tuebingen.de/xmlui/handle/10900/77048?show=full (zugriff am 28.05.2021)

Lakoff, G. / Johnson, M. (2014) Leben in Metaphern Konstruktion und Gebrauch von Sprachbildern. Achte Auflage. Heidelberg: Carl-Auer Verlag GmbH

Lamnek, S. (2010) Qualitative Sozialforschung 5. Auflage. Basel: Beltz Verlag

Landeszentrale für Gesundheitsförderung in Rheinland-Pfalz e.V. (LZG) (2015) Demenzkompetenz im Krankenhaus. Abschlussbericht zum rheinland-pfälzischen Modellprojekt – Juli 2013 bis Februar 2015. Mainz: I. B. HEIM GmbH

Lange, J. (2016) Alles nur Illusion? Problematische Steuerungsrationalitäten im zeitgenössischen Krankenhauswesen. In: Bode, I./ Vogd, W. (Hrsg.) (2016) Mutationen des Krankenhauses. Wiesbaden: Springer Fachmedien. S. 47–66

Lenz, G. (2011): Kommentar zu den Beiträgen im Themencluster I. „Prekäre Lebenslagen und gesundheitliche Einschränkungen". In: Becker-Lenz, R. (Hrsg.) (2011) Professionelles Handeln in der Sozialen Arbeit. Wiesbaden: Verlag für Sozialwissenschaften. S. 112–119

Leonhard, B. (2015) Demenz und Selbstbestimmung – Anforderungen an das Betreuungsrecht. In: Buttner, P. (Hrsg.) (2015) Was brauchen Menschen mit Demenz. Vierteljahresheft zur Förderung von Sozial-, Jugend- und Gesundheitshilfe. 46. Jahrgang. Nr. 1/2015. Berlin: Lambertus-Verlag GmbH. S. 14 – 27

Löhr, M./ Meißnest, B./ Volmar, B. (2019) Einführung in die Thematik von Menschen mit Demenz im Krankenhaus. In: Löhr, M./ Meißnest, B./ Volmar, B. (2019) Einführung Menschen mit Demenz im Allgemeinkrankenhaus. Innovative Konzepte für eine multiprofessionelle Betreuung und Versorgung. Stuttgart: W. Kohlhammer GmbH. S. 27–31

Loos, M. (2006) Symptom: Konflikt Was interdisziplinäre Konflikte von Krankenpflegern und Ärztinnen über Konstruktionsprozesse von Geschlecht und Profession erzählen. Frankfurt a. M.: Mabuse-Verlag GmbH

Lücke, St. (2013) Wo steht die Akademisierung? In: Die Schwester Der Pfleger 52. Jahrgang 3/13; S. 302–307

Luhmann, N. (1977) Funktion der Religion. Frankfurt a. M.: Suhrkamp Verlag

Luhmann, N. (2005) Soziologische Aufklärung 3. Auflage. Wiesbaden: Verlag für Sozialwissenschaften/ GWV Fachverlag GmbH

Luther, P. (2021) Geschlechtergerechte Sprache: Was ist das überhaupt? Berliner Morgenpost. URL: https://www.morgenpost.de/vermischtes/article232380569/Geschlechtergerechte-Sprache-Was-ist-das-ueberhaupt.html (zugriff am 19.01.2022)

Maier, U./ Fotuhi, P. (2007) Kommunikation als Grundlage für das Management von Wissen und Prozessen im Krankenhaus. In: Bohnet-Joschko, S. (Hrsg.) Wissensmanagement im Krankenhaus. Effizienz- und Qualitätssteigerungen durch versorgungsorientierte Organisation von Wissen und Prozessen. Wiesbaden: Deutscher Universitäts-Verlag /GWV Fachverlag GmbH. S. 135–159

Maio, G. (2012a) Vom Verlust der Freiheit unter dem Diktat der Ökonomie. In: IGZ Die Alternative 18. Jahrgang VKZ 17248. Hamburg: Interessengemeinschaft Zahnärztlicher Verbände in Deutschland IGZ e.V. S. 4–7 URL: http://www.i-g-z.de/index_htm_files/ IGZ_2012-01.pdf (zugriff am 13.09.2021)

Maio, G. (2012) Ärztliche Hilfe als Geschäftsmodell? Eine Kritik der ökonomischen Überformung der Medizin. In: Deutsches Ärzteblatt Jg. 106, Heft 16 / 16.April 2012; S. A 804- A 807

Malteser Hilfsdienst e.V. (2022) Silviahemmet. URL: https://www.malteser.de/demenz/silvia hemmet.html (zugriff am 30.01.2022)

Mayer, H. (2007) Pflegeforschung anwenden. Elemente und Basiswissen für Studium und Weiterbildung. 2. aktualisierte und überarbeitete Auflage. Wien: Facultas Verlags- und Buchhandels AG

Mayer, T. (2014) Der Alterungs-Tsunami bringt neue Verteilungsfragen. Der Tagesspiegel online. URL: https://www.tagesspiegel.de/meinung/demographie-aendert-dem okratie-der-alterungs-tsunami-bringt-neue-verteilungsfragen/10924208.html (zugriff am 04.01.2022)

Mayring, P. (2010) Qualitative Inhaltsanalyse. Grundlagen und Techniken. 11. aktualisierte und überarbeitete Auflage. Weinheim: Beltz Verlag

Merker, B. (2009) Phänomenologische Reflexion und pragmatische Expression. Zwei Metaphern und Methoden der Philosophie. In: Haverkamp, Anselm / Mende, Dirk (Hrsg.) (2009) Metaphorologie – Zur Praxis von Theorie. Frankfurt am Main: Suhrkamp Verlag. S. 153–180

Mieg, H. A. (2005): Professionalisierung In: Rauner, Felix (Hrsg.) Handbuch Berufsbildungsforschung. Bielefeld: Bertelsmann Verlag. S. 342–349

Ministerium für Gesundheit, Emanzipation, Pflege und Alter des Landes Nordrhein-Westfalen (MGEPA) (2013) Die Tagesbetreuung kognitiv beeinträchtigter Krankenhauspatientinnen und –patienten. Eine wissenschaftliche Auswertung. Düsseldorf: Ministerium für Gesundheit, Emanzipation, Pflege und Alter des Landes Nordrhein-Westfalen

Mohan, R. (2019) Die Ökonomisierung des Krankenhauses Eine Studie über den Wandel pflegerischer Arbeit. Bielefeld: transcript Verlag

Mohr, K. (2014) Fürsorge und Beschäftigung. In: CNE.magazin. S. 10–13

Moiseiwitsch, J. (2021) Weiterentwicklung des Pflegeberufs in Gefahr? Auflösung der Pflegekammer Schleswig-Holstein. 11. Juni 2021. URL: https://www.rechtsdepesche.de/auf loesung-der-pflegekammer-schleswig-holstein/ (zugriff am 13.02.2022)

Motzek, T./ Büter, K./ Ellinger, K./ Junge, M./ Marquardt, G. (2019) Auf dem Weg zum demenzsensiblen Krankenhaus: Patientenbezogene Abläufe, Qualifizierung, Architektur und Angehörigenedukation. In: Löhr, M./ Meißnest, B./ Volmar, B. (2019) Einführung Menschen mit Demenz im Allgemeinkrankenhaus. Innovative Konzepte für eine multiprofessionelle Betreuung und Versorgung. Stuttgart: W. Kohlhammer GmbH. S. 32–46

Müller, B. (2011): Kommentar zum Beitrag von Sabine Schneider. In: Becker-Lenz, R. u. a. (Hrsg.) (2011) Professionelles Handeln in der Sozialen Arbeit. Wiesbaden: Verlag für Sozialwissenschaften. S. 140–143

Niedermair, K. (2001): Metaphernanalyse, in: Hug, Th. (Hrsg.) (2001): Einführung in die Forschungsmethodik und Forschungspraxis Band 2. *Wie kommt Wissenschaft zu Wissen?* Baltmannsweiler: Schneider-Verl. Hohengehren GmbH. S. 144–165.

Nicholls, A./ Heidenreich, F. (2014) Mythos. In: Buch, R./ Weidner, D. (Hrsg.) (2014) Blumenberg lesen. Berlin: Suhrkamp Verlag. S. 214–227

Oevermann, U. (2002) Klinische Soziologie auf der Basis der Methodologie der objektiven Hermeneutik – Manifest der objektiv hermeneutischen Sozialforschung, URL: http://www.ihsk.de/publikationen/Ulrich_Oevermann-Manifest_des_objektiv_hermeneutisc hen_Sozialforschung.pdf (zugriff am 19.12.2020)

Oevermann, U. (2009): Die Problematik der Strukturlogik des Arbeitsbündnisses und der Dynamik von Übertragung und Gegenübertragung in einer professionalisierten Praxis von Sozialarbeit. In: Becker-Lenz, R. u. a. (Hrsg.) Professionalität in der Sozialen Arbeit. 2. Auflage. Wiesbaden: VS Verlag für Sozialwissenschaften. S. 113–142

Ohlendorf, V. (2005) Paul Ricoeur: „Die Metapher und das Grundproblem der Hermeneutik" und Donald Davidson: „Was Metaphern bedeuten" – Ein Vergleich zwischen hermeneutischer und semantischer Metapherntheorie. Nordstedt: GRIN Verlag GmbH

Pelikan, J. M. (2009) Ausdifferenzierung von spezifischen Funktionssystemen für Krankenbehandlung und Gesundheitsförderung oder: Leben wir in der „Gesundheitsgesellschaft"? In: Österreichische Zeitschrift für Soziologie 24, Juni 2009. S. 28–47

Pfadenhauer, M. (2005): Die Definition des Problems aus der Verwaltung der Lösung – Professionelles Handeln revisited. In: Pfadenhauer, M. (Hrsg.) Professionelles Handeln, Wiesbaden: Verlag für Sozialwissenschaften. S. 9–22

Pfadenhauer, M. (2009): Professioneller Stil und Kompetenz. In: Pfadenhauer, M. / Scheffer, Th. (Hrsg.) (2009) Profession, Habitus und Wandel. Frankfurt a. M.: Peter Lang Verlag. S. 7–20

Pfisterer-Heise, St. (2020) Warum Interprofessionalität unverzichtbar ist. In: Amelung, V. E./ Eble, S./ Sjuts, R./ Ballast, Th./ Hildebrandt, H./ Knieps, F./ Längel, R./ Ex, P. (Hrsg.) (2020) Die Zukunft der Arbeit im Gesundheitswesen. Berlin: Medizinisch Wissenschaftliche Verlagsgesellschaft. S. 199–214

Plewnia, Ch. G. (1999) Wandel der Arztideale: Entwicklungen in Abhängigkeit von der Dauer der Berufstätigkeit. Münster: Waxmann Verlag GmbH

Poppele, G./ Förster, M./ Lüdecke, D./ Ostojic, S./ Kofahl, Ch. (2018) Das Projekt „Station David" und die Entwicklung zum demenzsensiblen Krankenhaus. In: Sauer, T./ Schnurrer, V./ Bockenheimer-Lucius, G. (Hrsg.) (2018) Angewandte Ethik im Gesundheitswesen. Aktuelle Entwicklungen in Theorie und Praxis. Berlin: Lit Verlag Dr. W. Hopf. S. 59–72

Przyborski, A./ Wohlrab-Sahr, M. (2014) Qualitative Sozialforschung. Ein Arbeitsbuch. 4. Auflage. Oldenbourg: Wissenschaftsverlag GmbH

Raab, J. (2008) Erving Goffman. Konstanz: UVK Verlagsgesellschaft mbH

Rehbein, B. (2011) Die Soziologie Pierre Bourdieus. 2. Auflage. Konstanz: UVK Verlagsgesellschaft mbH

Rehbein, B./ Saalmann, G. (2009) Habitus. In: Fröhlich, G./ Rehbein, B. (Hrsg.) (2009) Bourdieu Handbuch Leben-Werk-Wirkung, Stuttgart: J.B. Metzler'sche Verlagsbuchhandlung und Carl Ernst Poeschel Verlag GmbH. S. 110–118

Rehbein, B./ Saalmann, G. (2009a) Kapital. In: Fröhlich, G./ Rehbein, B. (Hrsg.) (2009) Bourdieu Handbuch Leben-Werk-Wirkung, Stuttgart: J.B. Metzler'sche Verlagsbuchhandlung und Carl Ernst Poeschel Verlag GmbH. S. 134–140

Richards, I. A. (1936) Die Metaphern. In: Haverkamp, A. (Hrsg.) (1996) Theorie der Metapher. Darmstadt: Wissenschaftliche Buchgesellschaft. S. 31–52

Ricoeur, P. (1974) Stellung und Funktion der Metapher in der biblischen Sprache. In: Ricoeur, P./ Jüngel, E. (1974) Metapher. Zur Hermeneutik religiöser Sprache. München: Chr. Kaiser Verlag. S. 45–70

Ricoeur, P. (2004) Die lebendige Metapher (Übergänge). München: Wilhelm Fink Verlag

Pietsch, S. (2010) Begleiten und begleitet werden. Praxisnahe Fallarbeit–ein Beitrag zur Professionalisierung in der universitären Lehrerbildung. Zugl.: Kassel, Univ., Diss., 2009. URL: http://www.uni-kassel.de/upress/online/frei/978-3-89958-822-4.volltext. frei.pdf (zugriff am 01.09.2021)

Prescher, Th./ Wiesner, Ch./ Weimann-Sandig, N. (3.2021) Interprofessionelle Fallbesprechung braucht eine Lernkultur. In: Pflege Zeitschrift 3.2021 / 74. S. 42–45

Rached, I. H. (2021) Pflege Praxis. APN in der kultursensiblen Palliativversorgung. In: Pflege Zeitschrift 3.2021/ 74. S. 22–25

Robert Bosch Stiftung GmbH (2011) Memorandum Kooperation der Gesundheitsberufe. Qualität und Sicherstellung der zukünftigen Gesundheitsversorgung. URL: https://www.bosch-stiftung.de/sites/default/files/publications/pdf_import/Memorandum_Kooperation_der_Gesundheitsberufe.pdf (zugriff am 17.01.2021)

Robert Koch-Institut (Hrsg.) (2015) Gesundheit in Deutschland. Gesundheitsberichterstattung des Bundes. Gemeinsam getragen von RKI und Destatis. Berlin: H. Heenemann GmbH & Co. KG

Rohde, J. J. (1974) Soziologie des Krankenhauses Zur Einführung in die Soziologie der Medizin. 2. überarbeitete Auflage. Stuttgart: Ferdinand Enke Verlag

Ruebsam-Simon, E. (2000) Grundsätzliches zur Politikfähigkeit der verfassten Ärzteschaft. In: Deutsches Ärzteblatt Jg. 97 Heft 18, 5. Mai 2000. S. A 1206–A1208

Sachße, Ch. (1994) Mütterlichkeit als Beruf. Sozialarbeit, Sozialreform und Frauenbewegung 1871–1929. 2. überarbeitete Auflage. Wiesbaden: Springer Fachmedien GmbH

Sachverständigenrat zur Begutachtung der Entwicklung im Gesundheitswesen (SVR) (2012) Sondergutachten 2012 URL: http://www.svr-gesundheit.de/index.php?id=378 (zugriff am 12.01.2021)

Sanders, K. (2009) Profession und Geschlecht im Krankenhaus. Konstanz: UVK Verlagsgesellschaft mbH

Schachtner, Ch. (1999) Ärztliche Praxis: Die gestaltende Kraft der Metapher. Frankfurt am Main: Suhrkamp Verlag

Schmidbaur, M. (2010): Geschlechterdifferenz, normative Orientierungen, Professionalisierung. „Care"-Themen historischer und neuer Frauenbewegung. In: Bereswill, M./ Stecklina, G. (Hrsg.) Geschlechterperspektiven für die Soziale Arbeit. Zum Spannungsverhältnis von Frauenbewegungen und Professionalisierungsprozessen, Weinheim und München: Juventa Verlag. S. 19–44

Schmitz, Ch./ Berchtold, P. (2016) Zur Anatomie medizinischer Prozesse im zeitgenössischen Krankenhauswesen. In: Bode, I./ Vogd, W. (Hrsg.) (2016) Mutation des Krankenhauses. Soziologische Diagnosen in organisations- und gesellschaftstheoretischer Perspektive. Wiesbaden: Springer Fachmedien. S. 87–102

Schmitz, Ch./ Berchtold, P./ Cichon, I./ Klapper, B./ Amelung, V. E. (2020) Stand und Zukunft der interprofessionellen Zusammenarbeit in Deutschland. In: Amelung, V. E./ Eble, S./ Sjuts, R./ Ballast, Th./ Hildebrandt, H./ Knieps, F./ Längel, R./ Ex, P. (Hrsg.) (2020) Die Zukunft der Arbeit im Gesundheitswesen. Berlin: Medizinisch Wissenschaftliche Verlagsgesellschaft. S. 183–198

Schnabel, M. (2018) Macht und Subjektivierung, Vallendarer Schriften der Pflegewissenschaft. Wiesbaden: Springer Fachmedien GmbH

Schneider, S. (2011): Professionalitätsstandards Sozialer Arbeit – Orientierung (auch) für Fachkräfte in leitender Funktion? In: Becker-Lenz, R. u. a. (Hrsg.) (2011) Professionelles Handeln in der Sozialen Arbeit. Wiesbaden: Verlag für Sozialwissenschaften. S. 121–139

Schnieders, B. (1994) Krankenpflege – Ein Berufsbild im Wandel. Frankfurt: Mabuse – Verlag.

Schönwälder, M. (2009) Deprofessionalisierung des Ärztestandes. Neue Folgenhaftigkeit ärztlichen Handelns. München: Martin Meidenbauer Verlagsbuchhandlung

Schottler, B. K. (2020) Internal Branding im Krankenhaus. Die notwendige Suche nach dem organisationalen und professionellen Identitätskern, Vallendarer Schriften der Pflegewissenschaft. Wiesbaden: Springer Fachmedien GmbH

Schubert, C. (2008): (Un-)Sicherheiten der organisierten Apparatemedizin. Vergleichende Beobachtungen der Anästhesie als sozio-technischer Praxis. In: Saake, I./ Vogd, W. (Hrsg.) Moderne Mythen der Medizin Studien zur organisierten Krankenbehandlung. Wiesbaden: Verlag für Sozialwissenschaften. S. 139–160

Schulz-Nieswandt, F. (2010) Wandel der Medizinkultur? Anthropologie und Tiefenpsychologie der Integrationsversorgung als Organisationsentwicklung. Berlin: Duncker & Humblot GmbH

Schulz-Nieswandt, F. (2015) Gerontologische Pflegekultur: Zur Notwendigkeit eines Habituswandels. In: Brandenburg, H./ Güther, H. (Hrsg.) (2015) Lehrbuch Gerontologische Pflege. Bern: Hogrefe Verlag GmbH & Co. KG. S. 305–318

Schulz-Nieswandt, F. (2016) Sozialökonomie der Pflege und ihre Methodologie. Baden-Baden: Nomos Verlagsgesellschaft mbH

Schulz-Nieswandt, F. (2017) Menschenwürde als heilige Ordnung. Eine dichte Re-Konstruktion der sozialen Exklusion im Lichte der Sakralität der personalen Würde. Bielefeld: transcript Verlag

Schulz-Nieswandt, F. (2018) Zur Metaphysikbedürftigkeit empirischer Alter(n)ssozialforschung. Baden-Baden: Nomos Verlagsgesellschaft mbH

Schulz-Nieswandt, F. (2019) Zum Framing der Alter(n)sdiskurse durch die Blickweise der Altenberichtskommissionen. In: Medien & Altern (14). München: kopaed verlagsgmbH. S. 16–27

Schulz-Nieswandt, F. (2020) Die Altenberichte der Bundesregierung. Themen, Paradigmen, Wirkungen. In: Aner, K./ Karl, U. (Hrsg.) (2020) Handbuch Soziale Arbeit und Alter. 2. Auflage. Wiesbaden: Springer VS. S. 639–651

Schulz-Nieswandt, F. (2020a) Der Mensch als Keimträger. Hygieneangst und Hospitalisierung des normalen Wohnens im Pflegeheim. Bielefeld: transcript Verlag

Schulz-Nieswandt, F. (2020b) Zur Bedeutung der Psychodynamik für die Sozialpolitik des Alter(n)s in Forschung und reflexiver Praxis. In: Psychotherapie im Alter 17 (3). Gießen: Psychosozial-Verlag. S. 355–365

Schulz-Nieswandt, F. (2021) Die Würde der Person: als Naturrecht tabu, empirisch vulnerabel. In: Case Management 18 (2). Heidelberg: medhochzwei Verlag GmbH. S. 57–65

Schulz-Nieswandt, F. (2021a) Der alte Mensch als Verschlusssache. Bielefeld: transcript Verlag

Schulz-Nieswandt, F. (2021b) Wann ist eine soziale Innovation innovativ? Der erkenntnistheoretische Status eines >>Index der Non-Exklusion<< als Fluchtpunkt gesellschaftspolitischer Orientierung. Kuratorium Deutsche Altershilfe. URL: https://kda.de/wp-content/uploads/2021/06/Wann-ist-eine-soziale-Innovation-innovativ.pdf (zugriff am 12.02.2022)

Schulz-Nieswandt, F. (2021c) Verletzbarkeit und Würde. In: Klapper, B./ Cichon, I. (Hrsg.) Neustart! Für die Zukunft unseres Gesundheitswesens. Berlin: Medizinisch Wissenschaftliche Verlagsgesellschaft mbH &CO. KG. S. 345–356

Schulz-Nieswandt, F. (2021d) Rekonstruktive Sozialforschung als strukturale Hermeneutik. Eine dichte Grundlegung. Baden-Baden: Nomos Verlagsgesellschaft mbH

Schulz-Nieswandt, F. (2021e) Der apollinisch-dionysische Geist der Sozialpolitik und der Gemeinwirtschaft. Dialektische Poetik der Kultur zwischen Würde und Verletzbarkeit des Menschen. Baden-Baden: Nomos Verlagsgesellschaft mbH

Schulz-Nieswandt, F./ Köstler, U./ Mann, K. (2021) Lehren aus der Corona-Krise: Modernisierung des Wächterstaates im SGB XI. Sozialraumbildung als Menschenrecht statt „sauber, satt, sicher, still". Baden-Baden: Nomos Verlagsgesellschaft mbH

Schulz-Nieswandt, F./ Köstler, U./ Mann, K. (2021b) Kommunale Pflegepolitik. Eine Vision. Stuttgart: Kohlhammer Verlag

Schulz von Thun, F. (2014) Das Kommunikationsquadrat. URL: http://www.schulz-von-thun.de/index.php?article_id=71 (zugriff am 12.10.2014)

Schwab, J. (2017) Interdisziplinäre Zusammenarbeit zwischen Medizin und Pflege. Eine systemtheoretische Analyse im Spiegel des historischen Entstehungskontextes. Zugl.: Köln, Bachelorarbeit Pflegewissenschaft Katholische Hochschule Nordrhein-Westfalen. URL: https://www.kidoks.bsz-bw.de/frontdoor/deliver/index/docId/1193/file/Bachelorarbeit+2017+Julia+Schwab+Matrikelnr.+513933.pdf (zugriff am 29.12.2021)

Schweizer Akademie der Medizinischen Wissenschaften (SAMW) (2011) Projekt <<Zukunft Medizin Schweiz>> Phase III. Die zukünftigen Berufsbilder von ÄrztInnen und Pflegenden. Bericht und Kommentar. Basel/Muttenz: Schwabe AG

Schweizerische Akademie der Medizinischen Wissenschaften (SAMW) (2014) Zusammenarbeit der Fachleute im Gesundheitswesen. Charta. Basel: Kreis Druck AG

Segal, R. A. (2007) Mythos. Eine kleine Einführung. Stuttgart: Philipp Reclam jun. GmbH & Co.

Sewtz, S. (2006) Karrieren im Gesundheitswesen. Eine geschlechtervergleichende Analyse der Professionen Medizin und Pflege. Weinheim und München: Juventa Verlag

Simon, A. (2012) Pflegeakademisierung in Deutschland – Bedarf und Angebot. In: Pflegewissenschaft 10/12; S. 548–558

Simon, M. (2016) Die ökonomischen und strukturellen Veränderungen des Krankenhausbereichs seit den 1970er Jahren. In: Bode, I./ Vogd, W. (Hrsg.) (2016) Mutationen des Krankenhauses. Wiesbaden: Springer Fachmedien. S. 29–46

Skirl, H./ Schwarz-Friesel, M. (2013) Metapher 2. Auflage. Heidelberg: Universitätsverlag Winter GmbH

Sottong, U. (verantw.)/ Tucman, D./ von Croy, K. (2017) Versorgung von Patienten mit Demenz im Malteser Krankenhaus Evaluation einer Special Care Unit (Station Silvia) Abschlussbericht. Köln: Druckerei Häuser KG

Spannhorst, St. (2019) Professionalität und Fachlichkeit im Umgang mit Demenz und Delir. In: Horneber, M. / Püllen, R./ Hübner, J. (Hrsg.) (2019) Das demenzsensible Krankenhaus. Grundlagen und Praxis einer patientenorientierten Betreuung und Versorgung. Stuttgart: W. Kohlhammer GmbH. S. 59–80

Statista (2020) Studierende im Fach Human´medizin in Deutschland nach Geschlecht bis 2018/2019. URL: https://de.statista.com/statistik/daten/studie/200758/umfrage/ent wicklung-der-anzahl-der-medizinstudenten/ (zugriff am 03.08.2021)

Statista (2021) Engpassberufe nach durchschnittlicher Vakanzzeit in Deutschland im Jahr 2021 (in Tagen). URL: https://de.statista.com/statistik/daten/studie/420385/umfrage/vak anzzeit-von-sozialversicherungspflichtigen-arbeitsstellen-ausgewaehlter-engpassberufe-in-deutschland/ (zugriff am 30.01.2021)

Statistische Ämter des Bundes und der Länder (2010) Demografischer Wandel in Deutschland Heft 2 Auswirkungen auf Krankenhausbehandlungen und Pflegebedürftige im Bund und in den Ländern. Wiesbaden: Statistisches Bundesamt

Statistisches Bundesamt (2020) Gender Pay Gap 2019: Frauen verdienten 20% weniger als Männer. Pressemitteilung Nr. 097 vom 16. März 2020. URL: https://www.destatis.de/DE/Presse/Pressemitteilungen/2020/03/PD20_097_621.html (zugriff am 24.05.2021)

Statistisches Bundesamt (2021) Fachserie 12, Reihe 6.1.1, Gesundheit: Grunddaten der Krankenhäuser. Genesis online. URL: https://www.destatis.de/DE/Service/Bibliothek/_publik ationen-fachserienliste-12.html (zugriff am 16.01.2022)

Sterchi, A. (2017) Brennpunkt. Im Jugendwahn steckt die Angst vor dem Alter. FHS St. Gallen. URL: https://substanz.fhsg.ch/substanz-02-2017/brennpunkt/im-jugendwahn-steckt-die-angst-vor-dem-alter/ (zugriff am 06.01.2022)

Stichweh, R. (1996): Professionen in einer funktional differenzierten Gesellschaft. In: Combe, A./ Helsper, W. (Hrsg.) Pädagogische Professionalität – Untersuchungen zum Typus pädagogischen Handelns. Frankfurt a. M.: Suhrkamp taschenbuch wissenschaft. S. 49–69

Stichweh, R. (2005) Inklusion und Exklusion. Wetzlar: Majuskel Medienproduktion GmbH

Stichweh, R. (2005a) Die Soziologie der Professionen. Zur Zukunft einer Forschungstradition und einer Semantik der Selbstbeschreibung. URL: http://www.unilu.ch/files/die-soz iologie-der-professionen-_2_.pdf , (zugriff am 03.12.2021)

Stichweh, R. (2008): Professionen in einer funktional differenzierten Gesellschaft. In: Saake, I. / Vogd, W. (Hrsg.) Moderne Mythen der Medizin. Studien zur organisierten Krankenbehandlung. Wiesbaden: Verlag für Sozialwissenschaften. S. 329–344

Stiftungsallianz (2020) Pflege kann mehr! Positionspapier der Stiftungsallianz für eine neue Rolle der professionellen Pflege im Gesundheitswesen. In: Pflege und Gesellschaft 25. Jg. 2020 H.1 S. 78–85

Stiftung Wohlfahrtspflege NRW (2010): Demenzkranke Patienten im Krankenhaus. Ein Praxisbuch für Mitarbeiter in der Pflege. Hannover: Schlütersche Verlagsgesellschaft mbH & Co. KG

Stratmeyer, P. (2002) Das patientenorientierte Krankenhaus. Eine Einführung in das System Krankenhaus und die Perspektiven für die Kooperation zwischen Pflege und Medizin, Weinheim und München: Juventa Verlag

Team der Frauen- und Gleichstellungsbeauftragten der Charité (Hrsg.) (2019) Bericht zur Gleichstellung. Charité – Universitätsmedizin Berlin. 2014–2019 URL: https://frauen beauftragte.charite.de/fileadmin/user_upload/microsites/beauftragte/frauenbeauftragte/ Gleichstellung/Gleichstellungsbericht/Bericht_Gleichstellung_2014-2019_Verknüpfun gen_komprimiert.pdf(zugriff am 13.02.2022)

Unschuld, P. U. (1999) Standesberuf Arzt. Medizin als „profession", In: Deutsches Ärzteblatt Jg. 96, Heft 1–2 / 8. Januar 1999 (35); A. 35–A. 39

Unschuld, P. U. (2011) Ware Gesundheit: Das Ende der klassischen Medizin. München: Verlag C. H. Beck OHG

Vetter, U. (2005) Neuerkrankungsrate und Vorkommen chronischer Erkrankungen. In: Vetter, Ulrich/ Hoffmann, Lutz (2005) Leistungsmanagement im Krankenhaus: G-DRG´s. Heidelberg: Springer Medizin Verlag. S. 5–22

Vogd, W. (2002) Professionalisierungsschub oder Auflösung ärztlicher Autonomie. Die Bedeutung von Evidence Based Medicine und der neuen funktionalen Eliten in der Medizin aus system- und interaktionstheoretischer Perspektive. In: Zeitschrift für Soziologie, Jg. 31, Heft 4 August 2002, Stuttgart: Lucas & Lucius Verlag. S. 294–315

Vogd, W. (2005) Führt die Evolution moderner Organisationen zu einem Bedeutungsverlust der Profession? Untersuchung zum medizinischen Feld, In: Bollinger, H./ Gerlach, A./ Pfadenhauer, M. (2005) Gesundheitsberufe im Wandel. Soziologische Beobachtungen und Interpretationen. Frankfurt am Main: Mabuse-Verlag GmbH, S. 189–206

Vogd, W. (2011) Zur Soziologie der organisierten Krankenbehandlung. Weilerswist: Velbrück Wissenschaft

Vogd, W./ Saake, I. (2008): Einleitung: Moderne Mythen der Medizin. Eine organisationssoziologische Perspektive. In: Saake, I./ Vogd, W. (Hrsg.) Moderne Mythen der Medizin Studien zur organisierten Krankenbehandlung. Wiesbaden: Verlag für Sozialwissenschaften. S. 7–36

von Bülow, U./ Krusche, D. (Hrsg.) (2012) Hans Blumenberg Quellen, Ströme, Eisberge. Berlin: Surkamp Verlag

von Engelhardt, D. (2001) Das Bild des Arztes in medizinhistorischer Sicht. In: Huth, K. (2001) Arzt – Patient. Zur Geschichte und Bedeutung einer Beziehung. Tübingen: Attempto Verlag Tübingen GmbH. S. 31–48

Wagner, M. (2010) Aufgaben im Krankenhaus neu aufteilen Chancen für Pflege, Medizin und Assistenzberufe. Stuttgart: Kohlhammer Verlag.

Weber, M. (1904) Die „Objektivität" sozialwissenschaftlicher und sozialpolitischer Erkenntnis. In: Archiv für Sozialwissenschaft und Sozialpolitik, 19(1), S. 22–87. URL: https://nbn-resolving.org/urn:nbn:de:0168-ssoar-50770-8 (zugriff 30.01.2022)

Wehner, N. (2010) Die habitualisierte Inszenierung von Professionalität. Berlin: Wissenschaftlicher Verlag.

Weidner, F. (2004) Professionelle Pflegepraxis und Gesundheitsförderung. Frankfurt a. M.: Mabuse – Verlag.

Weinrich, H. (1963) Semantik der kühnen Metapher. In: Haverkamp, Anselm (Hrsg.) (1996) Theorie der Metapher. Darmstadt: Wissenschaftliche Buchgesellschaft. S. 316 – 339

Wetz, F. J. (2014) 4. Auflage Hans Blumenberg zur Einführung. Hamburg: Junius Verlag GmbH

Wilkesmann, M. (2009) Wissenstransfer im Krankenhaus Institutionelle und strukturelle Voraussetzungen; Wiesbaden: VS Verlag für Sozialwissenschaften /GWV Fachverlage GmbH

Wilmanns, J. C. (2003) Die ersten Krankenhäuser der Welt. In: Deutsches Ärzteblatt Jg. 100 Heft 40, 3. Oktober 2003; S. A2592–A2597

Wingenfeld, K./ Steinke, M. (2013) Die Tagesbetreuung von Patienten mit Demenz im Krankenhaus Ergebnisse einer Evaluationsstudie. In: das Krankenhaus 11.2013, S. 1148–1153

Wolke, R./ Riedel, A./ Siegle, A./ Schmidt, K. (2015) Demenzgerechte Pflege im Krankenhaus. Konzeptentwicklung und Evaluation in der Pflegepraxis. Lage: Jacobs Verlag

World Health Organization (WHO) (2010) Framework for Action on Interprofessional Education & Collaborative Practice. Genf: URL: https://hsc.unm.edu/ipe/resources/who-fra mework-.pdf (zugriff 16.09.2021)

Printed in the United States
by Baker & Taylor Publisher Services